中医外治疗法治百病丛书

眼针疗法

总主编　陈秀华　陈全新

主编　田维柱　海英

主审　吕晓东

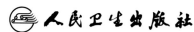

人民卫生出版社

图书在版编目（CIP）数据

眼针疗法／田维柱，海英主编. —北京：人民卫生
出版社，2014

（中医外治疗法治百病丛书／陈秀华，陈全新总主编）

ISBN 978－7－117－18900－2

Ⅰ．①眼…　Ⅱ．①田…　②海…　Ⅲ．①眼针疗法
Ⅳ．①R246.82

中国版本图书馆 CIP 数据核字（2014）第 073931 号

人卫社官网　www.pmph.com	出版物查询，在线购书
人卫医学网　www.ipmph.com	医学考试辅导，医学数据库服务，医学教育资源，大众健康资讯

中医外治疗法治百病丛书
眼 针 疗 法

主　　编：田维柱　海　英

出版发行：人民卫生出版社（中继线 010-59780011）

地　　址：北京市朝阳区潘家园南里 19 号

邮　　编：100021

E - mail：pmph @ pmph.com

购书热线：010-59787592　010-59787584　010-65264830

印　　刷：北京人卫印刷厂

经　　销：新华书店

开　　本：710×1000　1/16　　**印张：**14　　**插页：**4

字　　数：259 千字

版　　次：2014 年 7 月第 1 版　2014 年 7 月第 1 版第 1 次印刷

标准书号：ISBN 978-7-117-18900-2/R·18901

定　　价：46.00 元

打击盗版举报电话：010-59787491　**E-mail：WQ @ pmph.com**

（凡属印装质量问题请与本社市场营销中心联系退换）

编委会

主　审　吕晓东

主　编　田维柱　海　英

副主编　车　戬　田　原　关　开

编　委（按姓氏笔画为序）

王　嫣　王婷婷　左　韬　刘　悦　刘姝宏（加拿大）

孙思东　李辰瑶　杨佳昕　张丝微　陈秀华　郑　彤

侯本赤　徐获锝（新加坡）　高嘉营　韩天池

作 者 简 介

田维柱,男,70岁,辽宁中医药大学附属医院著名专家,教授、主任医师、博士研究生导师,国家中医药管理局第三、四、五批全国老中医学术继承指导老师,现任全国特种针法研究会副主任委员兼秘书长,辽宁省针灸学会高级顾问,《中华医学百科全书》针灸卷编委,《推拿针灸高级教程》编委。

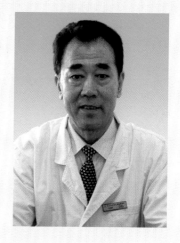

1990年拜师于彭静山教授门下,成为全国第一批中医高徒。经过3年的跟师学习,全面继承了彭静山教授的学术思想和医疗专长,不仅得到了导师的赞誉,还获得了国家颁发的高徒奖。通过长期的临床实践,改进、充实、发扬和提高了眼针技术,制订了眼针的标准化方案(国家标准),还首次提出了眼针"八区八穴"针刺方法,使眼针技术更趋于完善。

著有《中华眼针》等五部专著,公开发行《眼针疗法》录像带及教学光盘,对眼针疗法的全面普及具有相当的推进作用。

多次参加国际学术会议,先后被美国、韩国、荷兰、意大利、新加坡、也门等国邀请进行讲学和医疗活动,受到国外医学界的欢迎。

作 者 简 介

海英，女，43岁，博士学位，主任医师，硕士、博士研究生导师，辽宁中医药大学附属医院神经内科（针灸科）主任。辽宁中医药大学眼针研究所所长，全国第四批老中医药专家学术经验继承人，师承田维柱教授，为眼针疗法学术继承人。2010年被确立为辽宁省第六批"百千万人才工程"百人层次人选。从事临床工作二十余年，一 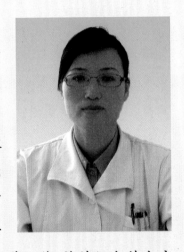 直从事中医针灸（神经内科）临床、科研、教学工作，将神经内科疾病的中医药、针灸、康复治疗作为主要研究方向。参与完成了省部级课题13项，发表专业论文20余篇，参与了《中国特种针法临症全书》等6部著作的编写。兼任中国民间中医医药研究开发协会第六届理事会常务理事，特种针法研究会副主任委员，中国中西医结合学会第三届心身医学专业委员会委员，中华中医药学会神志病分会委员，辽宁省中医药学会理事，辽宁省中医药学会脑病专业委员会秘书长，辽宁省中西医结合神经内科专业委员会副主任委员，辽宁省中医药学会络病专业委员会常委，辽宁省医学会癫痫与脑电图学组首届委员会委员。为国家中医药管理局中西医结合重点学科及针灸重点专科学术继承人。

目录

第一章 眼针发展史 ································· 1

第一节 观眼识病阶段 ························· 1

第二节 观眼诊病阶段 ························· 2

第三节 眼针疗法阶段 ························· 3

第二章 眼针技术的研究进展 ··················· 5

第一节 眼针理论的整理与挖掘 ············· 5

第二节 眼针疗法进一步的推广应用 ········· 5

第三节 眼针疗法治疗中风病的机制探寻 ····· 6

第四节 眼针技术的标准化、规范化工作 ····· 7

第三章 眼针分区定穴方案的形成及变化 ········· 8

第一节 参古籍,感新悟,形成初稿 ········· 8

第二节 纳异议,循临证,方案更新 ········· 10

第三节 考八卦,调方位,方案易三 ········· 11

第四章 观眼诊病 ···························· 15

第一节 观眼诊病与生物全息论 ············· 15

第二节 白睛诊法的确立 ··················· 16

第三节 观眼诊病的特点及局限性 ··········· 17

一、观眼诊病的特点 ····················· 17

二、观眼诊病的局限性及其存在的问题 ····· 18

第四节 观眼诊病的理论依据 ··············· 19

一、眼睛与经络的关系 ··················· 20

二、眼睛与脏腑的关系 ··················· 25

三、眼睛与气、血、精、津液、神的关系 ····· 30

四、观眼诊病与五轮八廓学说 ············· 31

五、西医学对目诊理论的认识 ……………………………………… 36

　第五节　眼的解剖与生理 ………………………………………………… 37

　　一、眼球 ……………………………………………………………… 37

　　二、眼附属器 ………………………………………………………… 42

　　三、眼的血液循环及神经支配 ……………………………………… 45

　　四、中医对眼解剖生理的认识 ……………………………………… 46

　第六节　观眼诊病的规律 ………………………………………………… 48

　　一、观眼诊病的定位规律 …………………………………………… 49

　　二、观眼诊病的定性规律 …………………………………………… 56

　　三、脏腑病在白睛上的表现规律 …………………………………… 64

第五章　眼针疗法 …………………………………………………………… 67

　第一节　眼针的特点 ……………………………………………………… 67

　　一、用针小 …………………………………………………………… 67

　　二、取穴少 …………………………………………………………… 67

　　三、针刺浅 …………………………………………………………… 67

　　四、手法轻 …………………………………………………………… 67

　　五、操作简 …………………………………………………………… 68

　　六、见效快 …………………………………………………………… 68

　第二节　眼区的穴位 ……………………………………………………… 68

　　一、肺区穴 …………………………………………………………… 68

　　二、大肠区穴 ………………………………………………………… 70

　　三、肾区穴 …………………………………………………………… 71

　　四、膀胱区穴 ………………………………………………………… 72

　　五、上焦区穴 ………………………………………………………… 73

　　六、肝区穴 …………………………………………………………… 74

　　七、胆区穴 …………………………………………………………… 75

　　八、中焦区穴 ………………………………………………………… 76

　　九、心区穴 …………………………………………………………… 77

　　十、小肠区穴 ………………………………………………………… 78

　　十一、脾区穴 ………………………………………………………… 79

　　十二、胃区穴 ………………………………………………………… 80

十三、下焦区穴 ･･････････････････････ 81

第三节 眼针的取穴原则 ･････････････････ 82

一、循经取穴 ･･････････････････････････ 83

二、脏腑取穴 ･･････････････････････････ 83

三、三焦取穴 ･･････････････････････････ 83

四、观眼取穴 ･･････････････････････････ 84

第四节 眼针的针刺方法 ･････････････････ 84

一、眶内直刺法 ･･･････････････････････ 84

二、眶外横刺法 ･･･････････････････････ 85

三、点刺法 ･･･････････････････････････ 85

四、双刺法 ･･･････････････････････････ 85

五、眶内眶外配合刺法 ････････････････ 85

六、压穴法 ･･･････････････････････････ 85

七、埋针法 ･･･････････････････････････ 86

第五节 眼针的治疗作用 ･････････････････ 87

一、调和阴阳 ･････････････････････････ 87

二、扶正祛邪 ･････････････････････････ 87

三、止痛消肿 ･････････････････････････ 87

四、安神定志 ･････････････････････････ 88

五、理气和血 ･････････････････････････ 88

六、通经活络 ･････････････････････････ 88

七、治未病 ･･･････････････････････････ 89

第六节 眼针需要说明的几个问题 ･･･････ 89

一、留针问题 ･････････････････････････ 89

二、起针问题 ･････････････････････････ 89

三、出血问题 ･････････････････････････ 90

四、针具问题 ･････････････････････････ 90

五、手法问题 ･････････････････････････ 90

六、补泻问题 ･････････････････････････ 91

第六章 常见疾病的治疗 ････････････････ 92

第一节 内科疾病 ･･･････････････････････ 92

目录

一、呼吸系统疾病 …………………………………… 92

上呼吸道感染 ……………………………………… 92

急、慢性气管‑支气管炎 ………………………… 93

肺炎 ………………………………………………… 95

肺结核 ……………………………………………… 96

肺脓肿 ……………………………………………… 96

支气管哮喘 ………………………………………… 97

慢性阻塞性肺疾病 ……………………………… 100

支气管扩张 ……………………………………… 101

肺不张 …………………………………………… 102

肺动脉栓塞 ……………………………………… 102

肺动脉高压 ……………………………………… 104

肺源性心脏病 …………………………………… 106

肺癌 ……………………………………………… 108

特发性肺纤维化 ………………………………… 109

外源性过敏性肺泡炎 …………………………… 111

结节病 …………………………………………… 113

矽肺 ……………………………………………… 113

煤工尘肺、石棉肺、滑石尘肺、棉尘病、农民肺 … 115

肺出血‑肾炎综合征 …………………………… 118

胸膜炎、胸腔积液 ……………………………… 120

气胸 ……………………………………………… 121

纵隔炎 …………………………………………… 122

鼻出血 …………………………………………… 124

睡眠呼吸暂停综合征 …………………………… 125

高原病 …………………………………………… 125

二、循环系统疾病 ………………………………… 126

心源性休克 ……………………………………… 126

心律失常 ………………………………………… 126

心绞痛 …………………………………………… 127

风湿性心脏病 …………………………………… 128

高血压 …………………………………………… 129

低血压 ………………………………………… 130

心脏神经官能症 ……………………………… 130

雷诺现象 ……………………………………… 131

血管闭塞性脉管炎 …………………………… 132

三、消化系统疾病 ……………………………… 132

胃食管反流病 ………………………………… 132

贲门失弛缓症 ………………………………… 133

幽门梗阻 ……………………………………… 134

消化性溃疡 …………………………………… 135

上消化道出血 ………………………………… 136

肠易激综合征 ………………………………… 136

慢性腹泻 ……………………………………… 137

黄疸 …………………………………………… 138

肝硬化腹水 …………………………………… 139

急、慢性胆囊炎 ……………………………… 140

胆石症 ………………………………………… 141

慢性阑尾炎 …………………………………… 142

膈肌痉挛 ……………………………………… 142

便秘 …………………………………………… 143

四、泌尿系统疾病 ……………………………… 144

急性肾小球肾炎 ……………………………… 144

急进性肾小球肾炎 …………………………… 145

慢性肾小球肾炎 ……………………………… 145

尿路感染 ……………………………………… 146

泌尿系结石 …………………………………… 146

五、血液及造血系统疾病 ……………………… 147

贫血 …………………………………………… 147

六、内分泌及代谢系统疾病 …………………… 147

糖尿病 ………………………………………… 147

尿崩症 ………………………………………… 148

甲状腺功能亢进症 …………………………… 149

甲状腺功能减退症 …………………………… 149

七、风湿性疾病 ·················· 150

　　类风湿关节炎 ·················· 150

　　强直性脊柱炎 ·················· 151

第二节　外科及骨科疾病 ·················· 152

　　颈椎病 ·················· 152

　　急性腰扭伤 ·················· 152

　　第三腰椎横突综合征 ·················· 153

　　落枕 ·················· 153

　　肩关节周围炎 ·················· 154

　　腰肌劳损 ·················· 154

　　腰椎间盘突出症 ·················· 154

第三节　神经、精神疾病 ·················· 155

　　神经性头痛 ·················· 155

　　偏头痛 ·················· 156

　　丛集性头痛 ·················· 157

　　紧张型头痛 ·················· 157

　　短暂性脑缺血发作 ·················· 158

　　脑梗死 ·················· 159

　　脑血栓形成 ·················· 161

　　脑栓塞 ·················· 162

　　腔隙性脑梗死 ·················· 163

　　单纯疱疹病毒性脑炎 ·················· 165

　　病毒性脑膜炎 ·················· 166

　　化脓性脑膜炎 ·················· 166

　　结核性脑膜炎 ·················· 167

　　癫痫 ·················· 167

　　急性脊髓炎 ·················· 169

　　脊髓压迫症 ·················· 170

　　脊髓空洞症 ·················· 171

　　脊髓亚急性联合变性 ·················· 171

　　三叉神经痛 ·················· 173

　　特发性面神经麻痹 ·················· 173

面肌痉挛 ·· 174

重症肌无力 ·· 174

周期性瘫痪 ·· 175

肌萎缩侧索硬化 ·· 176

失眠症 ·· 177

糖尿病性多发性周围神经病 ························· 178

枕神经痛 ·· 179

坐骨神经痛 ··· 180

胫神经麻痹 ··· 181

腓总神经麻痹 ·· 182

癔症 ··· 183

精神分裂症 ··· 184

抑郁症 ··· 185

强迫症 ··· 186

躁狂症 ··· 186

第四节 妇科疾病 ·· 187

经前期综合征 ·· 187

功能失调性子宫出血 ··································· 188

原发性痛经 ··· 189

病理性闭经 ··· 190

多囊卵巢综合征 ··· 191

绝经综合征 ··· 192

外阴及阴道炎症 ··· 193

宫颈炎 ··· 194

妊娠剧吐 ·· 195

盆腔炎 ··· 196

不孕症 ··· 197

第五节 儿科疾病 ·· 198

小儿遗尿症 ··· 198

小儿厌食 ·· 199

小儿腹泻 ·· 200

百日咳 ··· 200

小儿肺炎 …………………………………… 201

第六节　男科疾病 ………………………… 203

遗精 ………………………………………… 203

男子性功能减退症 ………………………… 203

前列腺炎 …………………………………… 204

前列腺肥大 ………………………………… 205

第七节　五官科疾病 ……………………… 206

老年性白内障 ……………………………… 206

视神经炎 …………………………………… 206

开角型青光眼 ……………………………… 207

近视眼 ……………………………………… 208

远视眼 ……………………………………… 209

散光 ………………………………………… 209

共同性斜视 ………………………………… 210

麻痹性斜视 ………………………………… 210

睑腺炎 ……………………………………… 211

溢泪 ………………………………………… 211

过敏性鼻炎 ………………………………… 212

急性化脓性鼻窦炎 ………………………… 213

慢性化脓性鼻窦炎 ………………………… 214

鼻出血 ……………………………………… 214

梅尼埃病 …………………………………… 215

牙龈炎 ……………………………………… 216

牙周炎 ……………………………………… 217

急性咽炎 …………………………………… 217

慢性咽炎 …………………………………… 218

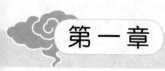

第一章

眼针发展史

　　眼针疗法是指在眼眶内外特定的穴区进行针刺,以治疗全身疾病的一种微针疗法,是针灸术的一部分。该疗法为辽宁中医药大学附属医院已故著名老中医、针灸学家彭静山教授受华佗观目"可验内之何脏腑受病"观点的启发,结合眼与经络的内在联系为理论基础,潜心研究而发明的。此疗法以其显著的疗效及简捷的操作而深受广大患者及医务工作者所欢迎,并为海内外所关注。该疗法的问世,丰富了中医学望诊的内容,填补了针灸中眼针治疗的空白,为中医学的发展做出了卓越的贡献。

　　眼针疗法自其理论形成至今已 40 余载,眼针的分区及定穴标准亦由 20 世纪 70 年代彭静山教授提出、总结,后期由田维柱教授的完善而日臻成熟,其理论体系,尤其是眼针的分区定穴方案,现已经历了 2 次修改,而第三套方案以其穴位分布的合理性、穴区角度的严谨性而更易为临床医务人员所接受。并经临床验证而上升到了新的层面。

　　纵观眼针发展史,大体经历了观眼识病、观眼诊病及眼针疗法三个阶段。

第一节　观眼识病阶段

　　眼针的发明者彭静山教授 1908 年出生于辽宁,为中医内科专家,时任当时的辽宁中医学院教授、北京中医学院名誉教授,全国首批 500 位名老中医之一,享受国务院政府特殊津贴,博学多才,针药贯通,著有《针灸秘验》《眼针疗法》等医书 20 余部,之所以成为眼针疗法的鼻祖,尚有一些历史缘由。

　　1970 年,医院逐渐恢复正常秩序,彭老重新获得了临证的机会,治病虽然轻车熟路,但诊断方面却产生了极大的困难。中医四诊望、闻、问、切,彭老因为耳聋的缘故,病人讲话听不清,失去了闻、问两项,不仅成为"二诊"医生,而且无法量血压、听心肺。彭老为此苦恼不已。彭老虽然失去听力,但其视力得天独厚，"耄耋之年灯下可读 5 号铅字的书而无需戴花镜"。彭老决定以望、切二诊之长，弥补闻、问二诊之短。夜以继日，手不释卷，翻阅劫后余书，终于发现线索。

当其阅读明代医家王肯堂的专著《证治准绳》时，被里面记载的华佗关于人生了病，会在眼的白睛上有形色丝络显现，可验内之何脏腑受病的一段话所吸引，原文如下："华元化云：目形类丸，瞳神居中而前，如日月之丽东南而晚西北也。内有大络六，谓心、肺、脾、肝、肾、命门各主其一；中络八，谓胆、胃、大小肠、三焦、膀胱，各主其一；外有旁支细络莫知其数，皆悬贯于脑，下连脏腑，通畅血气往来以滋于目。故凡病发，则有形色丝络显现，而可验内之何脏腑受病也……"

虽然该段落对眼与脏腑对应关系的描述仅 108 个字，但彭老却如获至宝，冥思苦想，昼夜把玩，此后彭老又在明代医家傅仁宇的眼科专著《审视瑶函》中继续研究，该著作在引用华佗的这句话后又指出："夫八廓之经络，乃验病之要领，业斯道者，岂可忽哉，盖验廓之病与轮不同。轮以通部形色为证，而廓惟以轮上血脉丝络为凭，或粗细连断，或乱直赤紫，起于何位，侵犯何位，以辨何脏何腑之受病，浅深轻重，血气虚实，衰旺邪正之不同，察其自病传病经络之生克顺逆而调治之耳"。

验目以识病，王肯堂引证于前，傅仁宇发扬于后，前人的论说增强了彭老潜心研究之信心。终于提出了"观眼识病"的设想，由华佗提出的五轮设想用八卦划分眼睛八区，内联五脏六腑，外察形色丝络，对所接触的病人先观眼后切脉，或先诊脉后观眼，互相参照。日里应诊，晚间总结，摸索前进，经验日丰，准确度逐渐提高，给诊疗以莫大便利。

第二节　观眼诊病阶段

彭老自 1970 年开始钻研观眼识病，其灵感源于古籍，结合自己的感悟加以整合后开始应用于中医临证。彭老坐诊时，对于每位前来就诊的患者全部进行细致的观眼，即对患者眼部白睛异常络脉所处的位置及颜色、形态进行详尽的描述，彭老制作了双眼的八卦分区图章，印到患者的门诊病历上，再用笔将其异常脉络在对应的分区上进行描记，到 1974 年，观眼识病积累了一万余病例，按照彭老专著《眼针疗法》中记载，其准确率达 90%，把望诊向前推进了一步，进入了眼针发展史上的第二个阶段，即"观眼诊病"阶段。

对于该阶段，我们一定要站在当时特定的历史条件下进行认识。在 20 世纪 70 年代初期，我国的医疗设施尤其是基层的医疗设施严重短缺，当时诊断疾病很多都是建立在患者具体症状表现与医生查体所搜集信息相结合的基础上。随着时代的不断变迁,医疗技术尤其是检查手段的日新月异,观眼诊病的观念也在发生着变化,结合眼部白睛的望诊所见,以"观眼识证"的角度对于患者的疾病进行辨证分型的分析,更加符合新时代观眼与疾病两者之间的认识。2007年由辽宁中医药大学附属医院申报的"基于'观眼识证'的眼针疗法证、术、效关系及作用机制研究"项目中标科技部"973"课题,开启了眼针技术的新飞跃。

第三节　眼针疗法阶段

从1970年开始的观眼识病完善望诊,到1974年诞生的"眼针疗法"运用于临床,使彭老的潜心研究终于从理论上升到实践,究其原委,也是出于偶然。

据彭老专著《眼针疗法》中记载,1974年,有一位胆道蛔虫患者疼痛难忍前来就诊,彭老正在为其开写处方之际,家属提出说"开方、抓药要很长的时间,再回家煎药,病人实在受不了,大夫,请问你有能尽快止疼的办法吗?"此症用针刺胆俞穴,15分钟可止痛。彭老忽然想到,此患者眼睛胆区丝络鲜红,如果在眼睛胆区针刺能否也奏效呢?于是便翻出数年未用的针包,取出一支短针,在病人右侧胆区扎了进去。这本是大胆的尝试,然而竟针入痛止,成为奇迹。病人欢喜离去,彭老也由此产生了研究眼针的浓厚兴趣。而后彭老又试验治疗了痛苦性较大、服药无效的12例病人,均奏佳效。于是眼针作为一种独特的微针疗法在临床中显现了它的端倪。

此后,彭老主管针灸科,大规模开展眼针疗法,眼针的临床研究便进入了一个新的阶段。

一少妇人工流产后小腹疼痛不能忍受,伏在诊察床上呻吟,问明缘由,以眼针针其下焦区,针入痛止。

一男患,50岁,患重症肌无力,不能睁眼,走路时须用手扒开眼皮,否则不能迈步,用眼针3次治愈。

有一位胫骨骨折的病人,骨折治愈后,右腿不能迈步,但可以屈伸,亦不疼痛,只好每日屈着右腿,架着双拐走路,患病8个月苦恼万分,听说眼针有奇效,便抱着试试看的心理前来求治。观其面色微黄,舌无苔,六脉沉细,左尺尤甚,观眼右眼下焦区络脉浅淡。此病源于骨折,肾主骨,肾阳已虚,失其矫健动力,导致不能迈步。让其仰卧,直腿抬高试验,左腿抬高85cm,右腿不能抬起,针其双下焦区后,左腿可抬高90cm,右腿抬高10cm。二诊时,右腿感觉轻快,架单拐能走。针下焦区后,左腿可抬高90cm,右腿抬高30cm。第三次来诊时,仍架一拐,当手杖使用,针下焦区后,左腿抬高95cm,右腿抬70cm。病人欢喜异常,鞠躬致谢,扛起拐杖,欢喜离去。

由此案例联想到既然下焦区可使瘫腿恢复,则上焦区应对瘫臂有效。尝试性治疗中风偏瘫,竟出乎意料的成功。从此眼针以治疗中风偏瘫而广受病人欢迎。

眼针疗法于1982年正式通过辽宁省卫生厅组织的专家鉴定,被授予辽宁省重大科技成果奖。1984年开始,眼针疗法开始面向全国推广。1987年眼针疗法正式通过国家鉴定。1986年新华社将眼针疗法向海内外播发后,震惊中外医学界,引起国内外的极大重视,先后有美国、日本、德国、俄罗斯、加拿大等40多个国家和地区的学者来中国进行考察和学习,有许多国家的病人专程来中国求治。彭静山教授被日本学术界尊称为"中国针圣"。其高徒田维柱教授也常年为弘扬眼针疗法不辞辛劳,奔走讲学、著书立说,完善并提高了眼针分区定穴理论,使其理论基础更趋成熟。

1992年,眼针疗法荣获国家中医药管理局科技进步二等奖,卫生部把推广眼针疗法列入卫生部"八五"期间推广科研成果的"金桥计划"。中央电视台、辽宁电视台、沈阳电视台、香港亚洲电视台、韩国MBC电视台、泰国亚洲卫视与传媒电视台分别对眼针进行了报道,各大洲患者不远万里来我院(辽宁中医药大学附属医院)求治于眼针,现在已有40多个国家和地区选派医务人员来我院学习眼针,眼针已在全世界开展,眼针已走向世界。

辽宁中医药大学附属医院针灸科,每年有相当数量的国内外患者专程来寻求眼针治疗,涉及神经内科病种较多,均取得满意疗效,尤以眼针治疗中风病收效为佳,我院也借此扩大了在国内外的知名度。眼针的疗效尤其是其显著的即刻效应是其他针刺疗法无法比拟的,眼针的神奇疗效若不亲眼目睹无法感悟。彭老的学术经验继承人田维柱教授1994年前往韩国教学时,韩国电视台特别挑选疑难患者现场直播其治疗场面,田维柱教授以其精湛的技术和显著的即刻效应征服了韩国观众。眼针再一次在国际上为我国,尤其是中医界赢得了较高的荣誉。

2012年9月,田维柱教授应邀前往美国加利福尼亚州讲学并进行义诊,加州一位州议员患胆结石接受治疗3天后,再次进行超声检查,结果胆囊内结石消失不见,当时进行追踪报道的美国湾区新城中文电视台认为:"眼针疗法的神奇疗效堪比魔术般神奇和玄妙,自此美国医疗界刮起了学习眼针技术的超级旋风"。美国圣荷西市市长 Kan Sen Chu 授予田维柱教授"精湛医术,高尚医德"的奖状,加州圣塔克拉拉县县长 George Shirakawa 授予田维柱教授"妙手神医,德仁双全"奖状,田维柱教授被聘为"美国国际医药大学博士生院博士生导师",在加州众议院倡议下,成立了美国国际医药大学眼针医学研究中心,为眼针疗法的国际推广,做出了突出的贡献。

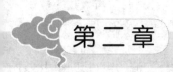

第二章

眼针技术的研究进展

第一节　眼针理论的整理与挖掘

眼针疗法自 20 世纪 70 年代诞生之日起,其相应的理论体系始终处于不断总结、不断回顾、不断提高的过程中,其发明人彭静山教授以其严谨求实的踏实作风,使眼针疗法的内容不断完善。

具体而言表现在"眼针分区定穴方案"的发展、变化上,自诞生之日起至 20 世纪 90 年代的 20 余年间,"眼针分区定穴方案"经历了两次修正,形成了 3 套方案,每一次变动均基于临床实践及对中医理论新的理解,对于眼针疗法的整理及保护。

国家也给予了高度的重视,在已经开展的五届全国名老中医学术思想、经验传承活动中,围绕眼针疗法的师承进行了其中的四届,我院专门为此于 1982 年成立了"眼针研究室"以使其专项工作能够顺利进行,现已正常运行 30 年,成果斐然。在辽宁省政府的关怀下,2011 年在我院成立了"辽宁省眼针研究所"。

第二节　眼针疗法进一步的推广应用

随着时代的发展,辽宁中医药大学附属医院对于眼针疗法的观念也在悄然发生着变化,眼针研究室已经从起初的院重点保护科室(不接纳外院进修医生)转变为院重点推广科室,对于眼针技术也从起初的彭老及其学术继承人等少数几个人的掌握,转变为目前全科室临床医生全部能够掌握并进行熟练操作。

目前以眼针疗法对于中风病的治疗已经成为医院的常规治疗手段,经过不断的回顾、总结,其具体操作已经逐渐标准化、规范化。对于眼针的普及,已经从早期的辽宁省内培训,现已扩大为全国性的眼针学习,只有参与人数的日益增多,才能促进眼针技术的发展。随着眼针应用的逐渐普及化、扩大化,相信对眼针技术的进一步提高,能够起到积极的促进作用。

"眼针研究室"已成为辽宁中医药大学附属医院对外交流的窗口,国家中医药管理局局长王国强、前局长佘靖均前来视察,泰国的诗琳通公主、德国驻华大使、新加坡中医管理委员会、泰国卫生部泰医与替代疗法司、泰国曼谷医疗集团也前来视察,并与我院签署长期合作意向。

第三节 眼针疗法治疗中风病的机制探寻

眼针疗法以其实效性而广为临床医生及患者认可,对于其作用机制,尤其是相对于中风病的作用机制探寻始终是我院科研工作开展的重点。

眼针疗法于1982年通过辽宁省卫生厅鉴定,并获辽宁省重大科技成果奖,1987年通过国家鉴定,随后针对眼针疗法的系统科研项目逐渐展开。由彭老主持的眼针疗法治疗中风的计划"眼针疗法的深化研究",于1988年获辽宁省政府科学技术进步三等奖,回答了眼针治疗中风的临床有效性的问题;"彭静山老中医针刺眼周部位的临床治疗经验"于1990年获国家中医药管理局中医药科技进步二等奖,进一步解决了眼针治疗中风疗效的相关问题;2001年的国家中医药管理局课题"彭氏眼针治疗急性缺血性中风的研究",对彭氏眼针的第三套方案进行了深入研究,以多中心、大样本、随机、双盲的科研方式,获取了翔实可靠的数据;2003年的辽宁省科委课题"彭氏眼针治疗中风的临床和实验研究",荣获辽宁省科技进步三等奖。

其他与眼针疗法相关的课题有:"眼针疗法治疗脑梗死疗效机理的研究"(辽宁省教育厅);"彭氏眼针治疗血管性痴呆细胞及分子生物学机理研究"(辽宁省科技厅);"脑梗塞患者眼部白睛脉络分布规律与梗塞部位相关性的临床研究"(辽宁省科技厅);"眼针技术操作规范国家标准"(国家中医药管理局)。

2007年由我院立项的"基于观眼识证的眼针疗法证、术、效关系及作用机制研究",中标科技部"973"课题,为眼针疗法基础理论的深入研究,上升到了质的飞跃。

经过近30年的基础研究,眼针治疗中风病的作用机制目前主要集中在:血流量增加,血流速度明显加快;降低急性脑梗死患者血浆纤维蛋白原水平、C-反应蛋白水平;眼针对急性脑梗死患者血浆内皮素含量的影响;单光子发射断层扫描(SPECT)视觉观察和定量分析均提示眼针可改善脑梗死患者缺血区的血流,激发脑细胞的功能活动,增加局部脑血流量;眼针可降低脑缺血再灌注大鼠神经功能缺损症状评分,缩小脑梗死体积,改善缺血半暗带区神经元受损程度;眼针可抑制缺血半暗带区细胞凋亡,下调缺血半暗带区脑组织 Fax、Faxl 表达,Caspase-3、Caspase-8 mRNA 表达,抑制肿瘤坏死因子(TNF-α)分泌等诸多环节。

第四节 眼针技术的标准化、规范化工作

眼针技术的规范化、标准化工作,始于 1982 年,当时我院专门成立了"眼针研究室"进行其专项工作。"眼针研究室"成立 30 年来,先后完成了眼针疗法的"十三区定位",对穴区的解剖有较明确的结论,在针刺的方向、针刺的深浅、进针及出针的正规操作流程、取穴原则等方面均有严格的操作规范,完成了观眼识证的诊断框架。由我院彭静山教授与田维柱教授出版的专著《眼针疗法》与《中华眼针》,使眼针的学习更为系统,研究更为充实。

为进一步扩大眼针疗法的影响,我院在连续开办了辽宁省眼针培训班后,举办眼针疗法全国培训班,使眼针疗法的应用形成了以本省为中心,辐射全国的分布格局,随着众多论文的陆续发表及相关学术会议的不断召开,有关眼针应用的信息大量地得到报道,并及时得到整合。

2004 年眼针疗法入选国家中医药管理局"百项中医临床推广项目实用技术"(新源计划),由国家中医药管理局科技教育司出版其书面及影像资料;2005 年由北京 21 世纪环球中医药网络教育中心推出眼针疗法教学光盘课件,连续的集中推广使眼针疗法形成了从广度向深度的发展。

2007 年由我院负责制定的"眼针技术操作规范"国家标准(国家中医药管理局课题)开始进行,在历时 1 年的时间里,课题组进行了大量的文献检索、专家征询、意见整合、论证等工作。尤其是全国性的专家意见征询,共计收到有效回函 112 封,回函涉及 16 个省、直辖市、自治区,共计 31 个城市,总计 59 所医疗、学术机构对"眼针标准化"内容表达了自己的看法,该活动为眼针疗法目前所开展的规模最大的全国性专家意见征询。

2008 年,由我院主持的国家中医药管理局课题"眼针技术操作规范"国家标准,顺利通过了专家验收,再一次彰显了我院雄厚的科研实力及在学术界的坚实地位。

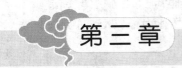

第三章

眼针分区定穴方案的形成及变化

第一节　参古籍，感新悟，形成初稿

　　要解决在眼部较狭小的区域内合理分配脏腑对应的部位，探究古训，整理并总结历代医家的相关理论，首当其冲。关于眼与脏腑的关系，《黄帝内经》与历代医家已多有论述，《证治准绳》原引华佗的一段话中指出，眼中有"大络六，谓心、肺、脾、肝、肾、命门；中络八，谓胆、胃、大小肠、三焦、膀胱，各主其一，旁支细络，莫知其数"。对眼睛可以验看丝络的部位只有白睛。在整个白睛上要辨清属于14个脏腑的"形色丝络"并不容易。华佗指出的六个大络是心、肺、脾、肝、肾、命门，八个中络是胆、胃、大肠、小肠、三焦（分为上焦、中焦、下焦）、膀胱共14个脏腑器官，但十四经里"内属脏腑，外络肢节"的有十二经，命门却不在内，因为命门不属于脏腑。三焦的问题各医书里意见也不同。因此，研究眼与脏腑的关系，首先应该解决命门与三焦两个问题。结合自己对中医理论的理解，彭老选择纳入六经时去掉了命门以及附属于心的心包，将三焦扩大为上焦、中焦、下焦，使其总量定为13个部位，在小小的眼睛里容纳13个部位，利用八廓是很适宜的。而八廓来源于八卦，于是就用后天八卦划分眼睛八区。一般对方向的方法习惯上叫作前后左右，前为阳，左为阳，就先划分左眼，为了使用方便，将乾～兑改用1~8个阿拉伯数字作为代表。

　　两眼向前平视，经瞳孔中心做一水平线并延伸过内、外眦，再经瞳孔中心做该水平线的垂直线，并延伸过上、下眼眶，于是将眼区分为4个象限。再将每1个象限分成2个相等区，即8个象限，区域相等，此8个相等区即为8个经区。

　　划区时，人仰卧头向北，脚向南。左眼的西北方恰当乾卦，正北为坎，东北为艮，正东为震，东南为巽，正南为离，西南为坤，正西为兑。与脏腑的关系，乾属金,肺与大肠属金;金生水,坎为水,肾、膀胱属水;水生木,正东方肝、胆属木;木生火,正南方心、小肠属火;火生土,西南方坤为地,脾、胃属土。东北艮为山,山是高峰,划为上焦;东南巽为风,划为中焦,正西兑为泽,划为下焦。去掉命门,因为命门不属于脏腑,心包附属于心,均无位置。扩大了三焦的分布,对眼针治疗起到内外相应的作用。左眼的八区见图1。

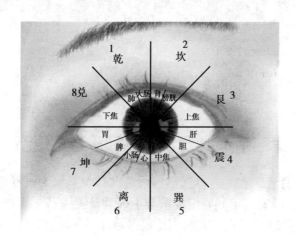

图1　左眼的八区示意图

用后天八卦划分了左眼八区。右眼怎样划分呢?经络十二经穴两眼相同,如承泣穴都在下眼睑眶内直对瞳孔,睛明穴都在内眦上方靠近鼻梁,瞳子髎均在外眦角外边。观眼识病是以经络学说为理论依据,眼区的划分亦应以经络的循行为依据。于是对右眼的划区进行了深入研究。

王肯堂论八廓最后说:"左目属阳,阳道顺行,故廓之经位法象亦以顺行。右目属阴,阴道逆行,故廓之经位法象亦以逆行。察乎二目,两眦之分则昭然可见阴阳顺逆之道矣。"

于是按"阳道顺行,阴道逆行"的原则,左眼的进行序列如依钟表的时针做标记应为顺时针的。则右眼的进行序列应为逆时针的。于是把左眼图上下翻转作为右眼的八区划分(图2)。

用这个方案从1970到1974年对初诊患者进行观眼识病,积累了一万多病例,准确率很高,把望诊推进了一步。

1974年由观眼识病创立了眼针疗法,认识到经络病候所产生的许多疾病与针灸疗法的适应证相同。而对于脏腑功能失调,经络平衡失调,气血瘀滞所产生的各种疼痛,经络阻滞所发生的运动障碍如新中风偏瘫,高血压,心律不齐,胆绞痛,新扭伤等症,眼针疗法都取得很迅速的效应。

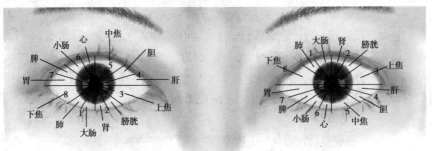

右眼　　　　　　　　　　　　　左眼

图 2　眼针分区原方案

第二节　纳异议，循临证，方案更新

1987 年 1 月辽宁省卫生厅邀请国内著名针灸学家为眼针疗法组织鉴定委员会，通过了国家鉴定。鉴定委员会主任委员王雪苔先生提出一个建议。他说：眼针属于微针疗法的一种，理论根据是经络学说，然而经络在人体的分布除任、督在前后正中线为单行以外，十二经都是左右相同。眼针疗法的八区十三穴的划分左右不同，应进一步研究。彭静山教授接受了这一建议，又进行深入探索，提出了眼区划分的第二套方案。

这一方案是左眼不变，把左眼图纸向右水平翻转，作为右眼的划区定穴（图 3）。

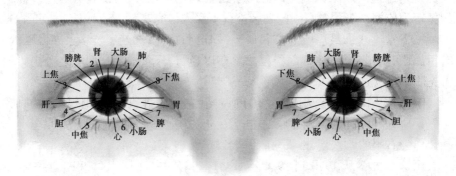

右眼　　　　　　　　　　　　　左眼

图 3　眼针分区第二套方案

这一方案是八区十三穴左右相同，符合经络循行的原则和眼区的深部解剖所见。经过两年多的临床试验，效果和原方案相同。对其疗效的研究结果，说明经络学说的博大精深。从《黄帝内经》到李时珍的《奇经八脉考》,许多经络和针灸书都提出眼内、外眦和奇经八脉的阳跷脉直接或间接有所通联。如《奇经八脉考》:"阳跷脉……同足阳明上而行巨髎,复会任脉于承泣,至目内眦与手足太阳足阳明阴跷五脉会于晴明穴,从晴明入发际,下耳后,入风池而终。""阴跷脉……上行属目内眦,与手、足太阳足阳明阳跷五脉会于晴明而上行。"明代沈子禄著《经络全书》记载经络分布,也云:"目锐眦(外眦)属手、足少阳、三焦、胆经、手太阳小肠经之会兼足太阳膀胱经,二跷脉。"

张洁古说:"跷者捷疾也。二脉起于足,使人跷捷也。阳跷在肌肉之上,阳脉所行,通贯六腑,主持诸表,故名为阳跷之络。阴跷在肌肉之下,阴脉所行,通贯五脏,主持诸里,故名阴跷之络。"

两眼的划区,第二套方案左眼不变,右眼虽有改进,然而阴跷、阳跷二脉的分布:集聚于内、外眦之间。第二套方案的内、外眦包括上焦、肝、胆、下焦、脾胃。所余的只剩肺、大肠、肾、膀胱、中焦、心、小肠7个穴。但阳跷脉"同足阳明上行",足阳明胃起于承泣穴,正是心与小肠的第6区。又通手太阳膀胱,膀胱与肾相为表里,互通脉络,肾、膀胱也包括在内。又通足阳明胃经,胃与脾相表里。三焦的概括是"上焦心肺,中焦脾胃,下焦肾膀胱",即通足阳明,胃属中焦。如此则左眼不变,取左眼穴既可治左侧疾病,由于"交经缪刺"取穴法亦可治右侧疾病。且左右两眼的内、外眦由二跷脉而联系到五脏六腑,上、中、下三焦,则其治疗作用,两个方案完全相同。两年之间应用新方案治疗3000例各种疾病,其疗效与原划区方案毫无差异。但原来的划区方案毕竟反映了当时的认识水平,眼针作为一种新的微针疗法应以第二套分区方案为既定方案。

第三节　考八卦,调方位,方案易三

该方案广泛应用于临床10余载,取得了令人瞩目的成绩。然而在讲学和临床实践中发现该眼针分区来源于八廓理论,但其方位与八廓不完全相同,当然与八卦的方位也就不完全相同(图4)。

以左眼为例,坎位应于正北方,而方案中坎位所包含的肾、膀胱两穴,只有肾区尚属于正北方位,而膀胱区则向东北方偏移;再如震位应于正东方,而方案中震位所包含的肝、胆二穴,只有肝区尚属正东方,而胆区则向东南方向偏移;参图3。

在临床治疗过程中发现:如在以眼针治疗某些腹泻病人的同时,其原有的腰痛、下肢酸软等肾虚症状得以缓解;某些尿频、尿急等膀胱经病变的病人,行眼针治疗后,原有的头痛、眩晕症状得以缓解;某些头痛、目痛等上焦病变的患者,经眼针治疗后,其原有的胁肋胀满、口苦、善太息等肝经症状得以缓解。

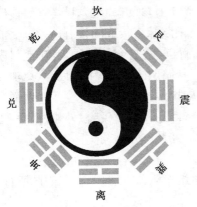

(1) 八卦正常方位图

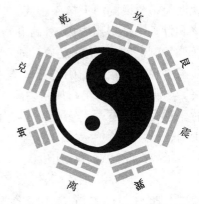

(2) 眼针分区第二套方案八卦方位图

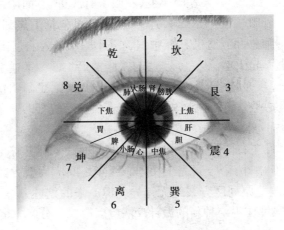

(3) 眼针分区第二套方案图

图4 眼针分区与八卦

在观眼诊病的过程中经常发现白睛上的很多络脉发自眼球的正上方、正下方、目内眦或目外眦,如果按该方案划分,从正上方发出的脉络很难辨清病变究竟归属大肠还是肾;同理,从正下方发出的脉络也很难辨清病变部位是中焦还是心;目内眦发出的辨不清病变部位是下焦还是胃;目外眦发出的辨不清是上焦还是肝(图5)。

为了解决这些问题,田维柱教授查阅了大量的古典医籍,重温了八廓和八卦理论,发现该方案的划分理论完全正确,而在划分穴区的方位上存在差异。于是将眼区重新划分,以左眼为例,将该方案的分区逆时针方向向前调整半个区(一个小区,也就是45分钟)使肺区占下焦区的后半区,大肠区占肺区,肾区占大肠区,膀胱区占肾区,上焦区的前半区占膀胱区……以此类推,而形成了新的分区方案,也就是当今眼针的划分区域方案(图6),左右眼对称。

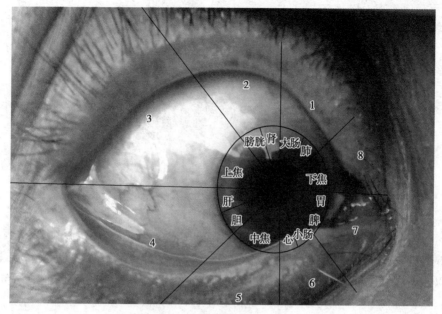

右眼向内视

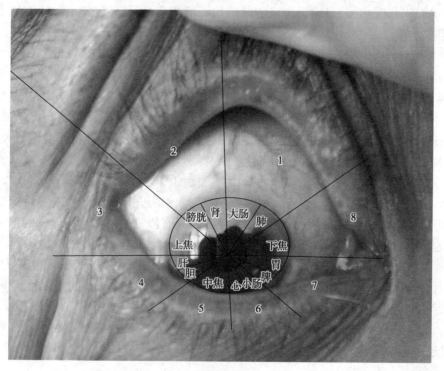

右眼向下视

图 5　眼针分区第二套方案

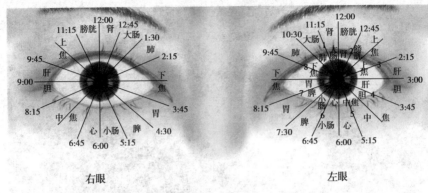

右眼 左眼

图6 眼针分区新方案(外圈)与第二套方案(内圈)关系

新方案的提出,使前面存在的问题得到圆满解决。首先,新方案的方位与八廓的方位,后天八卦的方位完全相同。其次,治疗大肠病变的病人,肾病得以缓解;治疗膀胱经病变的病人,头痛、眩晕症状得以缓解;治疗头痛、眩晕的病人,其肝经的症状得以缓解等都得到了合理的解释。从观眼诊病的角度来看,凡从瞳孔正上方发出的脉络均属肾、膀胱病变;从瞳孔正下方发出的脉络均属心、小肠病变;目内眦发出的脉络均属下焦病变;目外眦发出的脉络均属肝胆病变。

1998年田维柱教授编著了《中华眼针》一书,将此方案正式提出。

新方案的推出,不但使以上问题迎刃而解,而且提高了观眼诊病的准确度,使眼针疗法的可操作性得到了进一步加强。从治疗角度总结,该方案自推出至今经临床大样本的临证观察,其整体疗效在前两套方案的基础上有所提高。对于其差异,田维柱教授认为该方案与前一方案相比照,其位置变化不大,调整后的经区位置有一半区域与上一方案等同,加之眼针特有的针刺方法,使其方案调整后的临证疗效方面均有相当程度的提高。

该新方案的产生,代表了眼针疗法整体理论的进步,使其更加符合传统中医理论的朴素性和科学性,使眼针疗法更加具有传统中国文化所具备的浓重的历史印迹,同时也是两代中医人辛勤耕耘的丰硕结晶。

根据几十年临床实践,又发现互为表里的脏腑两区的治疗作用是互补的,联合应用提高了疾病的治愈率,因此提出了眼针"八区八穴"的治疗方法。此方法使分区更简便,而疗效更明显。

经过30余年的探寻、总结、实践及发扬,眼针疗法已超出其原始发祥地域,成为中国乃至世界医药文化的重要组成部分。

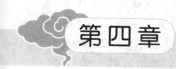

第四章

观 眼 诊 病

第一节　观眼诊病与生物全息论

　　所谓全息论就是说明事物的整体与局部之间具有全息性质的特殊联系的理论。生物全息论认为生物体是由处于不同发育阶段和具有不同特化程度的全息胚组成的。全息胚有两个生命：一个是属于自由发育的全息胚自己的，一个是属于整体的。全息胚既是构成生物体的结构单位，又是相对独立的向着新整体自主发育的发育单位。人体各个高发育程度的全息胚(如各个长骨节枝系统，眼、耳、舌等相对独立的部分)都是未来器官的图谱，是整体的缩小，这些高发育程度的全息胚与整体处于同一的内环境之中，从而当整体的某一部位发生疾病，各个高发育程度的全息胚未来器官图谱上与整体患病部位同名的部位也会有某种可以查到的病理反应。这是因为这些全息胚未来器官图谱上的一个部位与整体上同名部位生物学性质相似程度较大，从而在同一的内环境异常的作用下会有相应的反应，这样根据一个高发育程度的全息胚上病理反应点的有无和位置，就可以查到全身有无疾病和患病的部位。也就是说生物体每一相对独立的部分在化学组成的结构上与整体是相同的，是整体成比例的缩小，所以某些局部具有影响全身活力的信息作用。五脏信息就是通过经络系统反映在某些体表部位(耳、眼、舌等)，这些部位也就成了整体的全息部分，从而诊察体表局部区域就可获得有关整体的信息。

　　以上观点说明这些能够以小见大，反映整体状况的局部区域，如寸口脉、舌诊、耳穴、眼诊等，即是中医的"微诊系统"。而相应的诊法之所以能够诊断全身病变，就是这些微诊系统的全息作用。同时也进一步说明了每个微细区域共同对应着整体，是整体以某种方式的缩微，它们的诊断和治疗价值，不仅体现整体信息，全息于局部的特征，而且也是局部与整体的互为影响、互为作用的结果。就眼睛而言,整体信息往往定域投射在眼睛上,整体上某部位的病变信息就投射于眼睛上的一定位点。反过来,这些位点又往往各自能对其整体上的相应部位产生定向作用,各位点的这种作用的总和就构成了眼睛对整体的影响和效应。因此观眼之所以能够诊病,就在于它与脏腑经络构成了一个相互联系、相互制约的有序系统,这个有序系统的联系与调节,是以五脏为中心,通过经络的内属外络作用来完成的。因此,全息信息多集中于与眼相连的五脏,五脏小系统成为整个机体系统的全息缩影,五脏信息通过经络反映于眼,观眼就可获得整体信息,因而眼可看成是整体的"微诊系统",相应的观眼效用就是"微诊系统"的全息作用,观察白睛(巩膜)诊病就是一个典型的全息例证。

综上所述,可以看出生物全息论有力地证明了观眼诊病的科学性,充分解释了观眼诊病的机制。

第二节　白睛诊法的确立

观眼诊病是历史悠久、独具特色的一种诊法,其方法简单,具有无创伤、无副作用、诊断准确及预测疾病的特点,是中医诊断学的重要组成部分。中医学自古以来就非常重视观眼诊病,早在《黄帝内经》中就指出:"因视目之五色,以知五脏而决生死",并把观眼诊病评价为:"言上工知相五色于目",充分肯定了观眼诊病的意义。

眼睛分为五轮八廓,每个部位的变化都能反映相应脏腑的病变,那么为什么确立白睛(巩膜)目诊法更有意义呢?

《灵枢·论疾诊尺》说:"目赤色者病在心,白在肺,青在肝,黄在脾,黑在肾。"指出眼的白睛上出现赤、白、青、黄、黑五色,标志着各色所主脏腑的病变。

钱乙在《小儿药证直诀·五脏相胜轻重》中说:"肺病见春,金旺肺胜肝,当泻肺,轻者肺病退,重者目淡青,必发惊,更有赤者,当搐,为肝怯,当目淡青色也。"指出肺病在春季发作,是金乘木也,即肺金旺,肝木虚,肺金乘肝木。若单纯是肺金旺,泻肺则病自愈。如果见到目淡青色,则可知道还有肝虚之证。总观其病机,患者不仅肺旺,而且还有肝虚,故称金乘木为重症,结果必导致惊痫之疾,治法上当然是补肝泻肺。如果在辨证中,再兼见患者目赤,则说明心经热盛,势必抽搐。

肺主气,白睛(气轮)由肺所主。上面的论述说明了白睛颜色的变化,不仅标志着肺脏本脏的病变,而且根据白睛显现的不同颜色推断脏腑间生克顺逆的关系及疾病的预后。

王肯堂在《证治准绳》中说:"华元化云:目形类丸,瞳神居中而前,如日月之丽东南而晚西北也。内有大络六,谓心、肺、脾、肝、肾、命门各主其一;中络八,谓胆、胃、大小肠、三焦、膀胱各主其一;外有旁支细络莫知其数,皆悬贯于脑,下连脏腑,通畅血气往来以滋于目。故凡病发,则有形色丝络显现,而可验内之何脏腑受病也……"指出眼内络脉与五脏六腑的关系,并阐述一旦发病则在眼睛上就有不同颜色,不同形状的脉络出现,根据这些脉络出现的部位就可以知道哪脏哪腑有病。

傅仁宇在《审视瑶函》中也说:"夫八廓之经络,乃验病之要领,业斯道者,岂可忽哉。盖验廓之病,与轮不同。轮以通部形色为证,而廓惟以轮上血脉丝络为凭,或粗细连断,或乱直赤紫,起于何位,侵犯何部,以辨何脏何腑之受病,浅深轻重,血气虚实,衰旺邪正之不同,察其自病传病经络之生克顺逆而调治之耳。"进一步指出八廓在观眼诊病中的作用,同时阐明五轮诊病与八廓诊病的不同,还强调了观察八廓诊断疾病要以轮上出现的丝络为凭证,从这些脉络表现的形色,起止的部位来辨别哪脏哪腑有病及各脏腑间生克顺逆的关系,以及病位的深浅、疾病的轻重、气血的盛衰、正气的虚实。

王肯堂与傅仁宇都明确指出观眼要以眼睛某一轮上显现的血脉丝络为凭证。观察五轮上的脉络,只有在气轮(白睛)上的络脉显而易见。其他各轮如肉轮(上下眼睑)、血轮(内外眦)、风轮(黑睛)、水轮(瞳孔),尽管内部分布很多微细血管,但这些血管运行的部位都深而不易看见。唯有白睛上的血管浅显可见,而且白睛上显现的脉络不是固定不变的,是随着五脏六腑所出现的病变时隐时现,并出现不同颜色与形状的变化。

综上所述,可以看出观察白睛不仅可以通过白睛整体颜色的变化判断肺脏的寒热虚实,以及与其他各脏的关系,而且可以通过白睛上脉络的变化来确定五脏六腑的疾病,因此确立以白睛作为观眼诊病的目标。

第三节 观眼诊病的特点及局限性

一、观眼诊病的特点

观眼诊病是独具特色的一种诊法,方法简单,可用五个字对其特点进行高度概括:即简、便、验、廉、捷。

(一)诊断准确、迅速

自从观眼诊病运用于临床后,其诊断价值逐步提高,如中风的诊断符合率达 96.3%,头痛达 84%,眩晕达 94.8%,痹证达 90.5%,不孕达 92.8%,郁证达 97.1%,胃痛达 84.8%,肝炎达 90%。而且诊断迅速。

(二)操作简便,易学易懂

观眼诊病操作简单,不用特殊设备,也不受环境条件的限制,在室内、室外、火车、飞机上都可进行,只要医生洗净双手,扒开病人的眼睑,系统观察白睛的颜色及脉络变化就可做出诊断,无任何副作用,病人无任何痛苦,易于接受。观眼诊病定位简单、通俗易懂,用很短的时间就可以掌握,并可以运用,进行初步的诊断。

(三)无副作用,经济,安全,便于推广

随着科学技术的进步,临床诊断技术也越来越先进,但普遍存在着设备造价高,检查费用贵,操作复杂等问题,不易于被基层医务工作者和病人所接受,更不适于广大基层做医疗普查。因此,观眼诊病就更显示出它的优点,仅用肉眼观察病人的白睛,就可获取诊断信息,再综合其他四诊资料,便可做出判断。所以,学好观眼诊病,能给医务工作者提供一个有效的辅助检查方法,也为这种方法的普及与推广,以及让观眼诊病进入家庭进行早期诊断的设想创造了有利条件。

(四)司外揣内,见微知著

观察事物外在表象,揣测分析其内在变化,通过事物局部的微细变化来推测事物整体变化的发生发展规律,即整体观念。因为人是内外统一的有机整体,内外阴阳之间相互影响,互为因果,可以从内见外,也可以从外见内。具体地说,对于观眼诊病来讲,司外揣内就是观察眼睛的变化或局部表现,了解机体内部脏腑器官的情况。见微知著就是通过观察眼睛的微细变化,掌握人体阴阳的失调及脏腑、气血津液、经脉等的病变。这些认识方法正体现出中医学的整体观念,说明了观眼诊病的科学性。

(五)有助于广泛普查的现实意义

随着观眼诊病的发展,可诊断的疾病越来越多,并且一次即可体检全身健康状况及预测疾病。因为全身的病变,均可在眼睛上表现出来。因此,只要我们认真观察,综合分析,就完全可以知道全身的健康状况,且具有不用任何仪器就可以初步普查全身各脏腑功能的作用。这种初步普查,对于基层医务工作者无疑具有较大的现实意义。

(六)预测未病,防患于未然

中医学素来强调对疾病的早期发现,早期诊断,早期治疗。《备急千金要方·诊候》曰:"夫欲望病,先察其源,候其病机,五脏未虚、六腑未竭,血脉未乱,精神未散,服药必治。若病已成,可得半愈。病势已过,命将难全""上医医未病之病,中医医欲病之病,下医医已病之病"。指出了治未病,防未然的思想。观眼诊病的特殊意义,正在于"言上工知相五色于目",即高明的医生应从观察眼睛来诊断和预测疾病,达到早期发现、早期治疗的目的。

二、观眼诊病的局限性及其存在的问题

任何一种新的诊断技术,都要辩证地看待其存在价值。观眼诊病也是一

样,既具有它的优点和存在的价值,也有它的局限性。

　　1. 眼部本身疾病对诊断的影响。如外伤、结膜炎等,会给观眼带来干扰,甚至使白睛诊法无法进行。

　　2. 幼儿、癫狂及各种狂躁病人,不与医生配合,给观眼诊病带来困难。

　　3. 观眼诊病只能做初步诊断,以供临床参考,若无丰富的临床知识及经验,难以得到高度准确的诊断报告。因为观眼也和舌诊、脉象一样,同一种病症在相应病区可有不同的表现,相反地,几种不同的疾病,可以有相同的改变。再者,由于眼睛的部位特殊,观察需要认真仔细,稍有疏漏,易造成漏诊、误诊。同时,医生对各种疾病信号的解释也会各异,主观意识较明显,经验性强。

　　4. 观眼诊病属于功能性诊断,凡是脏腑功能失常都可以在白睛上出现异常的表现。比如心主血脉,又主神明。前者是指推动血液循环的功能而言,后者是指统管神志思维活动的功能而言。由于它在生理上具有主血脉和主宰神明的功能,所以当外感病邪或七情内伤而呈现血脉病变或神志病变时,都属于心病的范围,在白睛的心区都会有明显的脉络显现。在血脉病方面的症状,主要有吐血、衄血、斑疹以及血液运行的失调等。在神志方面的症状,主要有心悸、健忘、失眠、昏迷、谵语、癫狂等。因此,如果发现在白睛的心区有脉络显现,就要从以上的病种进行分析判断,以确定患某一种疾病,这就要求医生必须有坚实的中医理论基础,否则就会造成看到心区有脉络就说病人有心脏病,看到肺区有脉络就说病人有肺病,这样,不仅会给病人带来不必要的心理负担,也会延误疾病的治疗。

　　5. 急性的、意外的、突发的疾病或创伤,观眼诊病的诊断价值不高。因为眼睛上脉络的出现需要一定的时间,而这些疾病及损伤,在眼睛上还没出现反应。

　　6. 观眼诊病只能对疾病进行初步诊断,供临床参考,不能用观眼诊病代替必要的检查,以免延误病情,影响治疗。

第四节　观眼诊病的理论依据

　　观眼诊病是从整体观念出发的。虽然眼睛是一个局部器官,但它通过纵横交错、网络全身的经络与脏腑及其他器官保持着密切的联系,使全身构成一个有机的统一整体,维持着人体的正常生命活动和视觉功能。若脏腑经络功能失调,则可影响到眼睛,而使眼睛发生各种变化。同样,眼睛的变化,也能反映出脏腑功能失调。因而通过眼睛的观察或检测,可以掌握疾病的发生、发展及预后,以指导临床治疗。所以,探讨观眼诊病的理论依据,掌握其规律,对于指导辨证与临床治疗是非常必要的。

　　我国现存的第一部医书《黄帝内经》在《灵枢·大惑论》中指出:"五脏六腑

之精气皆上注于目而为之精,精之窠为眼,骨之精为瞳子,筋之精为黑眼,血之精为络,其窠气之精为白眼,肌肉之精为约束,裹撷筋骨血气之精,而与脉并为系,上属于脑,后出于项中,此则眼具五脏六腑也。"阐述了眼与五脏六腑的关系,也是后世五轮八廓学说的理论基础。

《史记·扁鹊列传》:"扁鹊过洛阳,闻周人爱老人,即为耳目痹医。"扁鹊是我国有记载最早医疗眼睛的第一人。宋代初期《太平圣惠方》发展了宋以前的眼科学,特别对金针拨内障术有详细记载,并且是首次提到五轮的第一本书。《银海精微》一书,原属唐代孙思邈辑,经考据为宋以后医人所作,首为五轮八廓总论。明代王肯堂辑著《证治准绳》中有华佗的一段话:"目形类丸,瞳神居中而前,如日月之丽东南而晚西北也,内有大络六,谓心、肺、脾、肝、肾、命门各主其一;中络八,谓胆、胃、大小肠、三焦、膀胱各主其一;外有旁支细络莫知其数,皆悬贯于脑,下连脏腑,通畅血气往来以滋于目。故凡病发,则有形色丝络显现,而可验内之何脏腑受病也。"指出眼与脏腑的密切关系,并提示可从白睛上之血络来诊断脏腑之病。

明代又有傅仁宇著有《审视瑶函》一书,将前代各眼科专著加以综合整理,画出了八廓定位,并肯定了八廓的功能。他以勿以八廓为无用为题指出"夫八廓之经络,乃验病之要领,业斯道者,岂可忽哉!盖验廓之病与轮不同,轮以通部形色为证,而廓惟以轮上血脉丝络为凭,或粗细连断,或乱直赤紫,起于何位,侵犯何部,以辨何脏何腑之受病。浅深轻重,血气虚实,衰旺邪正之不同,察其自病,传病经络之生克逆顺而调治之耳。"这是用眼睛作为疾病诊断依据的一大进展。

而后在中医医学史上有不少医著讨论眼睛,然大部离不开以上所述之范围。而所有医著,大部说明如何以眼来诊视脏腑之疾的论说,而未能拿它当作治疗之用。始至20世纪70年代,辽宁中医药大学彭静山教授首创诊治一体的眼针疗法,遂开启了微针系统眼针的新纪元。

一、眼睛与经络的关系

《素问·五脏生成》说:"诸脉皆属于目。"《灵枢·邪气脏腑病形》也说:"十二经脉,三百六十五络,其血气皆上于面而走空窍,其经阳气上走于目而为之睛。"说明眼睛通过经络与整体保持着有机的联系,发挥和维持着视觉功能。所以经络对于观眼诊病至关重要,是其最关键的理论依据。

(一)经络概说

经络是经脉和络脉的总称。经脉是主干,有路径的含义,经脉贯通上下,沟通内外,有一定的循行路径。而络脉是经脉别出的分支,较经脉细小,纵横交错,遍布全身。《灵枢·脉度》说:"经脉为里,支而横者为络,络之别者为孙"。

经脉内属于脏腑,外络于肢节,沟通于脏腑与体表之间,将人体脏腑组织器官联系成为一个有机的整体;并借以行气血,营阴阳,使人体各部的功能活动得以保持协调和相对的平衡。所以《灵枢·经别》说:"夫十二经脉者,人之所以生,病之所以成,人之所以治,病之所以起,学之所始,工之所止也。"说明经络对生理、病理、诊断、治疗等方面的重要意义,而为历代医家所重视。经络包括十二经脉和奇经八脉,以及附属于十二经脉的十二经别、十二经筋、十二皮部。络脉有十五络、浮络、孙络等。

(二) 眼与经络的关系

1. 眼与十二经脉的关系 眼睛是十二经脉的集散地,十二经脉均直接或间接地与眼发生着联系。手三阳经上于头部,足三阳经起于头部,手三阳经和足三阳经在头面部交接。手少阴心经,足厥阴肝经,均上头系目系,所以与目直接发生联系。十二经脉对称地分布于人体两侧,每一经脉分别属于一脏或一腑。手经循于上肢,足经行于下肢,阴经行于四肢内侧属脏,阳经行于四肢外侧属腑。手三阳经从手指末端走向头面部,交足三阳经,足三阳经从头面部走向足趾末端,交足三阴经,足三阴经从足趾末端走向腹腔、胸腔,交手三阴经,手三阴经从胸腔走向手指末端。这样就构成一个周而复始,如环无端的传注系统。气血通过经脉内注脏腑器官,外达肌表,营养全身。

(1) 眼与手阳明大肠经的关系:《灵枢·经脉》说:"大肠手阳明之脉……其支者,从缺盆上颈,贯颊,入下齿中,还出挟口,交人中,左之右,右之左,上挟鼻孔。"该经的支脉从缺盆上颈、过面颊,进入下齿槽,交会人中,左边向右,右边向左,终于眼下鼻旁的迎香穴,遂与足阳明胃经相接。此外,手阳明大肠经与足阳明胃经的脉气相通,眼与手阳明大肠经的关系,主要通过足阳明胃经发生联系。手阳明大肠经与手太阴肺经相表里,故眼与手阳明大肠经及手太阴肺经有直接或间接的联系。

(2) 眼与足阳明胃经的关系:《灵枢·经脉》说:"胃足阳明之脉,起于鼻,交颏中,旁约太阳之脉下循鼻外,入上齿中……"颏,即鼻根,该脉受手阳明经之交,起于眼下鼻旁之迎香穴,上行交于鼻根中,与旁边足太阳膀胱经交会于睛明穴以后,向下沿鼻外侧经眼眶下方的承泣穴,四白穴下行,入上齿中。《灵枢·经别》又说:"足阳明之正……属胃,散之脾,上通于心,上循咽,出于口,上颏,还系目系,合于阳明也。"足阳明胃经别出而行的正经,亦上行至鼻根及眼眶下方,并联于目系,仍会合于足阳明经。

由此可知,足阳明胃经本起于眼下鼻旁迎香穴,行经内眦睛明穴后,到眼眶下方承泣穴、四白穴;别出之正经直接与眼的重要组织目系相连。足阳明胃经与足太阴脾经相表里。故足阳明胃经及足太阴脾经与眼睛有直接或间接的联系。

(3) 眼与手少阴心经的关系:《灵枢·经脉》说:"心手少阴之脉……其支

者,从心系,上挟咽,系目系","手少阴之别,名曰通里……别而上行,循经入于心中,系舌本,属目系",手少阴心经的支脉,从心的系带向上夹咽,与目系相系;手少阴络脉,向上系舌根部,归属于目系。又说:"手少阴之正……属于心,上走喉咽,出于面,合目内眦。"手少阴经别,归属于心脏,向上走到喉咙,浅出面部,与手太阳小肠经在目内眦会合。可见手少阴心经的支脉和本经别出的大络,直接与眼有重要的联系。

(4) **眼与手太阳小肠经的关系**:《灵枢·经脉》说:"小肠手太阳之脉……其支者,从缺盆循颈,上颊,至目锐眦,却入耳中。其支者,别颊上,抵鼻,至目内眦,斜络于颧。"该经脉有两条支脉上行至目,一条至目锐眦会瞳子髎穴,另一条至目内眦会晴明穴,接足太阳膀胱经。可见手太阳小肠经与眼睛有直接的联系。

(5) **眼与足太阳膀胱经的关系**:《灵枢·经脉》说:"膀胱足太阳之脉,起于目内眦,上额,交巅……其直者,从巅入络脑,还出别下项"。而《灵枢·寒热病》又说:"足太阳有通项入于脑者,正属目本,名曰眼系。"目本即目系。足太阳膀胱经起于目内眦之晴明穴,并在此与手太阳小肠经相交接,直行的主干脉,从头顶入脑连属眼之目系。足太阳膀胱经与足少阴肾经相表里,故足太阳膀胱经及足少阴肾经与眼睛有直接或间接的联系。

(6) **眼与手少阳三焦经的关系**:《灵枢·经脉》说:"三焦手少阳之脉……其支者,从膻中,上出缺盆,上项,系耳后,直上出耳上角,以屈下颊至。其支者,从耳后入耳中,出走耳前,过客主人前,交颊,至目锐眦。"手少阳三焦经有两条支脉与眼发生联系,一条至眼眶下颧髎穴,一条至目锐眦丝竹空穴,会瞳子髎穴,接足少阳胆经。手少阳三焦经与手厥阴心包经相表里。故手少阳三焦经及手厥阴心包经与眼睛有直接或间接的联系。

(7) **眼与足少阳胆经的关系**:《灵枢·经脉》说:"胆足少阳之脉,起于目锐眦,上抵头角,下耳后……其支者,从耳后入耳中。出走耳前,至目锐眦后,其支者,别锐眦,下大迎,合于手少阳,抵于……"《灵枢·经别》又说:"足少阳之正……别者入季胁之间,循胸里属胆……出颐颌中,散于面,系目系,合手少阳于外眦也"。足少阳胆经起于目锐眦之瞳子髎穴,然后上头角,下耳后,一支脉再行至目锐眦;另一支脉从目锐眦分出,下向大迎,会合于手少阳三焦经至眼眶下。本经别出的正经,上行夹食道,浅出于下颌之间,散布于面,联系眼之目系,在目外眦部与足少阳胆经会合。这都说明足少阳胆经与眼有相当密切而直接的联系。

(8) **眼与足厥阴肝经的关系**:《灵枢·经脉》说:"肝足厥阴之脉……上贯膈,布胁肋,循喉咙之后,上入颃颡,连目系,上出额,与督脉会于巅。"足厥阴肝经本与目系直接相连,再上行出额部,与督脉交会于头顶。可见足厥阴肝经与眼睛联系最密切。

2. **眼与经筋的关系** 十二经筋隶属于十二经脉,是经脉之气结聚散络于筋肉关节的系统,其位浅表,有联缀百骸,维络周身,主司人体正常运动的作用。在经筋中,分布于眼及眼周围者,有手足三阳之经筋。

(1) **眼与手阳明经筋的关系**:《灵枢·经筋》说:"手阳明之筋……其支者上颊,结于颏;直者上出于手太阳之前,上左角,络头,下右额"。其一分支上行面颊,结聚于鼻旁颧部;直上行的走手太阳经筋前方,上左侧额角,络于头部向下至右侧下颌。相反,右侧直行者上右侧额角,络于头部向下至左侧下颌,该经筋分布于眼周。

(2) **眼与足阳明经筋的关系**:《灵枢·经筋》说:"足阳明之筋……其支者……上颈,上挟口,合于颏,下结于鼻,上合于太阳。太阳为目上纲。阳明为目下纲。"足阳明之筋,有一直行者,向上至颈,挟口角两旁,合于鼻旁颧部,在下的络于鼻,在上的与足太阳之筋相会合。足太阳之筋网络于上眼胞,足阳明之筋散布于下眼胞。两经筋相配合,以司眼睑开合等运动。

(3) **眼与足太阳经筋的关系**:《灵枢·经筋》说:"足太阳之筋……其支者,为目上网,下结于颏。"足太阳经筋,有一分支散布网络于上眼胞,下边结于鼻旁。

(4) **眼与手太阳经筋的关系**:《灵枢·经筋》说:"手太阳之筋……其支者,入耳中,直者出耳上,下结于颔,上属目外眦……其支者,上曲牙,循耳前,属目外眦,上颔结于角。"手太阳经筋直行向上出于耳上,向下结于下颔部,与手阳明之筋合,再向上行,联属目外眦,与手足少阳经筋相合。另有一支脉,上行经曲牙,过耳前向上,联属目外眦。

(5) **眼与手少阳经筋的关系**:《灵枢·经筋》说:"手少阳之筋……其支者,上曲牙循耳前,属目外眦,上乘额,结于角。"手少阳经筋,一支经筋上下颔处,会足阳明之筋,沿耳前上行,与手太阳、足少阳之筋交会,联属目外眦,循颞部,上行结聚于额角。

(6) **眼与足少阳经筋的关系**:《灵枢·经筋》说:"足少阳之筋……其支者,结于目外眦为外维。"《黄帝内经太素》认为:"外维,太阳为目上纲,阳明为目下纲。"《类经》说:"此支者,从颧上斜趋,结于目外眦,而为目之外维,凡人能左右盼视者,正以此筋为之伸缩也。"可见,若此筋受邪,则目左右盼视受到限制,甚则不能左右盼视。

综上所述,经筋有支配胞睑开合、眼球转动的作用。足厥阴肝之筋,虽未布散于眼,但通过经络的会合、衔接以及肝为罢极之本,一身之筋均由肝主,总络诸筋。所以,仍与眼有关。其他经筋未直接分布到眼者,也可通过经络的会合、衔接等关系,间接地与眼联系。

3. 眼与奇经八脉的关系 奇经八脉纵横交错地循行于十二经脉之间,进一步密切了与十二经脉的关系,并调节十二经脉的气血。十二经脉的气血有余时,则流注于奇经蓄积备用。反之,奇经则将其蓄备的气血溢出补充,这样,也就能维持眼的正常生理功能。奇经中与眼直接有关的经脉是:督脉、任脉、阴跷脉、阳跷脉和阳维脉等。

(1) 眼与督脉的关系:《素问·骨空论》说:"督脉者,起于下腹,以下骨中央……别绕臀至少阴,与巨阳中络者合。少阴上股内后廉,贯脊属肾。与太阳起于内眦,上额交巅上,入络脑……其少腹直上者,贯脐中央,上贯心,入喉,上颐,环唇,上系两目下中央。"督脉有一分支别出行绕臀部到足少阴,与足太阳经的分支相合,足少阴经从股内后缘上行,贯通脊柱而连属肾脏。督脉又与足太阳经起于目内眦,上行至额,交会于巅顶,入络于脑。督脉另一支脉从少腹直上,通过心脏,入喉上颐,上系两目之下中央。可见督脉与眼直接有关,而且通过督脉的联络,加强了眼与心、肾、脑、脊髓之间的关系,说明眼与督脉一样,不但可以调节一身之阳气,还可以反映一身阳气的变化。

(2) 眼与任脉的关系:《素问·骨空论》说:"任脉者,起于中极之下,以上毛际,循腹里,上关元,至咽喉,上颐循面入目。"任脉有穴通路起始于中极下的会阴部,向上到咽喉部,再上行环绕口唇,经过面部,进入眼眶下承泣穴处。可见任脉与眼也有着直接的关系。任脉总任一身之阴经,通过眼可以反映出一身之阴气。

(3) 眼与阳跷脉、阴跷脉之间的关系:跷脉主肢体两侧之阴阳,阳跷脉主持阳气,阴跷脉主持阴气。阳跷脉为足太阳之别,起于眼部申脉穴,循外踝,沿下肢外侧,上行到目内眦,与足太阳膀胱经等五脉会于睛明穴;阴跷脉为足少阴之别,起于然谷穴,经内踝,沿下肢内侧后方上行,过人迎前入颧骨部,至目内眦的睛明穴,与足太阳膀胱经及阳跷脉会合而上行。《灵枢·寒热病》说:"足太阳有通项入于脑者……入脑乃别阴跷,阳跷,阴阳相交,阳入阴,阴出阳,交于目锐眦,阳气盛则瞋目,阴气盛则瞑目。"可见阳跷脉与阴跷脉相交于内眦之睛明穴,其气并行回环,温煦濡养眼目,还具有司眼睑开合之作用,通常卫气出于阴则闭目,若阳跷气盛则目张不合;阴跷气盛则目闭不张。正如《灵枢·脉度》所说:"跷脉者,少阴之别……入頄,属目内眦,合于太阳,阳跷而上行,气并相还,则为濡目,气不荣则目不合。"说明眼与阳跷脉、阴跷脉有直接的联系,并反映出阴跷脉、阳跷脉之阴阳之气。

(4) 眼与阳维脉的关系:《十四经发挥·奇经八脉》说:"其脉起于诸阳之会……其在头也,与足少阳会于阳白,上于本神及临泣,上至正营,循于脑室,下至风池,其与督脉会。"阳维脉起于外踝下足太阳金门穴,经肢体外后侧,上行到颈、头、额,与手足少阳、阳明等脉会于额上阳白穴。再由额上顶,折向顶后,交会于督脉的风府、哑门穴。阳维脉联络诸阳经,阳主外,主表,故阳维脉病,则出现头顶疼痛,眉棱骨痛,眼目疼痛等症。可见阳维脉与眼亦有密切的联系。

附:眼睛部位的经络分布解剖示意图(图7)。

此图摘自蔺云桂所著《经络图解》,图中所示之位置分布乃根据《黄帝内经》《难经》《针灸甲乙经》等书所言经脉与眼睛相关之经络绘制而成,其经脉分布与眼针八区十三穴之经脉分属极其相似,以供学习者参考。

二、眼睛与脏腑的关系

眼睛是人体的五官之一,而"五脏六腑之精皆上注于目",可见眼睛与脏腑的关系尤为密切。《灵枢·大惑论》明确指出:"五脏六腑之精气,皆上注于目而为之精,精之窠为眼,骨之精为瞳子,筋之精为黑眼,血之精为络,其窠气之精为白眼,肌肉之精为约束,裹撷筋骨血气之精而与脉并为系,上属于脑,后出于项中。"这就是说:眼是依赖五脏六腑精气的濡养,才发挥其视物、辨色、审长短等正常的生理作用。《太平圣惠方》说:"明孔遍通五脏,脏气若乱,目患即生。"所以,脏腑功能失调,目失精气濡养,

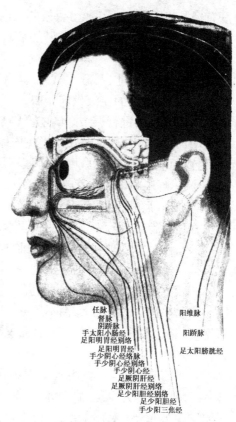

图 7 眼睛部位的经络分布解剖示意图

其生理功能受到影响,则表现出各种现象。眼与五脏六腑无论是生理还是病理方面都极为密切,这也正是观察眼睛能察知脏腑疾患的理论依据。

(一)眼与肝、胆的关系

1. 眼与肝的关系

(1)足厥阴肝经之脉连目系:足厥阴肝经之脉与眼的重要组织目系直接相连,即《灵枢·经脉》说:"足厥阴肝脉,连目系"。目系在视衣内分布网络,当所视物体光线通过眼内组织到达视衣、目视、入脑,即能辨色视物。此生理功能的发挥,正是肝脉联络了眼与脑的结果。如肝之经脉功能紊乱,不能为眼传递信息,目则视而不见。有学者研究也表明:在十二经脉中,肝经与眼关系最为密切,其针感较其他经脉敏感,能深入到眼内,通过眼底联系视神经,对眼球有明显的影响。这些充分证明了眼与肝之间在物质和功能上密切相关。

(2)肝开窍于目,目为肝之外候:《素问·金匮真言论》说:"肝开窍于目"。肝通过肝脉与眼相通,肝脉沟通内外联系,眼成为肝与外界相通的窍道。而且肝之气血,也由肝脉不断地输注于眼,从而维持其正常的视觉功能,由于眼与

肝有经脉相通,目又为肝之窍,故肝在内的病理变化,可经肝脉反映于眼,观察眼睛所显示的表现,又可测知肝的病理变化。所以,《仁斋直指方》说:"目者肝之外候也"。

(3) 肝受血而能视:肝主藏血,具有贮藏血液和调节血液质和量的生理功能,肝不仅有丰富的血液供应于眼,而且还能根据眼睛的不同生理要求,在血液的质和量方面进行调节(若在光线暗处或夜晚,由肝调节,使血中维生素 A 含量增加),从而眼睛在白昼和夜晚均能视物。所以,《素问·五脏生成论》说:"肝受血而能视"。肝病或贮藏血液不足或失去正常的调节能力,都会发生眼的改变,出现眼睛干涩昏花、夜盲等。

(4) 肝气调和,目能辨色:肝主疏泄,具有调畅气机、推动血和津液运行的作用。其疏泄功能正常,肝气冲和调达,则人身之气机调畅,气血和调,经络通利,脏腑、器官等生理功能正常,眼睛则能辨色视物。《灵枢·脉度》说:"肝气通于目,肝和则目能辨五色矣。"进一步强调了肝气对于眼睛的重要性。

(5) 肝在液为泪:《素问·宣明五气论》说:"五脏化液……肝为泪。"泪液由肝而生。在正常的情况下,泪不外溢,具有濡润和保护眼球的作用。若肝受风邪侵袭,疏泄太过,则两眼出现溢泪;又肝之阴血亏虚,不足以化泪为液润泽眼目,则会出现两目干涩。

2. 眼与胆的关系　肝与胆脏腑相合,胆附于肝之短叶之间,肝和胆又有经脉相互络属而互为表里,故素称"肝胆相照"。胆汁由肝之精气所化生,胆汁对于眼睛十分重要。《东医宝鉴》说:"肝之余气,泄于胆,聚而成精。"这就明确地指出了胆汁化生的来源。《灵枢·天年》说:"五十岁,肝气始衰,肝叶始薄,胆汁始减,目始不明。"这充分说明人年老时,肝气亏耗,胆汁化源不足,则会出现目视不明之眼症。至于胆与眼睛的关系,正如《审视瑶函》所说:"神膏者,目内包函之膏液……此膏由胆汁渗润精汁,升发于上,积而成者,方能涵养瞳神。此膏一衰,则瞳神有损。"神膏是眼睛的重要组成部分,它由胆汁升发而积成,若胆汁不足,神膏衰少,就会使瞳神失去护养,视觉功能受损害。可见胆与眼睛的关系是何等的密切。

(二) 眼与心、小肠的关系

1. 眼与心的关系

(1) 心主血脉,诸脉属目,目得血养:《素问·痿论》说:"心主身之血脉",《素问·五脏生成论》又说:"诸脉者,皆属于目"。血在脉中运行,依赖心脏搏动,心脏搏动有赖心气、脉中血液等营养物质充盈,在心气作用下顺脉道周流不息,上输于目。目得血养,发挥并维持正常的视觉功能。心气虚,血液不足,则血脉空虚,而见目视昏花,眼部脉络色淡或出血。若脉道不利,血流不畅,则气血瘀滞,血脉受阻,出现视力突然下降,甚至失明,眼部脉络纡曲紫黯或出血。

(2) 心主藏神,目为心使:心主神志,即指心主宰人的精神、意识、思维活动。《灵枢·大惑论》说:"目者心之使也,心者神之舍也。"说明人的精神意识、思维活动统于心,外用在目。正如《素问·解精微论》所说:"夫心者,五脏之专精也,目者其窍也。"进一步指出:心乃神明之府,为五脏六腑之大主,为脏腑精气所使,心动则五脏六腑皆摇。眼又赖脏腑精气所养,视物又受心神的支配。所以,人体脏腑精气的盛衰及精神活动的状态,均能反映于目。俗话说:"眼为心灵的窗户",正据此而得。因此,望眼察神,则知脏腑内在的变化,若心主神志的功能异常,可出现目视不明,目中无神等表现。

(3) 心气司动,气调目明:眼的正常生理功能,必须依赖心气的温煦、气化、推动作用。《备急千金要方》说:"五脏六腑之精皆上注于目,目之能视者气也。"正确地指出了气的重要作用,血液之所以能上达于眼,主要依赖心气的推动作用,而心脏是血液运行的动力器官,其动力来源于心气。故《太平圣惠方》又说:"心气通……眼无其疾;心气滞……目减其光。"《景岳全书》也说:"夫目病者,皆生于气,正以气之为用,无所不至;一有不调,无所不病。"说明心气不足或郁滞,就不能推动心血上达于目,目失血养而不明。临床可见赤脉传睛、眼底出血、视物不清、视力骤降、目睛疼痛等症。

(4) 心脏属火,火发神光:《医学入门》指出:"心为君火,一身之主"。《审视瑶函》也说:"夫神光原于命门,通于胆,发于心,皆火之用事",还进一步指出"神光者,皆目中自然而视之精华也"。西医学认为:"神光"相当于视物辨色的功能。中医学之所以把视觉功能称之为神光,如《血证论》言:"心为火脏,独照万物,故司神明,神有名而无物,即心中之火气也",且火与光同类相属,火发越于目则为光,故《审视瑶函》指出:"心藏乎神,运光于目"。可见,神光就是心中火气激发神气在目的表现。临床上见到心阳衰弱者,目神则不明、视物昏蒙,或翳膜难平等症。

2. 眼与小肠的关系 《素问·灵兰秘典论》说:"小肠者,受盛之官,化物出焉。"即小肠将胃初步消化的饮食物,进一步消化,并将精微物质吸收,成为血液化生的基础物质,血液化源充足,目得滋养。否则,血量不足,则不能维持正常的视觉功能。

此外,心与小肠相表里,心的经脉属心而络小肠,小肠的经脉属小肠而络心,两者经脉的相互络属构成了表里关系,又小肠之经脉与眼直接相连,因此,心与小肠的功能是否正常,不仅相互影响,而且还可影响到眼。

(三) 眼与肺、大肠的关系

1. 眼与肺的关系

(1) 肺主气,气和目明,气脱目不明:《素问·五脏生成论》说:"诸气者皆属于肺",张景岳说:"肺主气,气调则营卫脏腑无所不治"。肺主一身之气,司呼吸,朝百脉,主治节,促进着气的生成,调节着全身的气机,目亦需气的温煦。肺气调和,各脏腑气机升降出入有序,脏腑清阳之气皆输注于目,目视精明。肺气不足,血行不畅,目失所养,则昏暗不明,即出现"气脱者,目不明"的临床症状。

(2)肺主宣降,气机通利,目得卫气:肺主宣发、肃降的作用,使卫气、肺吸入的清气以及由脾转输至肺的津液和水谷精微向上、向外、向下布散到全身。肺的宣降正常,目得卫气,卫外有权,即具有抵抗能力,目亦不病;气、血、精、津液得以敷布,目得以温养则明。若其作用失调,肺气上逆,即出现"目如脱状",以及"气脱者,目不明"的临床表现。

此外,肺气通调水道,具有疏通和调节全身水液代谢的作用,目得水液,则光滑润泽。如肺气功能障碍或减退,目无液润,则干涩不适,或出现眼睑浮肿。《六经法要》又说:"目病虽多由肝,但常统于肺",可见眼与肺的关系是何等的密切。

2.眼与大肠的关系 大肠的主要作用为传导糟粕,与肺互为表里,肺之肃降有助于大肠传导功能,大肠传导正常,则有助于肺气的肃降。若大肠功能障碍,脏气不通,可影响肺气的肃降而出现眼睛的异常变化。

肺与大肠脏腑相合,通过经脉的络属构成表里关系,又大肠经脉与眼睛直接相连,因此,肺与大肠的功能是否正常,两者相互影响,而且波及到眼。所以,通过望眼可以诊断肺与大肠的功能是否正常。

(四)眼与脾、胃的关系

1.眼与脾的关系

(1)脾主运化,脏腑精气上注于目:《兰室秘藏·眼耳鼻门》说:"五脏六腑之精气,皆禀受于脾,上贯于目。"脾主运化水谷之精微,五脏六腑之精气均源于脾,上输于目,目得其养,视物精明。同时脾主运化,为气血生化之源。脾之功能正常,则气血充足,目得温养。反之,则如《兰室秘藏·眼耳鼻门》说:"脾虚则五脏之精气皆失所司,不能归明于目矣"。

此外,脾土运化,还能将吸收的水液转输、布散。其功能正常时,人体各组织器官分泌水液有源,从而保证眼能正常分泌津液,使目得液润。反之,脾不健运,水液停滞而生湿、痰、饮等病理产物,从而出现眼睑肿胀、视物变形等眼部症状。

(2)脾主升清,目得温煦,目窍通利:《素问·阴阳应象大论》中所述的"清阳出上窍",是指脾主升清的功能作用。清阳之气能升达目窍,目得温养,目窍通利,目视清明。尤其李东垣特别强调清阳之气对眼的作用,他说:"脾主清阳之气得升,目窍通利","清阳不升,九窍不利",其中包括目窍不利,则目病,如脾气下陷,就会出现上睑下垂等症状。

(3)脾主统血,血随气行,血运目络:脾气统摄血液,使其在脉络中运行,防止溢出络外。脾气充足,血在目络中运行不息,目得其养而能视。故曰"诸脉皆属于目,目得血而能视"。若脾气虚,统摄无能,血溢络外,则导致出血性眼病。

（4）脾主肌肉，司睑开合：人体之肌肉，或有力，或无力，或痿弱不用，皆与脾有关。眼睑开合，关键在于眼睑肌肉，脾主肌肉功能正常，胞睑肌肉得养，轻劲有力，胞睑开合自如，否则胞睑肌肉痿废无力而导致胞睑下垂。

2. 眼与胃的关系　胃为水谷气血之海，气血津液化生之本。胃气无损，目得气血津液濡养，否则会出现眼病。《脾胃论·脾胃虚实传变论》说："胃气一虚，耳、目、口、鼻俱为之病"，由此可见，胃气于眼十分重要。

脾主升清，胃主降浊，清阳出上窍、浊阴出下窍，如果脾胃升降正常，出入有序，诸无可虑，眼目自安。反之，清阳不升，目窍不利，浊阴上泛清窍，则出现目视不明等眼部表现。另外脾与胃相表里，其病理、生理与眼均有一定的联系。

（五）眼与肾、膀胱的关系

1. 眼与肾的关系

（1）肾生脑髓，目系属脑：肾精是构成人体的基本物质，也是人体生长发育及各种功能活动的物质基础。《灵枢·大惑论》说："目者，五脏六腑之精也"。眼为先天之精所成，后天之精所养。脏腑功能正常，肾受五脏六腑之精而藏之，肾精充足，目视精明。若肾虚，则可出现目无所见，若肾不能受藏脏腑之精，也可出现目病，即古人所说的"精散视歧"。

肾的主要生理功能是藏精，精能生髓，髓聚成脑，脑为髓海，目系上属于脑，肾精充沛髓海丰满，目光敏锐。若肾精不足，髓海空虚，目视不明。所以，《灵枢·海论》说："髓海不足，则脑转耳鸣……目无所见"。

（2）肾主水液，气化正常，充养眼目：《素问·逆调论》说："肾者，水脏，主津液"，说明肾有司体内水液代谢的输布排泄及维持体内代谢平衡的作用。《灵枢·五癃津液别》说："五脏六腑之津液，尽上渗于目"。这些津液在目即为泪液、神膏、神水等，其输布调节则在肾主水之功能。肾主水功能正常，泪液在目外润泽眼目，且不外溢；神膏、神水在目内，为眼充养之液，既养目，又保持眼之圆形。若肾不能正常地分布调节水液，气化不利，水液潴留，上泛于目，则可出现眼内、外水肿等症。

2. 眼与膀胱的关系　肾与膀胱脏腑相合，直接相通，有经络相互络属，互为表里，膀胱经脉与眼直接相连。膀胱具有贮存和排泄尿液的作用，但其作用有赖肾的气化，肾气充足，膀胱开合有度，维持水液的正常代谢。若肾气不足，气化失常，膀胱失度，水液潴留，水湿随经上泛于目，也可出现目内、外水肿等症。

（六）眼与三焦的关系

三焦为孤腑，主要生理功能是通行元气，运行水谷精微，疏通水道。《中藏经·论三焦虚实寒热生死顺逆脉症之法》说："总领五脏六腑、营卫经络、内外左右上下之气也，三焦通，则内外左右上下皆通也，其于周身灌体，和内调外，荣左养右，导上宣下。"三焦的作用正因如此，目得其温养而能视，否则目不得营卫气血则异变,三焦又是水液升降出入的道路,《素问·灵兰秘典论》说:"三焦者,决渎之官,水道出焉",若水道不通利,升降出入无序,水液潴留,上犯于目,目也可出现病变。

三、眼睛与气、血、精、津液、神的关系

眼之视觉功能,主要在于精、气、血、津液的濡养和神的主宰作用。《证治准绳·七窍门》指出:目中最重要的神膏、神水、神光、真精、真气、真血皆赖精、气、血、津液和神等所养化及维持,并进一步指出:"瞳神……乃先天之气所生,后天之气所成,阴阳之妙用,水火之精华,血养水,水养膏,膏护瞳神,气为运用,神则维持"。由此可见,眼与精、气、血、津液和神的关系,也同脏腑、经络一样,是非常密切的。

(一) 眼与气的关系

《太平圣惠方·眼内障论》说:"眼通五脏,气贯五轮"。气对眼的主要作用是温养、推动、固摄作用。王肯堂说:"目之经络中来往生用之气称为真气。"真气推动着真精、真血、神水运行于目,对目发挥着作用,起"气和目明"之效,真气生于先天肾,来源于后天脾,出入升降于肺,疏泄于肝,帅血贯脉而周行于心。所以,任何一脏之气机失常,均可影响于目,发生气虚、气陷、气滞、气逆方面的病症。例如气不足,则可见神水、神膏减少,卫外功能低下,导致胞睑内血络细而色淡,眼睑无力,目翳久陷不退等表现。若气陷,则可见上眼睑下垂,眼睑无力,目珠低陷等表现。若气逆,则有白睛溢血、目眩、目胸、暴盲等表现。总之,气对眼的作用甚大,一有亏滞,则会影响眼睛的功能。

(二) 眼与血的关系

循行于眼睛经络中之血叫真血。《审视瑶函》说:"真血者,即肝中升运于目,轻清之血,乃滋目经络之血也",即《黄帝内经》所谓"目得血能视"。血主于心,藏于肝,统于脾。如果血虚,则目络空虚,眼底脉络细小,眼干涩、青盲昏花,视瞻昏渺,产生眼的病变。同时血不润目,则目珠呆滞,喎斜偏视,暴盲等。血少也易发生眼酸胀痛、视力疲劳等现象。血虚风动,则见目痒、目眴、目眩、目颤等。如果血瘀,则可见胞睑青紫,眶内包块,白睛溢血,血灌瞳神,目络紫胀等表现。如果血逆,血不循经,溢于脉外,则可见目赤、目胸、血斑,以及目络散乱、怒张、出血等表现。

(三) 眼与精的关系

精是人体生命活动的起源及其物质基础,禀于先天,养于后天,精为神之宅,又为气之母,能与血气、津液相互滋生,相互转化。精的盛衰,关系着人的生老病死。分布于眼之精,称为"真精"。精之窠为眼,真精属阴,既是构成眼睛的基本物质,又是眼睛各种功能活动的物质基础,亦是神光的原始动力,对

眼起着濡润、滋养作用。所以《审视瑶函》说:"真精者,乃先后二天元气所化之精汁,先起于肾,次施于胆,而后及乎瞳神也",并指出:"神膏、神水、神光、真气、真元、真精,皆滋目之源液也……凡此数者,一有所损,目则病矣"。临床所见,也正是如此。例如肾阴不足、虚火上炎,则白睛淡赤,胞轮浅红,赤丝虬脉,目络盈胀,目眦反复等,同时还可见头晕、目眩、目络老化、拘挛、视衣出血等。

先天之精依赖后天之精的润养,而脾为后天之本,主肌肉,脾气健运,则胞睑开合、目珠转动自如,眼睫刚劲有力,瞳子展缩有时,目清神明。反之,脾失健运,精不养肌,约束失调,可出现目淡疲惫,上胞下垂,眼睫无力,目珠偏斜,目肿,目翳等表现。

(四)眼与津液的关系

《黄帝内经》云:"五脏六腑之津液,尽上渗于目"。津液所化,在外为眼泪,为目外润泽之水,在内则主要为神膏、神水,亦有涵养眼目的作用,与肺、脾、肾、三焦气化功能有关。神膏能涵养瞳神,如神膏一衰,则瞳神有损,神水不足,则目珠瘪胀,胞睑干燥,白睛枯瘁。如果神膏、神水代谢失常,过多潴留于目,则见目肿、泪下、浑浊蒙睛、目翳等表现,故《灵枢·口问》概论为:"液者,所以灌精濡空窍也……液竭则精不灌,精不灌则目无所见矣。"

(五)眼与神的关系

神是人体生命活动的外在表现,在眼称为"眼神",又称"神光"。人们习惯于把眼睛比喻为"心灵的窗户"。《灵枢·大惑论》说:"目者……神气之所生也。"《类经》亦说:"……目为神气之所生。"说明神对于眼是极其重要的。神光,相当于今天所称的视觉功能,包括视网膜、视神经和视中枢的正常功能。又因目系上属于脑,神光受脑的支配,故《黄帝内经》说:"目者,心之使也"。又神藏于心而必依赖心血的供养,所以《黄帝内经》又有:"神藏于心,外候在目"的论述。概言之,眼与神的关系体现在"眼赖神生,眼因神识,望目察神"三个方面。临床可见:精神充沛,则神采奕奕,目珠灵活,目光炯炯;倘若精神不足,则目珠吊滞,目无光彩,神光焕散。至于望目察神,一则可知正气的盛衰,二则可知精神、情志的变化,正如《审视瑶函》所说:"贤愚妄直,刚柔寿夭,皆验目而知之"。

综上所述,气贯五轮,血养目珠,精濡目窍,眼赖神生。如果发生病理变化,则可见气虚目陷,血不养睛,视物昏花,精失润养,胞睑无力,以及神光焕散,目光呆滞等。反之,眼部的变化,同样反映出气、血、精、津液、神的功能状态。

四、观眼诊病与五轮八廓学说

通过观察眼睛来诊断疾病是一门既古老又新兴的诊法。在古代,对目诊理论详细论述的首推五轮八廓学说,它是目诊学中的精华,也是观眼诊病的重要依据之一。

(一) 五轮学说

五轮学说,是将眼由外向内,分为肉轮、血轮、气轮、风轮、水轮等五个部位,并分别与五脏六腑相属,借以说明眼的解剖、生理、病理和五脏六腑的关系,指导临床诊断和治疗的一种基本理论。五轮学说源于《灵枢·大惑论》中有关眼与脏腑关系的论述:"五脏六腑之精气,皆上注于目而为之精,精之窠为眼,骨之精为瞳子,筋之精为黑眼,血之精为络,其窠气之精,而与脉并为系,上属于脑,后出于项中。"首先提出了眼的各部位与脏腑的关系,为五轮学说的建立奠定了基础,后世医家,在此基础上逐渐创立了五轮学说。在我国现存医籍中,以《太平圣惠方》的记载为最早,以后经过不断完善,形成了这一独特的目诊理论。因眼球形圆,转动灵活如车轮一样,故称之为轮,正如《审视瑶函》所言:"目有五轮,属于五脏,五轮者,皆五脏之精华所发,名之曰轮,其象如车轮圆转运动之意也。"王肯堂在《证治准绳》中对五轮做了较全面的论述,他说:"五轮,金之精腾结而为气轮,木之精腾结而为风轮,火之精腾结而为血轮,土之精腾结而为肉轮,水之精腾结而为水轮。气轮者目之白睛是也,内应于肺,西方庚辛申酉之令,肺主气,故曰气轮。金为五行之至坚,故白睛独坚于四轮;肺为华盖,部位至高,主气之升降。少有怫郁,诸病生焉。血随气行,气若怫郁则火胜而血滞;火胜而血滞则病变不测。火克金,金在木外,故气轮先赤。金木而后病及风轮也;金色白,故白泽者顺也。风轮者白内青睛是也,内应于肝,东方甲乙寅卯,厥阴风水,故曰风轮。目窍肝,在时为春,春生万物,色满宇宙,惟目能鉴,故属窍于肝也。此轮清脆,内包膏汁有涵养瞳神之功,其色青,故青莹者顺也。世人多黄浊者乃湿热之害,惟小儿之色最正,至长食味则泄其气而色亦易矣。血轮者,目两角大小皆是也,内应于心,南方丙丁巳午火,心主血,故曰血轮。夫火在目为神光,火衰则有昏瞑之患,火炎则有焚燥之殃。虽有两心,而无正轮,心君主也,通于大眦,故大眦赤者实火也。心包络为小心,小心为相火也,代君行令,通于小眦,故小眦赤者虚火也。若君主拱默,则相火自然清宁矣。火色赤,惟红活为顺也。肉轮者两脾是也,中央戊己辰戌丑未之土。脾主肉,故曰肉轮。脾有两叶,运动磨化水谷。外亦两脾,动静相应。开则万用,如阳动之发生;闭则万寂,如阴静之收敛。土藏万物而主静,故脾合则万有寂然而思睡,此脏纳归静之应也。土为五行之主,故四轮亦脾所包涵。其色黄,得血而润,故黄泽为顺也。然四轮者,皆不能鉴物,惟逐层兜裹以保水轮。水轮者,内应乎肾,北方壬癸亥子水也。肾属水,故曰水轮。中有黑莹一点,为能鉴万类,察秋毫,所谓瞳神者也。五轮具而后为全目,目全而后为完人。治目者,可弗明辨之乎。"系统地阐述了五轮的具体位置,与脏腑经络的关系及其发病特点,对临床的诊断与治疗都有一定的指导作用。

根据历代医家的理论,现将五轮的部位及其归属的脏腑分述于下(图8)。

1. 肉轮 指胞睑,西医称之为睑皮肤、皮下组织、肌肉、睑板和睑结膜。为

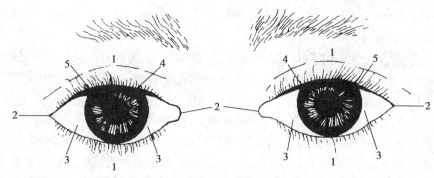

图 8　五轮图

1.肉轮(胞睑)——属脾　2.血轮(两眦)——属心　3.气轮(白睛)——属肺
4.风轮(黑睛)——属肝　5.水轮(瞳神)——属肾

眼的最外部分,其位于上部者,称为上胞或上睑;位于下部者,称为下胞或下睑。上下睑之间的裂隙,称为睑裂,睑裂宽,则眼睛显得特别大。围绕睑裂上、下睑游离缘,称为睑弦,上有排列整齐的睫毛。胞睑的作用,是司开合,保护眼球。胞睑在脏属脾(又有人称上胞属脾,下胞属胃),脾主肌肉,故称为肉轮,脾胃相合,互为表里,故肉轮的变化,主要反映脾胃的病变。

2. 血轮　指两眦,西医包括眦部皮肤、结膜、血管及内眦的泪阜,半月皱襞和泪道。上、下睑弦联合处,在内侧成钝圆,称为内眦,又称为大眦;在外侧成锐角,称为外眦,又称为小眦或锐眦。眦部白睛的血络稍多,内眦内尚有一红色肉状隆起,称为泪阜。上、下睑弦近大眦处,各有一小窍,称为泪窍,为排泄泪液的通道起点,下边接有泪管。眦内络中之血及分泌出的泪液,均具有润目养睛的作用。两眦在脏属心,心主血,故称为血轮。因心与小肠配合,互为表里,所以,观察两眦可以诊断心和小肠的病变。

3. 气轮　指白睛,包括西医解剖学的球结膜和前部巩膜,是眼球的外层,质地坚韧,具有保护眼球内部组织的作用。白睛在脏属肺,肺主气,故称为气轮。肺与大肠相合,互为表里,故气轮的变化可以反映肺和大肠的异常。此外,白睛内血管丰富,其脉络显而易见,通过白睛上不同部位的脉络显现,可以反映五脏六腑的病变。

4. 风轮　指黑睛,包括西医学的角膜、虹膜。位于眼球前部中央。黑睛后方与黄仁相邻,两者之间充满透明的神水,黄仁中央的圆孔,即瞳神。黑睛坚韧,是光线进入眼内的必由之路,还具有保护眼内组织的作用。黑睛在脏属肝,肝主风,故称风轮。肝与胆相合,互为表里,故风轮的变化,可以反映出肝胆功能的异常。

5. 水轮　指瞳神,包括西医解剖学的瞳孔、房水、晶状体、玻璃体、葡萄膜、视网膜和视神经等。瞳神正圆,位于黄仁中央,能展缩,其后有神水、晶珠、神膏、视衣和目系等组织,它是眼发挥视觉功能的重要组成部分。瞳神在脏属肾,肾主水,故称为水轮。因肾与膀胱相合,互为表里,故通过观察水轮,亦可诊断肾与膀胱的疾病。

五轮学说,明确了眼局部与整体的关系,利用这轮脏隶属关系,在临床中观察眼的外部表现,推断内脏的病变,进行辨证论治,有一定的指导意义。

(二)八廓学说

八廓学说也是中医目诊的一种基本理论,它建立在脏腑学说基础上,逐渐发展起来的观眼诊病方法,它将外眼划分为八个方位,八廓分属脏腑,以此查视白睛血脉丝络的状况,为辨证论治提供依据。由于历代医家对八廓的位置,分属脏腑,临床意义等见解不一致,临床应用起来各持已见,各有春秋。明代眼科医家傅仁宇在《审视瑶函》中说:"验廓之病与轮不同,轮以通部形色为证,而廓惟以轮上血脉丝络为凭,或粗细连断,或乱直赤紫,起于何位,侵犯何位,以辨何脏何腑之受病,浅深轻重,血气虚实,衰旺邪正之不同,察其自病传病经络之生克逆顺而调治之耳",肯定了八廓在临床诊断中的意义,揭示了轮与廓的区别和各自诊目的特点。王肯堂在《证治准绳》中对八廓做了较全面的论述,他说:"八廓应乎八卦,脉络经纬于脑,贯通脏腑,以达血气往来以滋于目。廓如城郭然,各有行路往来,而匡廓卫御之意也。乾居西北,络通大肠之腑,脏属肺,肺与大肠相为阴阳,上连清纯、下输糟粕,为传送之官,故曰传导廓;坎正北方,络通膀胱之腑,脏属于肾,肾与膀胱相为阴阳,主水之化源,以输津液,故曰津液廓;艮位东北,络通上焦之腑,脏配命门,命门与上焦相为阴阳、分输百脉,故曰会阳廓;震正东方,络通胆腑,脏属于肝,肝胆相为阴阳,皆主清净,不受浊秽,故曰清净廓;巽位东南,络通中焦之腑,脏属肝络,肝与中焦相为阴阳,肝络通血,以滋养中焦,分气以化生,故曰养化廓;离正南方,络通小肠之腑,脏属于心,心与小肠相为脏腑,为谓阳受盛之胞,故曰胞阳廓;坤位西南,络通胃之腑,脏属于脾,脾胃相为脏腑,主纳水谷以养生,故曰水谷廓;兑正西方,络通下焦之腑,脏配肾络,肾与下焦相为脏腑,关主阴精化生之源,故曰关泉廓。脏腑相配,内经已有法定,而三焦分配肝肾者,此目之精法也。盖目专窍于肝而主于肾,故有二络之分配焉。左目属阳,阳道顺行,故廓之经位法象亦以顺行。右目属阴,阴道逆行,故廓之经位法象亦以逆行,察乎二目两眦之分则昭然可见阴阳顺逆之道矣",明确地指出了八廓的方位以及与脏腑的关系。

近代眼科名医陈达夫著有《六经法要》。陈氏论八廓说:"五轮是讲人体的组织功能,八廓是说某种眼病发生的表现,并非每个病员都有廓病,更不是正常人也分八廓,所以八廓之说似乎无用。有的人不知其由,遂在著作中加以否认。如《银海精微》首创五轮八廓,却说是没有定位。既无定位,何必有名?《医宗金鉴》虽未说没有定位,却没有指出位置和说明八廓的用途。只有《审视瑶函》画了八廓定位,肯定了其用处,说八廓是用来辨认眼病血丝的。这个理论十分有力,但可惜它未加深讲,仅于图案上面画出左右两眼,两眼上胞各写上四个卦名,两眼下胞又各写出四个卦名,使学者无从辨别,那就更说不到临证拿来应用了……”他认为:八廓是用来辨认眼部血丝的。他在著作中,将眼按四正四隅八个方位划分,并分属脏腑,丰富了八廓学说的诊目内容。在八廓名称及排列上陈达夫教授又指出:名称仍以后天流行八卦来配,排列上,因人体经络是对偶的,所以左眼用八卦顺数,右眼就要以此逆推。在临床中,陈达夫教授应用八卦理论,观察眼睛异常血丝的起止方位、粗细、色泽后,进行辨证治疗,每获满意效果,充分说明了八卦学说在观眼诊病中的作用及其他的实用价值。

综合各家学说,现将八廓的部位及其联属的经络脏腑分述如下。(图9)

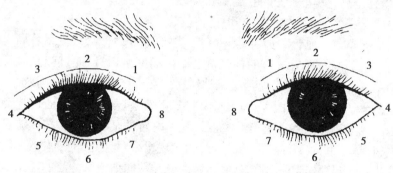

图9　眼八廓分布图

1.乾、肺、大肠——传导廓　2.坎、肾、膀胱——津液廓　3.艮、命门、上焦——会阳廓
4.震、肝胆——清净廓　5.巽、肝络中焦——养化廓　6.离、心、小肠——抱阳廓
7.坤、脾胃——水谷廓　8.兑、肾络下焦——关泉廓

1. 传导廓　部位在前,即西北方,属肺,络通大肠,肺主上运清纯之气,大肠下输糟粕,两者共有传送之功能,故称传导廓。

2. 津液廓　部位在坎,即正北方,属肾,络通膀胱,肾与膀胱为真水之源,以输液藏精,故称津液廓。

3. 会阳廓　部位在艮,即东北方,属命门,络通上焦,命门与上焦会合诸阳,分输百脉,故称会阳廓。

4. 清净廓　部位在震,即正东方,属肝,络通于胆,肝胆主运清纯而不污浊,故称清净廓。

5. 养化廓　部位在巽,即东南方,络通肝络与中焦,肝络通血以滋养中焦,分气血以为化生,故称养化廓。

6. 抱阳廓　部位在离,即正南方,属心,络通小肠,心与小肠为诸阳气之胞,故称抱阳廓。

7. 水谷廓　部位在坤,即西南方,属脾,络通于胃,脾与胃主纳水谷以养生,故称水谷廓。

8. 关泉廓　部位在兑,即正西方,络通于肾与下焦。肾络于下焦主持阴精养化之源,故称关泉廓。

八廓学说明确了眼的八个方位与脏腑的关系,在临床上从眼睛的八个方位观察白睛上脉络的变化,判断五脏六腑及全身各部位的病变,为辨证论治提供可靠的资料。

五、西医学对目诊理论的认识

西医学对目诊原理,也积极地寻求着答案。目前主要从分子细胞学、微循环学、生物全息论等方面进行探讨的论述较多。

(一) 分子细胞学

眼睛有丰富的血管和神经,据研究证实:分布于眼部直接联系着周身的血管就有 13 条,同时还有丰富的神经遍及眼部而网络周身(通过荧光血管造影所得的结果)。同时瞳孔又受到交感神经和副交感神经的支配。因此,来自躯体周围的分子信息通过血管运行到眼部,而各种感觉变化又可通过神经反映到眼上。例如躯体的各种感染性炎症细胞可以通过血液循环转移或波及到眼睛,而各种情感和异常表情又可通过眼睛表现出来(指瞳孔的变化)。因此,有学者提出:来自躯体周围分子信息,如病变或异常的细胞所分泌的毒素或新产物,这些信息分子,在机体的血管内运行,并将有选择地在眼睛上刺激那些代表一定的器官或此器官功能相对应的区域,从而表现出眼的微细变化。另外,神经系统的变动也必将导致发生一定幅度的眼部运动(如瞳孔的变化),此种运动就将诊断标志呈现在眼睛上。概括起来说,躯体可以通过体液和神经,将躯体的病变信息反映在眼睛上,观察眼睛的微细变化,就可知道躯体的病变。

(二) 微循环理论

微循环是指微动脉与微静脉之间的微血管中的血液循环。眼睛的微动脉与微静脉非常丰富,球结膜、巩膜、睑结膜上均分布有微细血管,并且眼部的循环浅显易见,可以肉眼观察到一部分。

近年来,通过深入研究观察白睛上的微循环与疾病的关系,进行归纳分析,初步找出了两者之间的内在联系,认为疾病、病毒、体液与体内各种物质均能影响微循环,并表露于眼睛上。并提出了以白睛微循环诊断内脏疾病的观点。例如:瘀血病人可见睑下及眼眶青黑,巩膜血管末梢有瘀点(垂露),球结膜有青紫瘀点或球结膜血管怒张、弯曲。另外,有人观察到血瘀的重症肝炎患者,可见球结膜的血管呈锯齿状,并随病情的好转而逐渐变直。大凡目诊时所见的白睛血丝可诊为:呈淡白色者系微循环的充盈不足,赤色系微循环的充血扩张之故,青紫色系微循环的瘀滞状态。也有学者从微循环角度,将观察所见分为正常、血虚气虚、血瘀气滞、瘀阻、痉挛渗出及混合等六种类型,分型尽管不一,但均说明了观眼诊病的原理在于观察眼部微循环的变化。

(三)生物全息论

生物全息论认为生物体每一相对独立的部分在化学组成的结构上与整体是相同的,是整体成比例的缩小,故某些局部具有反映全身状态的信息作用,而眼睛就是能够反映全身信息的全息部分之一,观眼之所以能够诊病,就在于它具有以下几个特点。

1. 眼睛很小,从眼睛表面确实看不出任何成比例缩小的整体影像,然而其全息作用确实反映并影响着全身。

2. 大的全息场中可能存在小的全息场,如目诊中的白睛诊法,又相当于"五轮诊法"中的"气轮"。

3. 全息场在眼睛上的分布彼此交错重叠,但不影响它们各自独立地发挥全息作用。如眼睛是一个较大的全息区,大到五轮八廓,小到气轮(巩膜)的一个个全息场,就像是以不同尺寸重叠地摄录其上的一幅幅整体全息图。

4. 眼睛上各轮、廓,区域和全息场的作用相似,但又存在着差异,即使都以某种方法反映和影响全息,也各有特点和侧重。例如:肉轮主要反映脾胃病变,水轮主要反映肾脏功能,风轮则主要表现肝脏功能,气轮主要反映肺脏病变,而血轮则主要反映心脏病变;但是,其中气轮(巩膜)又可以反映全身病变。

总之,眼睛之所以能反映脏腑、机体的功能状态,在于通过经络的内属外络作用,将眼与脏腑密切联系,构成一个统一的整体,五脏信息通过经络反映于目,目诊就可获取整体信息。可见观眼诊病见微知著,目诊蕴含着全息思想,观眼诊病是一个典型的全息例证。

第五节 眼的解剖与生理

眼为视觉器官,由眼球、视路和附属器三部分组成,眼球和视路完成视觉功能,眼附属器则具有保护和协调功能。当机体发生病变时,可以影响到眼,使眼部出现相应症状或变化。

一、眼球

眼球近似球形,位于眼眶前部,稍向外侧眶缘突出 12~14mm。正常成人眼球前后径约24mm,垂直径约为23mm,横径约23.5mm。眼球位于眼眶内,前有眼睑保护,后借视神经与大脑相连,周围由脂肪组织和筋膜眶壁相连,眼球外有肌肉附着,专司眼球运动(图10)。

眼球包括眼球壁、眼内容物和血管、神经等组织。

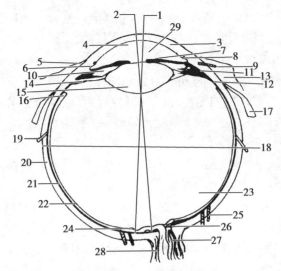

图 10　眼球水平面切面示意图

1. 视轴　2. 光轴　3. 角膜　4. 前房　5. 球结膜　6. 前房角　7. 虹膜　8. 巩膜静脉窦
9. 睫状前血管　10. 后房　11. 睫状体(冠状部)　12. 睫状体(扁平部/睫状环)
13. 球结膜下组织　14. 睫状韧带　15. 晶状体　16. 锯齿缘　17. 外直肌　18. 赤道部
19. 涡状经脉　20. 巩膜　21. 脉络膜　22. 视网膜　23. 玻璃体　24. 中心窝　25. 睫状后血管
26. 视神经乳头　27. 视神经　28. 视神经硬膜鞘　29. 瞳孔

（一）眼球壁

眼球壁分为三层。外层为纤维膜,中层为葡萄膜,内层为视网膜。

1. 外层(纤维膜)　纤维膜由坚固的纤维组织所构成。前端 1/6 部分透明,为角膜,供光线透入;其余不透明的部分,称为巩膜。该层质地厚而坚韧,具有保护眼球内部组织的作用。两者连接处,称为角巩膜缘。

(1) 角膜:位于眼球前部中央,透明,呈横椭圆形,它与巩膜相连接,似手表玻璃壳样向前凸出。角膜横径为 11.5mm,垂直径为 10.5mm,周边厚约 1mm,中央为 0.8mm(图 11)。

角膜在组织学上,由外至内分 5 层:上皮层、前弹力层、实质层、后弹力层和内皮层。角膜上皮层与结膜上皮层相连。在上皮层后面为前弹力层,是基质层特别分化的部分,紧贴在结构精致的基质层上,该层透明,似无组织结构。实质层最厚,占角膜全层厚度的 90%,损伤后,由周围的结缔组织修复,失去原有的透明性而影响视力。后弹力层是具有弹性的玻璃样薄膜,松弛地附着于基质层的后面,是内皮细胞分泌的产物,由胶原纤维及黏多糖构成,后弹力层损伤后能够再生,该层消失于滤帘组织。内皮细胞层由单层细胞所组成,紧贴于后弹力层的后面,与虹膜表面发生联系。

角膜无血管,其营养靠空气、泪液、房水、周围血管以及神经支供给,所以

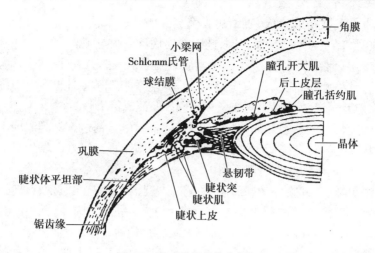

图 11 眼球前部的径向切面

新陈代谢缓慢,当发生病变后恢复也很慢。

角膜含有丰富的神经,有致密的三叉神经纤维,神经末梢穿过前弹力层而密布于上皮细胞间,故对外界刺激反应甚为敏感,是全身感觉最灵敏的部位,发生病变时对疼痛感觉明显。

在角膜上缘以内若出现血管,称为血管翳,是沙眼早期的典型症状之一。另外,当营养不良或维生素 A 缺乏时,双眼则发生典型的角膜软化症。肝豆状核变性患者,在其角膜缘内后弹力层出现棕绿色彩环,是诊断该病的可靠体征之一。

(2)巩膜:巩膜前面紧接角膜缘,占眼球外壳后 5/6,呈乳白色,不透明,是质地坚韧而略带弹性的组织。前部由眼球筋膜和球结膜遮盖,巩膜四周有眼外肌腱附着。巩膜后极部内侧有筛状孔,称为筛板,为神经纤维和中央动静脉通过的部位。

巩膜在组织学上分为 3 层:巩膜表层、巩膜实质层、巩膜棕色板即巩膜内层。巩膜表层由松弛交错的纤维组织所构成,此层富含血管,炎症时明显充血。巩膜实质层由胶原纤维和弹力纤维交错而成,此层血管稀少,一旦发生病变,则病程缓慢而迁延。巩膜内层含有色素,呈棕色。小儿巩膜较薄,内层的色素可以透露出来,而使巩膜呈蓝白色。老年人巩膜常因脂肪沉着而呈淡黄色。血液神经分布:直肌附着点以后的后部巩膜,由睫状后短和后长动脉分支供应,以前的前部巩膜,由睫状前动脉在巩膜表层形成血管网供给营养。巩膜由睫状神经分支所支配。

(3)角膜巩膜缘:是指从透明角膜到不透明巩膜的过渡区域,没有十分明确的界限。此区域宽约 1mm,其内有滤帘、巩膜静脉窦等房角结构,为房水排出的主要通道。该区域表面有一血管网,由睫状前动脉的结膜小分支与结膜后动脉小分支联络而形成,供给角膜营养。该处的末梢动脉直接与静脉相连接,形成网状,称为角膜缘血管网,此网对疾病反应很灵敏。

2. 中层(葡萄膜) 此层又称色素膜或血管膜。该层由前至后分为虹膜、睫状体和脉络膜三部分,具有丰富的血管和色素,它们共同的作用为:营养眼球,屏除外界光线,使眼球内变成一个暗室,保证成像清晰。

(1) 虹膜:为葡萄膜最前部分,中国人的虹膜呈棕褐色。虹膜表面不平整,有放射状隆起皱襞和高低不平的陷窝,形成虹膜纹理。当虹膜发生炎症时,组织肿胀,其纹理可消失或模糊不清。

从组织学看,虹膜分为基质层和色素上皮层两层,基质层含有许多辐射状血管及神经纤维网。虹膜中央有一直径为 2.5 ~ 4mm 的圆孔,称为瞳孔,其位置稍偏鼻侧,近瞳孔缘,有呈环形排列的瞳孔括约肌,具有缩瞳作用,受动眼神经副交感神经纤维支配;基质层为辐射状排列的瞳孔开大肌,具有扩瞳作用,受交感神经支配。通过瞳孔括约肌和瞳孔开大肌的相互制约,配合作用,瞳孔可根据外界光线的强弱而缩小或扩大,反射性地调节进入眼内光线的多少。正常瞳孔的大小,与人的年龄、生理状态、眼球的屈光及外界环境等因素有关。由于瞳孔能调节进入眼内的光线,保证了物像在视网膜上的清晰性,虹膜有密布的三叉神经纤维网,所以,当发生炎症时,可有剧烈的眼痛。

(2) 睫状体:前接虹膜根部,后接脉络膜,外侧为巩膜,内侧则通过悬韧带与晶状体赤道部相连。睫状体分为两部分,即睫状体冠部和平坦部。冠部长约 2mm,平坦部长约 4mm。睫状冠内面有突起,指向晶状体赤道部,叫睫状突,其上覆有睫状上皮细胞,分泌房水。睫状突上有许多相互交错的透明小带,称悬韧带,当睫状肌收缩时,悬韧带松弛,晶状体借着自身的弹性变厚,晶状体的屈折力增加,使眼能看清近处的物体,这种作用称为调节,由于睫状体具有丰富的血管和神经,所以,发生炎症时渗出和疼痛都比较明显。睫状突分泌的房水,营养眼内组织。

(3) 脉络膜:是葡萄膜的最后一层膜,主要由血管构成,呈宽环带状,其范围自锯齿缘起至视神经孔止,脉络膜包围整个眼球后部,在巩膜和视网膜之间,与巩膜紧密相贴。葡萄膜为全眼球最富于血管的组织,而脉络膜又为葡萄膜最富于血管的部分,称为眼球血库。它的主要功能,是供给视网膜和玻璃体的营养,血流量很大,有人测出其血流量是肝血流量的 3 倍,是脑血流量的 2 倍。因此,病原体易在此处潜留,侵入脉络膜,继而影响到虹膜,表现出各种异常改变。

在组织学上,脉络膜由外向内分为 5 层:脉络膜上腔、大血管层、中血管层、毛细血管层、玻璃膜。血管与血管之间含有大量的色素,有遮光作用,使眼球成为暗房,保证成像清晰。

血液供应和神经支配:脉络膜的血液,来自睫状后短及后长动脉,神经纤维来自睫状神经节和睫状后短神经,但无感觉神经纤维,故炎症时无痛觉。

3. 内层(视网膜) 视网膜是大脑向外延伸的感觉神经末梢组织,位于脉络膜与玻璃体之间,薄而透明。视网膜分内、外两层,即外主层和内主层。外主层为色素上皮层;内主层为神经感觉部视网膜组织,称为视网膜感觉层。色素上皮层与脉络膜的玻璃膜紧密相连,却疏松地依附于视网膜内主层,内、外主层之间形成潜在性空隙,视网膜在病理状态下,很容易从色素上皮层分开,造成视网膜脱离,从而导致视力障碍。

视神经乳头又称视神经盘,位于眼球后极稍内侧处,其直径约 1.5mm,为视网膜神经纤维汇集之处。视神经乳头的颞侧部位,亦即眼底的后极部,称为黄斑。黄斑的中央部位凹陷,称为中心凹,是视力最敏锐的部位。

视网膜感觉层,由 3 个神经元所组成。第一神经元,是接受光刺激的视细胞,即圆锥细胞和杆状细胞。圆锥细胞主要聚集在黄斑区,感受明光,分辨颜色,其作用是司明视觉和色觉。杆状细胞分布在黄斑区以外的视网膜部,感受弱光,具有暗视觉的功能。如杆状细胞功能障碍,则产生夜盲。第二神经元,是联络视细胞和神经节细胞的双极细胞。第三神经元,是传达光冲动到脑中枢的神经节细胞。视网膜神经节细胞的轴突组成视神经。视神经从眼球起至颅内视神经交叉部为止,可分为四段,即眼球段、眶内段、管内段和颅内段。

视网膜的主要功能是感光。由于杆状细胞和锥体细胞含有对光敏感的色素,它可在接受外来光线刺激,通过光化学反应后,借神经纤维的传导,到达大脑枕叶视中枢而产生视觉。

视网膜的营养,主要依靠视网膜中心血管系统和脉络膜的毛细血管网供应。

(二)眼球内容物

眼内容物包括房水、晶状体和玻璃体,连同角膜构成眼的屈光系统。它们共同的作用是:维持眼球张力,保证光线通过。

1. 房水 房水是由睫状突产生的透明液体,充满于前房和后房,前房是角膜后面与虹膜前面之间的空隙,后房为虹膜后面与晶状体前面之间的空隙。房水由晶状体产生后先到后房,经瞳孔流到前房,到前房角,通过巩膜静脉窦,注入血循环。另一小部分房水由虹膜吸收。其生理功能是:完成屈光,维持眼内压,营养角膜、晶状体,并运送它们的代谢产物。

2. 晶状体 晶状体为一双凸面、富有弹性的透明体,由囊膜、皮质和核三部分构成。晶状体直径为 10mm,厚约 4mm,前面与后面交界处为赤道部,赤道部将悬韧带与睫状体相连接,借以保持其正常位置,晶状体无血管,其营养主要来自房水,晶状体富于弹性,能自动改变其屈光度。随着年龄的增长,其弹性逐步降低而趋于硬化,色变灰黄,调节作用亦随之减弱而出现老视。此外,当囊膜发生破损或房水代谢发生改变时,容易导致晶状体的浑浊,如晶状体出现浑浊,则称为白内障。引起晶状体浑浊的原因很多,往往是全身性疾病的早期表现。例如糖尿病性白内障、缺钙性白内障或代谢障碍性白内障。晶状体是重要的屈光间质,所以晶状体浑浊可导致视觉障碍。

3. 玻璃体 玻璃体是一透明凝胶体,充满于眼球后 4/5 的空隙腔内。前面有一凹面,称为玻璃体凹,以容纳晶状体后部,玻璃体除有屈光作用外,因其位于晶状体和视网膜间,故对视网膜起支撑作用,使视网膜与脉络膜相贴。玻璃体缺乏血管和神经,炎症时玻璃体又极易被感染,并易在受机械性损伤或代谢失调的影响时发生变性、液化、浑浊等,从而影响视力。诸如炎症、肿瘤、糖尿病、高血压等全身性疾病,往往可影响玻璃体的透明度。

(三) 视神经、视路

1. 视神经 视神经是指从视盘起,至视交叉前角止的这段视神经。起自视乳头的视神经,通过巩膜筛板穿出眼球后,在眶内做 S 形弯曲(利于眼球在眶内转动),经视神经孔进入颅内,在颅底蝶鞍处,左右两眼的视神经纤维汇合成为视交叉。视神经除视神经乳头外,周围有鞘膜与脑膜相连结,视神经的鞘间空隙也与脑蛛网膜下间隙相通。在正常情况下,从眼内来的组织液可以通过视神经的鞘间隙,流入颅内蛛网膜下间隙及第三脑室,而且脑脊液也可流入视神经的鞘间隙。所以当颅内压增高时,视乳头可出现水肿;而相反,眶内的炎症也可以扩散到颅内。视神经纤维损伤后不能再生。

2. 视路 视路是指从视网膜接受视信息,到大脑枕叶视中枢形成视觉的整个神经冲动传递的径路。它包括视神经纤维、视神经、视交叉、视束、外侧膝状体和视放射。由视网膜鼻侧来的神经纤维在视交叉处交叉到对侧,和对侧视网膜颞侧来的神经纤维合并成视束,经外侧膝状体继续向后伸展,以视放射的形式直达大脑枕叶视中枢(图 12)。

视神经传递在不同段程中,如果某段程发生病变或损害,则可表现为特定的视野改变。

二、眼附属器

眼附属器包括眼睑、结膜、泪器、眼外肌和眼眶。除眼外肌专司眼球的运动外,都具有保护眼球的作用。

(一) 眼睑

眼睑是覆盖在眼眶出口、眼球前部的帘状组织。外由颜面皮肤,内由黏膜所组成。其作用是保护眼球前部不受外伤损害和防止角膜干燥,上部为上睑,下部为下睑。上、下睑之间相连接后所围成的裂隙称为睑裂,睑裂宽的人,眼睛就显得大,上下眼睑的游离边缘,称为睑缘,睑缘上有排列整齐的睫毛,睫毛有除尘及削弱强光的作用。上下睑缘相连处,在内侧(鼻侧)呈钝圆,称为内眦;在外侧呈锐角,称为外眦。内眦包围着一肉状隆起,称为泪阜,朝向泪阜的上

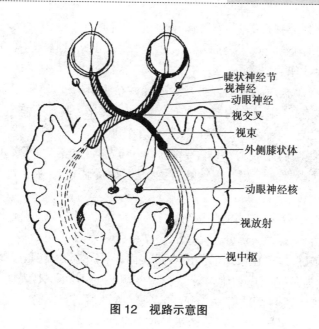

图12 视路示意图

下睑缘部,各有一乳头状突起,上有小孔,称为泪点,是泪小管开口处(图13)。

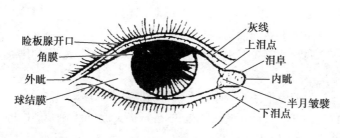

图13 眼睑及角结膜外观

在组织学上,眼睑可分为五层。

1. 眼睑皮肤 眼睑皮肤为人体最薄的皮肤之一,组织疏松,容易水肿,也容易成皱襞,眼睑皮肤血液供应非常丰富。

2. 皮下组织 皮下组织由疏松的蜂窝状结缔组织构成,无脂肪,易推动,常因水肿或出血而肿胀。

3. 肌层 肌层由睑轮匝肌和提上睑肌组成。睑轮匝肌是一层质薄的椭圆形肌肉,肌纤维与睑裂方向基本平行,起于前后泪脊的内眦韧带,止于外眦韧带,轮匝肌分眶部和睑部,受第Ⅶ脑神经(面神经)支配,收缩时引起睑裂关闭。

提上睑肌附着于睑板表面及轮匝肌纤维间,由第Ⅲ脑神经(动眼神经)支配,起着开睑的作用。

4. 睑板　睑板由致密的纤维及少量弹性组织所构成,质坚韧而厚,似软骨样,上下睑均有,以上眼睑为明显,是睑部的支架组织,睑板有垂直排列的睑板腺(皮脂腺),出口在睑缘,分泌油液,起润滑作用。

5. 睑结膜　睑结膜为紧贴在眼睑后面的黏膜层,富有血管。由于眼睑结膜浅表,显现,故临床上用它能诊断多种疾病,如贫血等。

(二) 结膜

结膜是一层薄而透明的黏膜,连络眼睑后面与眼球前面,起于睑缘,止于角巩膜缘。结膜分为三部分:即睑结膜、球结膜和穹窿结膜。

球结膜疏松地盖在眼球前部的巩膜表面,易于移动。在角膜缘处,结膜上皮细胞移行为角膜上皮细胞。球结膜覆盖巩膜前1/3面积,表面非常光滑也比较松弛,薄而透明,可以看见下面的巩膜,结膜内含有血管、神经和淋巴管,故有病变时表现明显,可以帮助诊断某些全身性疾病。

睑结膜是覆盖眼睑内面的一层薄膜,与睑板紧密相连,不能推动。穹窿结膜是位于睑结膜与球结膜之间的转折部分,是结膜中最松弛的部分,富有扩张力,多形成水平皱襞。炎症时易发生肿胀、水肿和出现滤泡。

(三) 泪器

泪器由泪腺和泪道组成。

1. 泪腺　泪腺位于眼眶外上方的泪腺窝内,开口于外上穹窿结膜。泪腺神经由三叉神经第1支的泪腺神经支配。

泪腺分泌的泪液除了具有润滑眼球表面、清洁结膜囊的作用外,还具有杀菌的能力。

2. 泪道　泪道由泪小点、泪小管、泪囊和鼻泪管组成。

(1) 泪点:位于上、下睑缘内眦处的乳头状突起的小圆点,上下各1个,泪点紧贴于眼球表面,使泪液被吸收。

(2) 泪小管:是连接泪点和泪囊的细管,起自泪点,向内侧进行至泪囊,上、下睑各一小管。

(3) 泪囊:位于泪骨和上颌骨的额突形成的泪囊窝内。

(4) 鼻泪管:上接泪囊,向下开口于鼻腔的下鼻道。

泪液的排泄途径:泪液排到结膜囊后,依靠瞬目运动和泪小管的虹吸作用,流向内眦,经泪小点、泪小管、泪囊和鼻泪管而排入下鼻道。

(四) 眼外肌

眼外肌司眼球的运动,共6条:上直肌、内直肌、下直肌、外直肌、上斜肌、下斜肌。外直肌受第Ⅵ脑神经(展神经)支配,上斜肌受第Ⅳ脑神经(滑车神经)支配,其余4条肌肉均受第Ⅲ脑神经(动眼神经)支配。它们由眼动脉的肌支供给营养。眼外肌的生理功能,主要是使眼球环绕于竖轴、横轴及矢状轴而转动,而眼球的每次转动,需要各条肌肉的密切配合,共同完成。各眼肌的主要作用:内直肌——内转,外直肌——外转,上直肌——上转,下直肌——下转,上斜肌——下转,下斜肌——上转。

眼外肌运动如果发生紊乱,则会产生各种视觉障碍,如斜视、复视等。

(五)眼眶

眼眶由额骨、蝶骨、筛骨、腭骨、泪骨、上颌骨和颧骨7块颅骨构成。口向前,尖朝后,有上下内外四壁,成人眶深4~5mm,是容纳眼球的空隙腔,外侧眶缘稍偏后,眼球暴露较多,易受外伤。正常眼球位置靠近内壁,眼眶内除有眼球外,还有筋膜、肌肉、神经、血管和脂肪等。

眼眶的孔、裂如下:

1. 视神经孔 位于眶尖部,有视神经及眼动脉通过。

2. 眶上裂 位于视神经孔外侧,有动眼神经、滑车神经、展神经及三叉神经的第1支眼神经、眼上静脉和交感神经纤维等穿过。此处受损则出现眶上裂综合征。

3. 眶下裂 在眶外壁与眶下壁之间,有三叉神经第2支分支、眶下神经和眶下动脉及眼下静脉等通过。

4. 眶上切迹及眶下孔 均有同名的神经和血管通过。眼眶外上方有泪腺窝,其内侧壁下方有泪囊窝。

三、眼的血液循环及神经支配

(一)血液循环

眼球的血液供应来自两个系统,即视网膜中央血管系统和睫状血管系统。

1. 视网膜中央血管系统 视网膜中央动脉在眼球后约10mm处穿入视神经中央,从视乳头穿出,再分为鼻上、鼻下、颞上、颞下4支,分布于视网膜内,营养视网膜的内层组织。视网膜的动脉属终末动脉,至末梢移行为静脉,动静脉同行,形成与动脉同名的4支静脉血管,经眼上静脉或直接回流到海绵窦。

2. 睫状血管系统 睫状动脉包括睫状前动脉和睫状后动脉,睫状后动脉又有长短支之分。

(1)睫状前动脉:是由4条直肌的肌支(肌动脉)而来。随4条直肌向前至距角膜缘约4mm处,部分分支穿过巩膜,与睫状后长动脉吻合,形成虹膜大环,营养虹膜和睫状体;部分未穿入巩膜前的小分支与结膜后动脉吻合,形成角膜缘血管网,营养角膜。该血管网分出一浅支,营养前部球结膜。

（2）睫状后长动脉：共两支，由视神经两侧穿入巩膜，在巩膜与脉络膜之间向前走行，直达睫状体，与睫状前动脉吻合，形成虹膜大环。

（3）睫状后短动脉：以鼻侧和颞侧两个主干，再各分为 2～5 支，在视神经周围穿过巩膜，进入眼球达脉络膜，营养脉络膜及视网膜的外层组织。

所有脉络膜及部分虹膜、睫状体的静脉汇集成 4～6 条涡状静脉在眼球赤道部穿出巩膜注入眼静脉而进入海绵窦；部分虹膜、睫状体和巩膜的血液被睫状前静脉收集，经眼静脉而进入海绵窦（图 14）。

（二）神经支配

眼球是受睫状神经支配的。睫状神经含有感觉、交感、副交感纤维。它又分为睫状长神经和睫状短神经。睫状长神经为三叉神经第 1 支眼神经的鼻睫状神经的分支，睫状短神经发自睫状神经节。睫状长神经和睫状短神经均在眼球后极穿入巩膜后，前行到

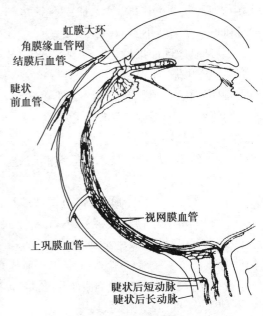

图 14　眼球的血管分布

睫状体，组成神经丛，由此发出的分支，支配虹膜、睫状体、巩膜、角膜的知觉，以及瞳孔的开大肌、瞳孔的括约肌和睫状肌的运动。

睫状神经节位于视神经和外直肌之间，距眶尖约 1cm，内眼手术时施行球后麻醉，阻断该神经节，对眼球组织有镇痛作用。

四、中医对眼解剖生理的认识

中医学对眼的解剖生理认识较早，大约在公元前 13～14 世纪已有零星描述。到了《内经》时代，已能系统地论述眼的生理功能，如"能视"，"能辨五色"，"别黑白，审长短"；同时，出现了一些有关眼的解剖名词，如《灵枢·大惑论》说："五脏六腑之精气，皆上注于目而为之精。精之窠为眼，骨之精为瞳子，筋之精为黑眼，血之精为络，其窠气之精为白眼，肌肉之精为约束，裹撷筋骨血气之精而与脉并系，上属于脑，后出于项中"，提出了"眼"、"瞳子"、"黑眼"、"络"、"白眼"、"约束"及"目系"等词。《审视瑶函》又说："大概目圆而长，外有坚壳数重，中则清脆，内包黑稠神膏一函……膏外侧有稠神水……膏中一点黑莹……是曰瞳神。"又提出了"神膏"、"神水"、"瞳神"等词。后经历代医家不

46

断充实和提高,使之日趋完善,认识更加准确。现参照当今诸家之论述,将中医眼结构的出处,并结合西医眼的解剖名称进行对照,加以整理,以供参考。

眼睑:出自《秘传眼科龙木论》。相当于西医的眼睑。

上胞:出自《银海精微》。即西医的上眼睑。

下睑:出自《银海精微》。即西医的下眼睑。

内睑:出自《原机启微》。即西医的睑结膜。

睑弦:出自《银海精微》。即西医的睑缘。

睫毛:出自《秘传眼科龙木论》。即西医的睫毛。

睑裂:《古代疾病名侯疏义·释名病疏》中称为目缝。即西医之睑裂。

内眦:出自《灵枢·癫狂》。即西医的内眦。

外眦:出自《灵枢·癫狂》。即西医的外眦。

泪泉:出自《眼科临症笔记》。即西医的泪腺。

泪窍:出自《血证论》。即西医之泪点及泪道。

白睛:出自《诸病源候论》。即西医之球结膜及前部巩膜。

黑睛:出自《诸病源候论》。即西医之角膜。

黄仁:出自《银海精微》。即西医的虹膜。

神水:出自《证治准绳·七窍门》。即西医内眼之房水,外眼之泪液两部分。

瞳神:出自《证治准绳·七窍门》。即西医之瞳孔或指瞳孔及其后之眼内组织。

睛珠:出自《中西医汇通医经精义》。即西医之晶状体。

神膏:出自《证治准绳·七窍门》。即西医的玻璃体。

视衣:出自《中医眼科学》。即西医之视网膜,脉络膜。

眼珠:出自《外台秘要》。即西医之眼球。

目系:出自《灵枢·大惑论》。即西医之视神经及其血管、视路。

眼带:出自《杂病源流犀烛》。即西医之眼外肌。

眼眶骨:出自《证治要诀》。即西医之眼眶。

可参考下表:

中西医眼部解剖名称对照表

中医名称	西医名称
眼睑(约束、胞睑、睑胞、睥、目睥)	眼睑
上胞(上睥、上睑)	上眼睑
下睑(下胞、下睥)	下眼睑
内睑(睥内)	睑结膜
睑弦(胞弦、睥沿、胞沿)	睑缘
睫毛	睫毛

续表

中医名称	西医名称
睑裂(目缝)	睑裂
内眦(大眦)	内眦
外眦(小眦、锐眦)	外眦
泪泉	泪腺
泪窍(泪堂、泪腔、泪孔)	狭义指泪点,广义指泪道
白睛(白眼、白仁、白珠、白轮)	指球结膜、前部巩膜及筋膜
黑睛(黑眼、水膜、乌睛、乌轮、乌珠、黑珠、青睛、神珠)	角膜
黄仁(眼帘、虹彩)	虹膜
神水	外为泪液,内为房水
瞳神(瞳子、金井、瞳人、瞳仁)	狭义指瞳孔,广义指瞳孔及眼内组织
睛珠(黄精)	晶状体
神膏(护睛水)	玻璃状体
视衣	视网膜、脉络膜
眼珠(目珠子、睛珠、目珠)	眼球
目系(眼系、目本)	视神经及其血管、视路
眼带(睛带)	眼外肌
眼眶骨(目眶骨、睛明骨)	眼眶

第六节　观眼诊病的规律

　　观眼诊病主要是通过观察白睛(巩膜及球结膜)上出现的脉络(血管)的颜色、形状等变化,来判断疾病的病位、病因、病性和推测疾病的预后。由于该法直观、简便、准确、无创伤、无痛苦,且还有早期诊断的意义,具有广泛的实用价值。

　　巩膜质地坚固,不透明,呈乳白色,占眼球壁外层后 5/6,其表层是由纤细的纤维和弹性组织构成的疏松结缔组织,含有丰富的小血管,当躯体发生病变时,可以通过这些血管表现出来。球结膜是覆盖巩膜前 1/3 的薄膜,表面非常光滑,比较松弛,薄而透明,因此,可透见下面的巩膜。球结膜上亦有许多小血管,同样,其形态、色泽可以反映身体的病变。观眼诊病包括了观察巩膜和球结膜,它们的主要区别在于:球结膜血管在表层,相对浮浅、隆起、鲜艳,而巩膜血管在下层,相对深沉,青紫黯淡。在临证中球结膜出现的讯号,表示病程短,新病,病轻在腑;巩膜上出现的讯号,表示病程长,久病,病重在脏。白睛上脉络的显现虽然千变万化,错综复杂,但也有一定的规律可循,只有灵活地掌握了这些规律,才能达到观眼诊病的目的。

一、观眼诊病的定位规律

观眼诊病就是通过观察白睛"形色丝络显现"而"验内之何脏腑受病"。为此首先就必须探索观察眼睛的部位以及这些部位与脏腑的关系,进而探索形色丝络变化的规律与特征。

(一)眼区的划分

观察白睛上的脉络变化就可以测知哪一脏腑患病,如果发现在白睛的某一部位有脉络显现,那么怎么知道是哪一脏腑的病变呢? 要解决这个问题,就必须将白睛的各个部位与脏腑联系起来,找出它的定位规律。

1. 用八卦划分眼区 眼睛为圆形,以瞳孔为中心,从内向外分为五轮,每轮代表一定的部位。白睛在黑睛的外围,呈圆形向外扩展,上下左右对称,这样,人体在白睛上的反应点就不能像大脑皮质或耳廓那样,以整个形体的状态对应在白睛上,而验形色丝络在白睛上的显现,只有通过不同的方位来观察。八廓代表方位,又与脏腑有密切的联系,王肯堂在《证治准绳》中又说:"八廓应乎八卦,脉络经纬于脑,贯通脏腑,以达血气往来以滋于目。"因此,探讨白睛的各个部位与五脏六腑的关系,用八卦划分眼区最为合适。

八卦由"--"阴、"—"阳两种符号变化而成。按《周易》其名称和序列为乾☰、兑☱、离☲、震☳、巽☴、坎☵、艮☶、坤☷,代表天、泽、火、雷、风、水、山、地8种自然现象,是为先天八卦。北宋邵康节、周敦颐,南宋朱熹研究《周易》,把八卦的序列改为乾、坎、艮、震、巽、离、坤、兑,是为后天八卦(图15)。

《周易·系辞》曰:"易有太极,是生两仪;两仪生四象,四象生八卦。"太极,指原始混沌之气或派生万象的本源。两仪,指天地或阴阳。四象,指四种自然现象或事物的四种属性,或谓春、夏、秋、冬四时,或指水、火、木、金四种物质,或指东、南、西、北四方,或指太阴、太阳、少阴、少阳。这段话的大意是说:原始混沌之气运动而生天地(或分为阴阳),天地有春、夏、秋、冬之节,故生四时(或阴阳的运动而产生太阴、太阳、少阴、少阳四种属性),推演为宇宙万事万物。这种观点反映了我国古代学者对世界构成和变化规律的认识,从哲学上看是一种古朴的唯物辩证思想。

古代医家把上述朴素的唯物辩证思想引进医疗实践,逐步形成了中医理论,促进了中医学的发展。如从中国古代认为宇宙的本原物质是"气"出发,形成了中医关于气、精气和神的学说。气运动而分阴阳,宇宙万事万物不论大的小的、粗的细的、黑的白的、冷的热的,以及昼夜阴晴,寒来暑往,总之都不外阴阳两个方面。阴阳既是对立的,又是统一的,没有一事一物能脱离这个范畴。阴阳的概念是中医学术的重要思想理论基础。中医的精髓是辨证论治,以阴阳为两大纲统帅表里、寒热、虚实。

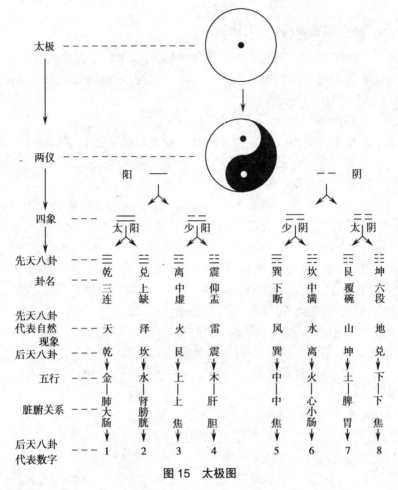

图15 太极图

八卦古时用于占筮，后世儒家以八卦为宇宙万物的基本象征图形，用来说明世界的构成和变化。北宋以来有些医家在气、阴阳、五行学说的基础上以"五脏分五轮"，以"八卦分八廓"，用来解释眼的生理、病理，说明廓病的分布和它的临床意义。在研究观眼诊病时，如何将白睛划分若干区域以配属脏腑时，八廓学说具有重要的指导意义，故而采用八卦划分眼区。

2. 眼区的划分方法　眼区划分时人仰卧，头向北，脚向南，两眼向前平视，经瞳孔中心做一水平线，并延伸过内外眦，再经瞳孔中心做一垂直线，并延伸过上下眼眶，于是就出现正北、正东、正南、正西4条线，再经过瞳孔的中心分别做这两条垂线形成的4个直角的角分线，并延伸过眼眶，就又出现东北、东南、西南、西北4条线，这8条线代表八个方位，无形中就将眼睛分为八个区，每条方位线便是每个眼区的中心线。西北方为乾卦，正北方为坎卦，东北方为艮卦，正东方为震卦，东南方为巽卦，正南方为离卦，西南方为坤卦，正西方为兑卦。为了方便起见将乾、坎、艮、震、巽、离、坤、兑八卦改为 1、2、3、4、5、6、7、8 八个阿拉伯数字做代表。王肯堂在论八廓时说："左目属阳,阳道顺行,故廓之经位法象亦以顺行。右目属阴,阴道逆行,故廓之经位法象亦以逆行。"故左眼序列为顺时针方向,右眼序列为逆时针方向,左右对称。

为了便于记忆,可以用钟表的时间取象比类来记忆眼睛的分区,将眼睛看成是钟表,如以时针计算,1 周 12 个小时,分八个区,每区 90 分钟,左眼的 1 区为 9 时 45 分 ~ 11 时 15 分,2 区为 11 时 15 分 ~ 12 时 45 分,3 区为 12 时 45 分 ~ 2 时 15 分,4 区为 2 时 15 分 ~ 3 时 45 分,5 区为 3 时 45 分 ~ 5 时 15 分,6 区为 5 时 15 分 ~ 6 时 45 分,7 区为 6 时 45 分 ~ 8 时 15 分,8 区为 8 时 15 分 ~ 9 时 45 分。右眼与左眼对称,1 区为 2 时 15 分 ~ 12 时 45 分,2 区为 12 时 45 分 ~ 11 时 15 分,3 区为 11 时 15 分 ~ 9 时 45 分,4 区为 9 时 45 分 ~ 8 时 15 分,5 区为 8 时 15 分 ~ 6 时 45 分,6 区为 6 时 45 分 ~ 5 时 15 分,7 区为 5 时 15 分 ~ 3 时 45 分,8 区为 3 时 45 分 ~ 2 时 15 分(图 16)。

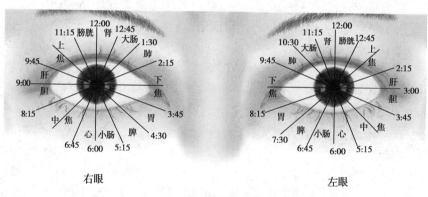

右眼　　　　　　　　　　　左眼

图 16　眼区划分图

(二) 眼区与脏腑的关系配属

关于眼与脏腑的关系,《内经》与历代医家已多有论述。《证治准绳》引华佗的一段话中指出:眼中有"大络六,谓心、肺、脾、肝、肾、命门,各主其一;中络八,谓胆、胃、大小肠、三焦、膀胱,各主其一;外有旁支细络,莫知其数"。华佗提出的六个大络是心、肺、脾、肝、肾、命门,八个中络是胆、胃、大肠、小肠、上焦、中焦、下焦、膀胱,共 14 个脏器。但十四经里"内属于脏腑,外络于肢节"的有十二经,这十二经中有心包络而无命门,那么怎样看待华佗所提到的命门呢?

命门有生命之门的含义,它是人体生命活动的根本和维持生命的要素。命门学说是脏腑学说的组成部分。在五脏中大部是单一的脏器,只有肾是两枚。古代医学家多推崇《难经》:"左者为肾,右者为命门"的说法,但实际上两肾从组织结构到所具功能均无差异,故虞搏《医学正传》反对这种说法,认为不能独指右肾为命门,主张两肾"总号为命门"。有的医家根据命门穴在十四椎下陷中的部位,认为命门是在两肾之间,具体体现为"肾间动气",即指两肾间所产生的人体动力的来源,也就是命门之火。因为肾为"水脏",是水中之火,乃先天之真气,此气自下而上,与后天的胃气相接,由此而生生不息。

命门的作用,概括而言:①命门为元气的根本,是人体产生热能的发源地;②能帮助三焦的气化;③命门之火有暖脾胃,帮助饮食消化的作用;④和人体的性功能及生殖系统密切相关,命门之火属相火,不足或偏亢均可产生病变;⑤有纳气作用,与呼吸系统的功能密切相关。

综上所述,可以看出命门与肾部位相近,功能相似,命门又不属于脏腑,故在探讨眼睛的分区与脏腑的关系时,去掉命门,将其归属于肾,又心包附属于心,剩下互为表里的五脏、五腑和上、中、下三焦,与八卦的八个方位相配正好合适。

王肯堂在《证治准绳》中说:"乾居西北,络通大肠之腑,脏属肺……坎正北方,络通膀胱之腑,脏属肾……艮位东北,络通上焦之腑,脏配命门……震正东方,络通胆腑,脏属于肝……巽位东南,络通中焦之腑,脏属肝络……离正南方,络通小肠之腑,脏属于心……坤位西南,络通胃之腑,脏属于脾……兑正西方,络通下焦之腑,脏配肾络……"指出了八卦的方位及与脏腑的关系。

八卦在五行中乾属金,坎属水,震属雷(木),离属火,坤属土,艮属自然现象的山,巽属风,兑属泽。脏腑在五行中肺与大肠属金,肾与膀胱属水,肝与胆属木,心与小肠属火,脾与胃属土。在三焦中,因山高出地面,风平行于地面,泽低于地面,因此山为上焦,风为中焦,泽为下焦。以此八卦与脏腑相配即为:乾为肺、大肠,坎为肾、膀胱,艮为上焦,震为肝、胆,巽为中焦,离为心、小肠,坤为脾、胃,兑为下焦。用八区代替即为:1区肺、大肠,2区肾、膀胱,3区上焦,4区肝、胆,5区中焦,6区心、小肠,7区脾、胃,8区下焦。1、2、4、6、7五个区,每区一脏一腑2个穴,中心线前为脏,中心线后为腑,共计10个穴,而3、5、8三个区,每区1个穴,共计13个穴,总称眼周八区十三穴(图17~图26)。

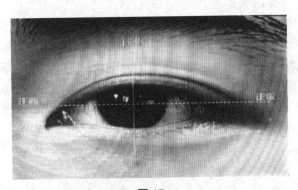

图17

人仰卧,头向北,脚向南,左为阳,先从左眼开始。

两眼向前平视,经瞳孔中心划一条水平线,并延伸到内、外眼眦,再经瞳孔中心划一条垂直线,并延伸过上下眼眶,于是就出现正北、正东、正南、正西四条线。

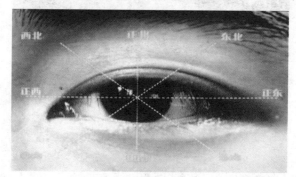

图18

再经过瞳孔中心做这两条直线形成的四个直角的角分线,并延伸过眼眶,就又出现东北、东南、西南、西北四条线。这八条线代表八个方向,为八条方向线或分区定位线。

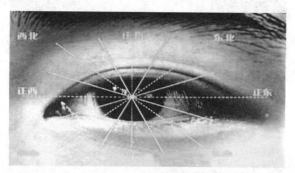

图19

再将每两条方向线之间的夹角平分,就又出现八条角分线,并延伸过眼眶,这些线将眼睛分为16等份。

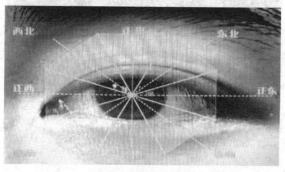

图20

这八通线之间就形成了以八条方向线为中心的八个区。

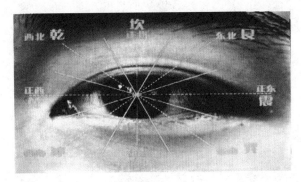

图21

再根据八区的方位与八卦相配,西北方为乾卦,正北方为坎卦,东北方为艮卦,正东方为震卦,东南方为巽卦,正南方为离卦,西南方为坤卦,正西方为兑卦。

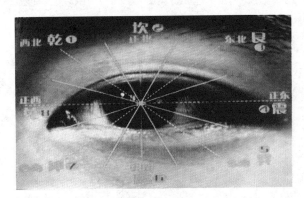

图22

为方便起见,将乾、坎、艮、震、巽、离、坤、兑八卦用1、2、3、4、5、6、7、8八个数字代替。

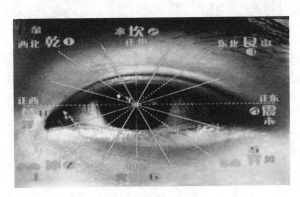

图23

乾属金,坎属水,艮属山,震属木,巽属风,离属火,坤属土,兑属泽。

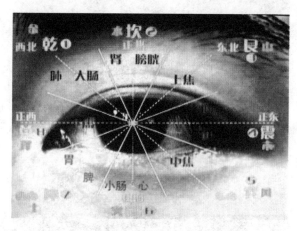

图 24

在五脏六腑中,肺和大肠属金,故划入1区;肾和膀胱属水,划入2区;肝和胆属木,划入4区;心和小肠属火,划入6区;脾和胃属土,划入7区;山高于水平面,故将上焦划入3区;泽低于水平面,便将下焦划入8区;而风在地平面刮,就将中焦划入5区。

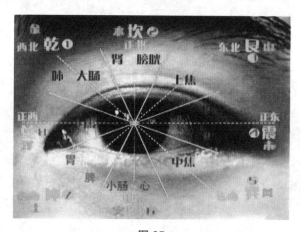

图 25

一区肺、大肠,二区肾、膀胱,三区上焦,四区肝胆,五区中焦,六区心、小肠,七区脾胃,八区下焦。上焦、中焦、下焦各占一区,其他五区一脏一腑,中心线前半区为脏,后半区为腑,统称眼针八区十三穴。

将左眼分区图向右水平翻转,即为右眼分区图,左右眼对称,不同的是左眼序列为顺时针方向,右眼为逆时针方向(图26)。

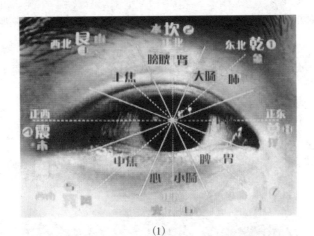

(1)

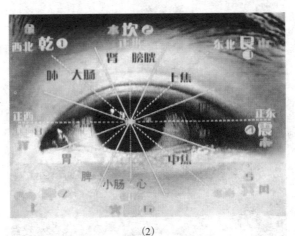

(2)

图 26

这样,脏腑在眼睛上的反应就有了固定的位置。如果在1区出现明显的脉络,就标志着肺或大肠有病,在2区出现明显的脉络,就为肾或膀胱发病,在3区出现明显的脉络,便知上焦的某一部位患病,以此类推,五脏六腑四肢百骸的病变都可以从眼睛白睛上的脉络变化显示出来。

二、观眼诊病的定性规律

人的白睛上可见隐约纵横交错的脉络。正常人的脉络纤细而不明显,尤其是儿童的白睛,如果没有生过大病,则白睛青白洁净,看不到脉络的分布。若是生病以后,或由皮肤通过经络而内传到脏腑,或由脏腑外传到皮肤,不论是一经或几经受病,都可以从眼睛白睛上显露出来。而且一经出现,其残痕很难消除。观眼诊病,主要在于观察白睛相应区域脉络发生的形、色的改变上。

(一) 从形态上看

1. 根部粗大 脉络从根部发出就粗大,向外逐渐变细。多属于顽固性疾病,病程长,或有器官损害。如心脏病、慢性肾炎等,多见此状(图 27)。

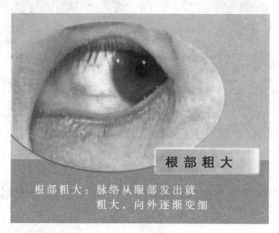

图 27 根部粗大

2. 曲张或怒张 脉络发出后多有屈曲或充盈饱满,呈曲张或怒张状态,多属于瘀血证或病情较重,较急。如急性肺炎等可见此现象(图 28)。

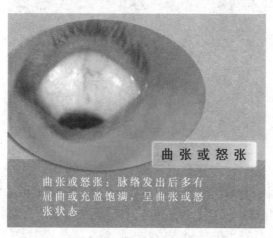

图 28 曲张或怒张

3. 延伸 脉络发出后纤细而长,从一个经区延伸到其他经区。这多表示病情的发展方向以及疾病的范围,说明该部位疾病向另一部位发展或传变。如腰椎间盘突出症、痛经等都可见到这种现象(图 29)。

4. 离断 是延伸的脉络在中间或某一部位突然中断,也有的被黑色的瘀

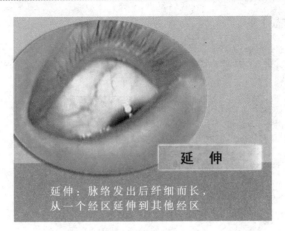

延伸：脉络发出后纤细而长，从一个经区延伸到其他经区

图 29　延伸

血点分开。标志该部器官血液循环障碍、狭窄、阻塞等,如脉管炎等可见此种形态(图 30)。

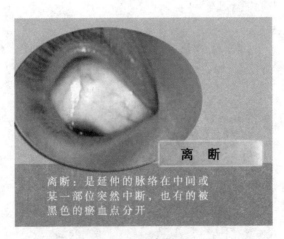

离断：是延伸的脉络在中间或某一部位突然中断,也有的被黑色的瘀血点分开

图 30　离断

　　5. 分叉　白睛上的脉络像小树一样,从主干发出很多分支。标志着病情不稳定,容易变化或扩散。如某些炎症的扩散,往往见到这类形状(图 31)。

　　6. 隆起一条　发出的脉络表浅、明显,多在球结膜上,好像田地里的垄台一样,高出于眼球表面。多属于六腑的疾病,如尿路感染等多见此象(图 32)。

　　7. 模糊一片　脉络多而纤细,纵横交错形成模糊的一片。多见于肝胆区,为肝气郁结的表现(图 33)。

　　8. 垂露　在脉络的末端有一黑点,好像草叶末端的露水珠一样。为瘀血的表现,若见于儿童,多为虫积(图 34)。

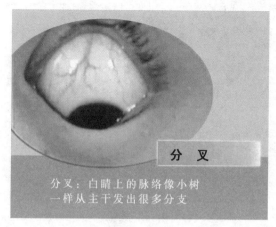

分　叉

分叉：白睛上的脉络像小树
一样从主干发出很多分支

图31　分叉

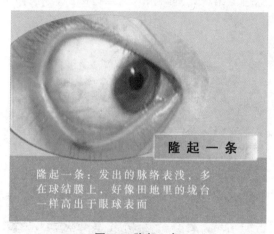

隆 起 一 条

隆起一条：发出的脉络表浅，多
在球结膜上，好像田地里的垅台
一样高出于眼球表面

图32　隆起一条

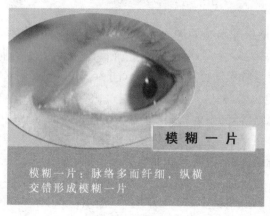

模 糊 一 片

模糊一片：脉络多而纤细，纵横
交错形成模糊一片

图33　模糊一片

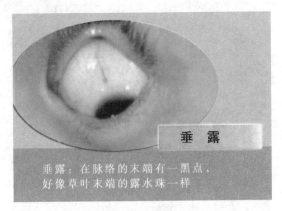

图 34 垂露

9. 黑圈　在脉络上出现比垂露稍大的黑色圆圈,不仅标志着瘀血,而且提示有肿块出现(图 35)。

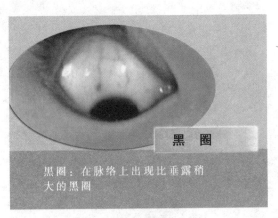

图 35 黑圈

10. 贯瞳　是指脉络延伸进入黑睛,或穿过黑睛,俗称赤脉贯瞳。其中又有 1 条赤脉为病轻,2 ~ 3 条赤脉为病重;又以脉络不穿过瞳神为病缓,穿过瞳神为病急。淋巴系统疾病可见此种现象(图 36)。

(二) 从颜色上看

1. 鲜红　脉络鲜红,多为新病、急病、热病,病势正在发展(图 37)。

2. 紫红　脉络呈现紫红,说明热盛(图 38)。

3. 深红　脉络深红,说明热病而病势加重(图 39)。

4. 红中带黑　脉络红中带黑,主热病入里,热炽血滞(图 40)。

5. 红中带黄　脉络红中带黄,说明胃气渐生,为病势减轻的现象(图 41)。

6. 淡黄　脉络出现淡黄,为疾病将愈(图 42)。

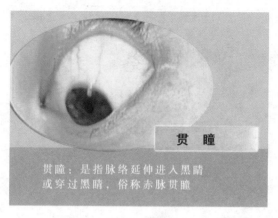

贯瞳

贯瞳：是指脉络延伸进入黑睛
或穿过黑睛，俗称赤脉贯瞳

图 36 贯瞳

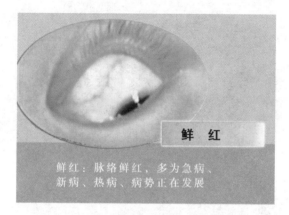

鲜红

鲜红：脉络鲜红，多为急病、
新病、热病、病势正在发展

图 37 鲜红

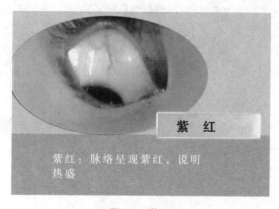

紫红

紫红：脉络呈现紫红，说明
热盛

图 38 紫红

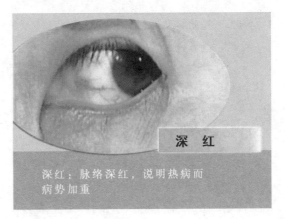

深红

深红：脉络深红，说明热病而病势加重

图 39　深红

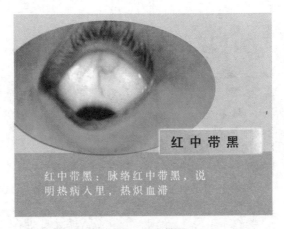

红 中 带 黑

红中带黑：脉络红中带黑，说明热病入里，热炽血滞

图 40　红中带黑

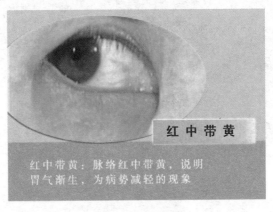

红 中 带 黄

红中带黄：脉络红中带黄，说明胃气渐生，为病势减轻的现象

图 41　红中带黄

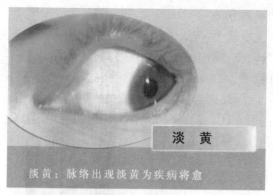

淡黄：脉络出现淡黄为疾病将愈

图42 淡黄

7.浅淡 脉络颜色浅淡,为气血不足或气血凝滞,属于虚证或寒证(图43)。

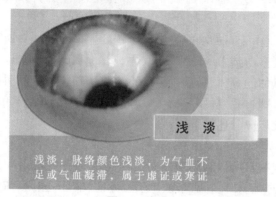

浅淡：脉络颜色浅淡,为气血不足或气血凝滞,属于虚证或寒证

图43 浅淡

8.暗灰 脉络暗灰,属于陈旧性病灶,主要是由于疾病重、损害大,脉络变化后不易复原,尽管疾病早已痊愈,脉络较长时间不易消退,临床仅能提示病史。若脉络由暗灰转为淡红,为旧病复发的征兆(图44)。

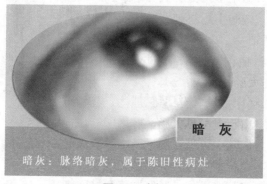

暗灰：脉络暗灰,属于陈旧性病灶

图44 暗灰

（三）白睛的观察方法

观察时医生洗净双手，先看左眼，后看右眼，让病人不要紧张，眼皮放松，用拇、食两指分开眼皮，露出白睛，病人眼球转向鼻侧，则可由2区看到6区。病人眼球转向外眦侧，可由6区转看到2区，这样从1区到8区都可看遍，哪一经区出现脉络，要仔细再看，必要时可用放大镜观看，只需很短时间，病人无任何痛苦，检视也很方便。检查时要耐心、细致，遇到个别眼睑发硬或眼球不能转动者，更要耐心观察，医患合作，避免有误。

三、脏腑病在白睛上的表现规律

五脏六腑各有其不同的生理功能，在各种致病因素的作用下，脏腑功能失常，就会产生各种疾病，从而在白睛上也会有不同的脉络显现，当在白睛的某一脏腑区域内出现明显的脉络时，并不一定标志某一脏腑具有器质病变，而只能说明该脏腑的功能失常。如在胃区出现明显的脉络，并不一定说明该患有溃疡病，而可能是由于胃的功能失常而出现的胃痛、呕吐、呃逆等症。因此，我们不能孤立地观察白睛上的脉络变化，要与其他临床资料结合起来，根据该脏腑的功能进行具体的分析，最后确定由于该脏腑功能失常而引起的具体疾病。现就肺系、心系、脾胃系、肝胆系、肾系等脏腑功能失常所引起的病证中白睛上脉络形色的变化规律分述如下。

（一）肺系病证

肺主气，司呼吸，所以肺的功能失常，主要表现为气机出入升降失常。

肺系的病证，临床上常见感冒、咳嗽、哮证、喘证、肺痈、肺痨、肺痿、咳血、衄血等。

1. 寒邪犯肺　白睛上可见肺区脉络浅淡。

2. 邪热乘肺　白睛上可见肺区脉络鲜红。

3. 痰浊阻肺　白睛上可见肺区脉络浅淡而充盈，或兼见脾区脉络浅淡。

4. 阴虚肺燥　白睛上可见肺区脉络紫红而细。

5. 肺气亏虚　白睛上可见肺区脉络浅淡而细。

［附］大肠病证

大肠职司传送糟粕，以排出体外，又主津液的进一步吸收，所以大肠功能失常，主要表现为大肠传导失常。

大肠的病证，临床常见者有便秘、泄泻、痢疾、腹痛等。

1. 大肠实热　白睛上可见大肠区脉络深红。

2. 大肠湿热　白睛上可见大肠区脉络鲜红而曲张或怒张。

3. 大肠虚寒　白睛上可见大肠区脉络浅淡。

4. 大肠津亏　白睛上可见大肠区脉络黯红而细。

（二）心系病证

心主血脉，又主神明，所以心的功能失常主要表现为血脉运行的障碍和情志思维活动的异常。

心系病证，临床上常见者有心悸、胸痹、失眠、癫狂、梦遗等。

1. 心阳（气）虚　白睛上可见心区脉络浅淡。

2. 心阴（血）虚　白睛上可见心区脉络黯红而细或浅淡而细。

3. 痰火内扰　白睛上可见心区脉络深红而充盈或怒张。或兼见脾区脉络延伸至心区。

4. 饮遏心阳　白睛上可见心区脉络浅淡而曲张或怒张。

5. 心血瘀阻　白睛上可见心区脉络紫红而屈曲怒张。

［附］小肠病证

小肠受盛胃中水谷，主转输清浊，所以小肠的功能失常，主要表现为清浊不分，转输障碍。

小肠的病证，临床上常见者有泄泻、腹痛、舌疮、尿血等。

1. 小肠虚寒　白睛上可见小肠区脉络浅淡。

2. 小肠实热　白睛上可见小肠区脉络深红。

（三）脾胃系病证

脾与胃互为表里，脾主运化，又主统血，脾主升，脾的功能失常，主要表现为水谷的转输、血液的统摄和水津的敷布失常。

临床上常见的病证有泄泻、胃痛、呃逆、呕吐、痰饮、吐血、便血等。

1. 脾阳虚衰　白睛上可见脾区脉络浅淡。

2. 中气不足　白睛上可见脾区脉络浅淡而细。

3. 寒湿困脾　白睛上可见脾区脉络浅淡而充盈怒张。

4. 湿热内蕴　白睛上可见脾区脉络鲜红而充盈怒张。

［附］胃的病证

胃为水谷之海，主受纳，腐熟水谷，胃主降，胃的功能失常，主要表现为水谷的受纳、腐熟及胃的和降功能失常。

胃的病证，临床常见者有胃痛、嘈杂、呕吐、呃逆、便秘、口臭、牙宣等。

1. 胃寒　白睛上可见胃区脉络浅淡。

2. 胃热　白睛上可见胃区脉络红赤。

3. 胃虚　白睛上可见胃区脉络黯红而细。

4. 胃实　白睛上可见胃区脉络充盈怒张，颜色或红或淡。

（四）肝胆系病证

肝主疏泄，性喜条达，又主藏血，贮藏和调节血量，所以肝的功能失常，主要表现为精神情志的调节以及血液的调节方面的异常。

临床常见的病证有中风、眩晕、头痛、痉证、癫狂、厥证、积聚、臌胀、吐血、衄血、耳鸣、耳聋等。

1. 肝气郁结　白睛上可见肝区脉络屈曲怒张或模糊一片。

2. 肝火上炎　白睛上可见肝区脉络深红。

3. 肝风内动　白睛上可见肝区脉络红赤而屈曲。

4. 寒滞肝脉　白睛上可见肝区脉络浅淡。

5. 肝阴不足　白睛上可见肝区脉络黯红而细。

[附] 胆的病证

胆性刚直，为清净之腑，胆的功能失常，主要表现为火邪旺盛或邪热扰神等方面的病理变化。

常见的病证有惊恐、不寐、眩晕、耳鸣、耳聋等。

1. 胆虚证　白睛上可见胆区脉络浅红而细。

2. 胆实证　白睛上可见胆区脉络红赤而屈曲怒张。

(五) 肾系病证

肾主藏精，内藏元阴元阳，为人体生长、发育、生殖之源。肾又主水，维持体内水液的平衡，肾主骨生髓，又主纳气，所以肾的功能失常，主要表现泌尿生殖及水液代谢等方面的异常。

临床上常见肾的病证有消渴、水肿、癃闭、遗精、阳痿、腰痛、眩晕、耳鸣、耳聋等。

1. 肾气不固　白睛上可见肾区脉络浅红而细。或见下焦区脉络浅淡。

2. 肾不纳气　白睛上可见肾区脉络浅淡而细。

3. 肾阳不振　白睛上可见肾区脉络浅淡。或见下焦区脉络浅淡。

4. 肾虚水泛　白睛上可见肾区脉络浅淡而怒张。

5. 肾阴亏虚　白睛上可见肾区脉络浅红而细。

6. 阴虚火旺　白睛上可见肾区脉络深红而细。

[附] 膀胱的病证

膀胱主贮存水液而化气行水，所以膀胱功能失常，主要表现为气化功能障碍。

临床上膀胱病证常见的有小便不利、癃闭、遗尿或小便失禁等。

1. 膀胱虚寒　白睛上可见肾或膀胱区脉络浅淡。

2. 膀胱湿热　白睛上可见肾或膀胱区脉络深红而充盈怒张。

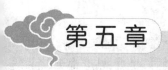

眼针疗法

第一节　眼针的特点

眼针是在眼眶周围针刺,眼睛是人体的重要组织器官,部位又小,因此,决定了眼针的特点:用针小,取穴少、针刺浅、手法轻、操作简、见效快。

一、用针小

眼针是一种特制的针具,以 30~34$^{\#}$长 15mm,即 0.5 寸的不锈钢针最为合适。眼睛部位小,眼眶周围血管及神经的分布丰富、感觉灵敏,因此要求针具针体细,针尖锋利,韧性好,不易弯。一般针具不宜使用,否则易造成眼周组织损伤,给病人带来不必要的痛苦。

二、取穴少

眼针共计 13 穴,每 1 穴的治疗范围较广,每种疾病一般取穴 2~3 个,疑难疾病也不过 4~5 个穴,比如中风偏瘫只用 3~4 个穴,比全身取穴的穴位要少得多。

三、针刺浅

眼眶部皮肤较薄,针刺时,针尖刺入真皮,到达皮下组织即可,不再深刺,就是直刺也不过 10mm 左右,针刺浅,病人痛苦小,易于接受。

四、手法轻

眼针的进针要求稳、准、快。找准穴区后,用拇、食两指稳持针具,快速刺入,不用提插捻转等手法,病人有酸、麻、胀、重、凉、热等感觉即为得气,为直达病所。如未得气,将针轻轻提出 1/3,稍改变一下方向刺入即可。

五、操作简

眼针操作简单,不用脱衣解带,不受环境限制,无论在田间、地头、工厂、家庭、火车上、飞机上、轮船上都可以进行针术操作,不用躺卧,坐着、站立都可以。

六、见效快

眼针治疗疗效好,见效快,立竿见影,眼周的神经、血管丰富,眼球距大脑又近,眼针刺激后,立即传到大脑,反射弧短,反应迅速。对疼痛病证可达针入痛止,呃逆病人可达针入呃止,新中风偏瘫针 1~2 次即可下床走路。

第二节　眼区的穴位

在观眼诊病中已经提到观眼时的眼睛分区,眼针治疗时的眼区穴与眼睛分区一致,不再重新命名,即 1 区肺、大肠,2 区肾、膀胱,3 区上焦,4 区肝、胆,5 区中焦,6 区心、小肠,7 区脾、胃,8 区下焦。1、2、4、6、7 区,每区 2 个穴,中心线前区为脏区,中心线后区为腑区,3、5、8 区,每区 1 个穴,在每个脏腑名字后面加上区穴两个字,即为穴名,如肺区穴、肾区穴、胆区穴、中焦区穴等,共计 13 个穴。

眼针的穴位都在眼眶缘内或距眶内缘 2mm 以内的眶缘上,取穴时,以瞳孔为中心,将眼睛视为一个表盘,内眦为 9 点整,外眦为 3 点整,这样每个眼区穴都有一定的范围,眶外横刺时,针体刺在该穴区所占范围的眶缘上,眶内直刺时,则刺在穴点(图 45)。

一、肺区穴

穴位:左眼在瞳孔的内上方,相当于时钟 9:45~10:30 之间。右眼在瞳孔的内上方,相当于时钟 1:30~2:15 之间,左右对称(图 46)。

解剖:在眼轮匝肌中,内有额肌,皱眉肌,上斜肌,当额动、静脉处,布有额神经内侧支,眶上动、静脉,眶上神经,滑车上神经,鼻睫神经。

归经:入肺经。

穴性:宣肺利气,止咳平喘,疏风解表,通利肺窍。

主治:感冒、咽痛、喉痒、咳嗽、哮证、喘证、胸痛、肺痈、肺痨、肺痿、咳血、衄血、皮疹、泄泻、便秘、痢疾、眼疾等。

配穴:感冒发热常配上焦区、心区以退热;胸闷、胸痛、心悸、失眠配心区、通络安神;泄泻、便秘常配大肠区以调整大肠经功能。

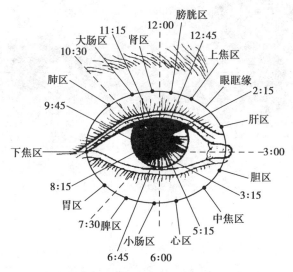

图45 眼区穴位图(左眼)

针法:眶外横刺:在距眼眶内缘2mm的眼眶上,从穴区的一侧进针,斜向另一侧,刺入3~5分,通过真皮到达皮下,不要穿越穴位范围。

眶内直刺:嘱患者闭目,医者左手向外下方轻按眼球,右手持针在穴区的中点紧靠眼眶内缘垂直刺入5分,不提插,不捻转,出针后紧压针孔片刻以防出血。

与大肠区穴联合应用时其左眼穴区相当于时钟9:45~11:15之间,右眼的穴区相当于时钟12:45~2:15之间,其针刺方法同上。

针感:眼眶局部有酸、麻、胀、冷、热感。眼睛明亮,欲流泪或泪出。

说明:肺为气之本,朝百脉,其华在毛,其充在皮。肺区不单指肺,包括气管、支气管、鼻等整个呼吸系统有关的器官都属肺区管辖,因此与呼吸道有关的疾病皆可选用本区治疗。

西医学中肺司呼吸作用,水分的发散、体温的调节,都是肺脏的功能。有此功能,肺区才能主治呼吸系统、皮毛病变及感冒发热等疾病。

肺主一身皮毛,因此肺与皮肤一样都与空气相接触,皮肤与肺一样都需要呼吸,两者息息相关。皮肤的润泽与滋养就和肺气的盛衰有很大关系。肺气强,皮肤自然得到润养。肺气弱,皮肤自然就会产生疾病。另肺开窍于鼻,鼻是肺呼吸空气的门户,鼻的病变会影响到呼吸。肺功能不佳,会造成鼻的病变。因此皮疹、皮炎、鼻炎、鼻塞、鼻衄等都可选用肺区治疗。

肺又与大肠相表里,两者相互影响。肺气不宣,可影响到大肠,造成便秘、泄泻、痢疾等,这些病变也可选用肺区治疗。

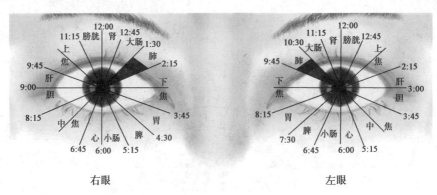

右眼　　　　　　　　　　　　左眼

图46 肺区穴位图

二、大肠区穴

穴位:左眼在瞳孔的内上方,相当于时钟的10:30～11:15之间;右眼在瞳孔的内上方,相当于时钟的12:45～1:30之间,左右对称(图47)。

解剖:在眼轮匝肌内,内有额肌、皱眉肌,当额动、静脉处,布有额神经,眶上动、静脉,眶上神经,滑车上神经。

归经:入大肠经。

穴性:清热祛风,通便止泻。

主治:腹痛、泄泻、便秘、痢疾、肠痈、大便失禁、痔疮、便血、咳嗽、哮喘、喘证、咳血、眼疾等。

配穴:大肠无力造成的便秘配肺区、下焦区;咳嗽、哮喘等可配肺区、上焦区;消化不良、腹胀、腹痛可配胃区、小肠区、中焦区;痤疮、皮疹等可配脾区、肺区、上焦区。

针法:眶外横刺:在距眼眶内缘2mm的眼眶上,从经区的一侧进针,斜向另一侧刺入3～5分,通过真皮到达皮下,不要穿越穴区范围。

眶内直刺:嘱患者闭目,医者左手向外下方轻按眼球,右手持针在穴区的中点紧靠眼眶内缘垂直刺入5分,不提插、不捻转,出针后紧压针孔片刻,以防出血。

与肺区联合应用时,参阅肺区穴的针法。

针感:眼眶局部有酸、麻、胀、冷、热感,眼睛明亮,欲流泪或泪出。

说明:大肠司搬运饮食的残渣,由盲肠、结肠、直肠、肛门所组成,它的主要作用是吸收从小肠输送而来的废物之水分,同时也有发酵的作用,是形成粪便的地方,因此腹痛、便秘、泄泻、痢疾、肠痈、痔疮等疾病都要应用大肠区治疗。同时大肠与肺为表里关系,临床常见的肺经病变咳嗽、哮喘、喘证等也可以选取大肠区穴。以肺区、大肠区同时应用其效更佳。

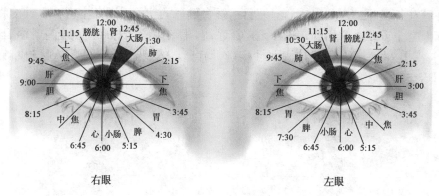

图 47 大肠区穴位图

三、肾区穴

穴位:左眼在瞳孔上方偏内侧,相当于时钟 11:15～12:00 之间;右眼在瞳孔上方偏内侧,相当于时钟 12:00～12:45 之间,左右对称(图48)。

解剖:在眼轮匝肌中,内有上直肌,有额动、静脉,眶上动脉,布有眶上神经,面神经分支。

归经:入肾经。

穴性:补肾益精,聪耳明目,利水消肿,通络止痛。

主治:头痛、眩晕、中风、腰痛、消渴、水肿、癃闭、遗精、阳痿、不孕、不育、耳鸣、耳聋、泄泻、遗尿、小便失禁、痛经、月经不调、带下、眼疾等。

配穴:头痛、眩晕配上焦区、肝区;中风半身不遂配肝区、上焦区、下焦区;急性腰扭伤配下焦穴;心肾不交所致的不寐配心区;消渴配上焦区、中焦区、下焦区;遗尿、癃闭、小便失禁与膀胱区联合应用;月经不调、痛经、带下等配肝区、下焦区;耳鸣、耳聋、眼疾等配肝区、上焦区。

针法:眶外横刺:在距眼眶内缘 2mm 的眼眶上,从经区的一侧进针,斜向另一侧刺入 3～5 分,通过真皮到达皮下,不要穿越穴区范围。

眶内直刺:嘱患者闭目,医者左手向下方轻按眼球,右手持针在穴区的中点紧靠眼眶内缘垂直刺入 5 分,不提插、不捻转,出针后紧压针孔片刻,以防出血。

与膀胱区穴联合应用时,其左眼穴位相当于时钟 11:15～12:45 之间,右眼的穴位相当于时钟 11:15～12:45 之间,其针刺方法同上。

针感:眼眶局部有酸、麻、胀、冷、热感,眼睛明亮,欲流泪或泪出。

说明:肾为先天之本,内藏元阴元阳,是阳气之根本,阴液之基础,又"肾藏精","肾主骨,生髓,通于脑","其华在发","肾在上开窍于耳,在下开窍于二阴","肾主司命门之火",这些都在说明肾经有滋阴补阳,补肾固精,益肾健脑,补髓壮骨,强腰脊,利水道,聪耳明目,强身健体的功能。因此本区在眼针的临床上是个重要又常用的穴位。凡泌尿系统、生殖系统、妇科疾病、全身骨骼、耳系、视力、头发及其他身体虚弱性疾病,均可以本区为主穴区或配穴区进行针刺治疗。

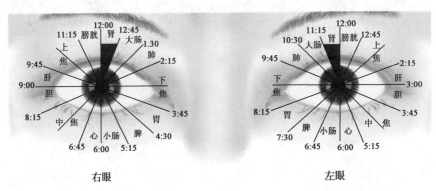

图48 肾区穴位图

四、膀胱区穴

穴位:左眼在瞳孔上方偏外侧,相当于时钟 12:00~12:45 之间;右眼在瞳孔上方偏外侧,相当于时钟 11:15~12:00 之间,左右对称(图49)。

解剖:在眼轮匝肌中,内有上直肌,有颞动、静脉,眶上动脉,布有眶上神经,面神经分支。

归经:入膀胱经。

穴性:清热利水,通络止痛。

主治:癃闭、遗尿、小便失禁、水肿、遗精、阳痿、耳鸣、耳聋、眼疾、坐骨神经痛等。

配穴:膀胱经主治的疾病多与肾病有关,故临床上肾区、膀胱区常联合应用,并配合下焦区,坐骨神经痛配肝区、肾区、下焦区。

针法:眶外横刺:在距眼眶内缘 2mm 的眼眶上,从经区的一侧进针,斜向另一侧,刺入 3~5 分,通过真皮到达皮下,不要穿越穴位范围。

眶内直刺:嘱患者闭目,医者向下轻按眼球,右手持针在穴位的中点紧靠眼眶内缘垂直刺入 5 分,不提插,不捻转,出针后紧压针孔片刻,以防出血。

与肾经联合应用时参阅肾经穴的针法。

针感:眼眶周围有酸、麻、胀、冷、热感。眼睛明亮,欲流泪或泪出。

说明:《灵枢·本输》云:"肾合膀胱,膀胱者,津液之府也",《素问·灵兰秘典论》又说:"膀胱者,州都之官,津液藏焉,气化则能出矣"。说明膀胱的主要功能和肾的关系密切,膀胱只主储存尿液,而尿液的生成与排泄要靠肾的气化作用,因此膀胱区可调整膀胱的功能,如配肾区更有补益肾气之功。

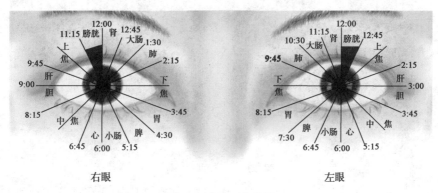

图 49 膀胱区穴位图

五、上焦区穴

穴位:左眼在瞳孔外上方,相当于时钟 12:45～2:15 之间;右眼在瞳孔外上方,相当于时钟 9:45～11:15 之间,左右对称(图 50)。

解剖:在眼轮匝肌中,有眶上动、静脉,布有眶上神经、面神经分支。

归经:入三焦经。

穴性:通利三焦、安神定志、宣肺和血、通经止痛。

主治:头痛、眩晕、中风、痹证、痿证、肢麻、肢痛、胸痛、心悸、咳嗽、喘证、面瘫、面痛、耳鸣、耳聋、眼疾等。

配穴:前额痛配胃区;头顶痛配肝区;偏头痛配胆区;后头痛配膀胱区;肝阳头痛配肝、胆区;痰浊头痛配脾区;高血压而致眩晕配肝区、肾区;气血不足引起眩晕配心区、脾区;痹证、痿证配下焦区、中焦区、肝区、肾区;胸闷、胸痛、心悸配心区;咳嗽、喘证配肺区;耳鸣、耳聋、眼疾配肝区、肾区;中风配肝区、肾区、下焦区。

针法:眶外横刺:在距眼眶内缘 2mm 的眼眶上,从经区的一侧进针,斜向另一侧刺入 3～5 分,通过真皮到达皮下,不要穿越穴区范围。

眶内直刺:嘱病人闭目,医者左手向内下方轻按眼球,右手持针在穴区的中点紧靠眼眶内缘垂直刺入 5 分,不提插,不捻转,出针后紧压针孔片刻,以防出血。

针感:眼眶局部有酸、麻、胀、冷、热感,眼睛明亮,欲流泪或流泪。

说明:上焦指人体的上部,自膈肌水平以上包括前胸后背及内容脏器,心、肺、气管、支气管、胸膜以及颈项、头面、五官和上肢,凡这些部位患病都可以取上焦区穴。

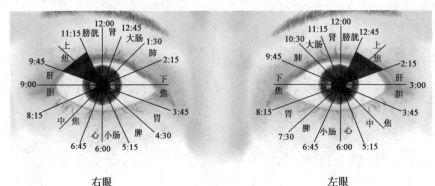

右眼　　　　　　　　　　　　左眼

图50　上焦区穴位图

六、肝区穴

穴位:左眼在瞳孔的外方偏上,相当于时钟的 2:15～3:00 之间;右眼在瞳孔的外方偏上,相当于时钟的 9:00～9:45 之间,左右对称(图51)。

解剖:在眼轮匝肌中,内有颞肌,外直肌,当颞眶动、静脉分布处,布有颧面神经、颧颞神经、面神经颧颞支。

主治:中风、头痛、眩晕、痉病、癫痫、厥证、臌胀、积聚、黄疸、胁痛、郁证、吐血、衄血、贫血、月经不调、惊悸、不寐、耳鸣、耳聋、眼病等。

归经:入肝经。

穴性:疏肝理气、息风明目、活血通经、解郁行气。

配穴:中风配肾区、上焦区、下焦区;头痛、眩晕配上焦区;癫痫配心区、脾区;臌胀、积聚配中焦区、脾区;黄疸配上焦区、中焦区、下焦区;胁痛配上焦区;郁证配心区;惊悸、不寐配心区、肾区;耳鸣、耳聋、眼疾配肾区、上焦区。

针法:眶外横刺:在距眼眶内缘 2mm 的眼眶上,从经区的一侧进针,斜向另一侧刺入 3～5 分,通过真皮到达皮下,不要穿越穴区范围。

眶内直刺:嘱患者闭目,医者左手向目内眦侧轻推眼球,右手持针在穴区的中点紧靠眼眶内缘以 45° 角向内后方直刺 5 分,不提插,不捻转,出针后紧压针孔,以防出血。

与胆区穴联合应用时其左眼穴区相当于时钟 2:15～3:45 之间,右眼穴区相当于时钟 8:15～9:45 之间,其针刺方法同上。

针感:眼眶局部有酸、麻、胀、冷、热感,眼睛明亮,欲流泪或泪出。

说明:肝主藏血,具有贮藏血液和调节血液质和量的生理功能。不仅有丰富的血液供应全身,而且还能根据机体的要求在血液的质和量进行调节。肝与血的关系极为密切,肝内藏有维生素 B_{12} 的造血物质,能与骨髓相作用产生红细胞,能制造血液中的血红蛋白,是血液凝固所需的成分,肝脏本身能分解脂肪酸及制造防止血液凝固的肝素。肝又主筋,肝功能的衰退,筋力的衰弱,会影响四肢的运动,肝开窍于目,肝的功能衰退就会产生眼病,因此因高血压引起的中风、头痛、眩晕、贫血、妇女的月经不调都可用肝区穴治疗。

肝主疏泄,具有调畅气机,推动血液运行的作用。若肝失疏泄,气机不畅,不仅可以产生鼓胀、积聚、黄疸等疾病,还能造成精神活动上的失常而抑郁,这些病变都可以选用肝区穴,或以肝区穴为主穴配合其他穴区进行治疗。

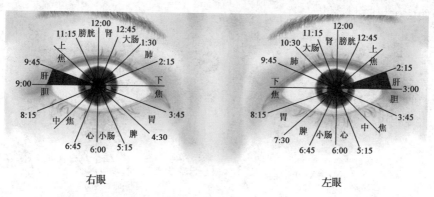

图 51　肝区穴位图

七、胆区穴

穴位:左眼在瞳孔的外方偏下,相当于时钟的 3:00 ~ 3:45 之间;右眼在瞳孔的外方偏下,相当于时钟的 8:15 ~ 9:00 之间,左右对称(图52)。

解剖:在眼轮匝肌中,内有额肌,外直肌,当颧眶动、静脉,布有颧面神经、面神经分支。

归经:入胆经。

穴性:疏肝利胆、通络止痛。

主治:头痛、眩晕、胁痛、腹痛、黄疸、恐惧、不寐、耳鸣、耳聋、口苦、眼病等。

配穴:头痛、眩晕配上焦区;胁痛、腹痛配中焦区;

黄疸配上焦区、中焦区、下焦区;恐惧、不寐配心区、肝区、上焦区;耳鸣、耳聋、口苦、眼疾等配肝区、肾区、上焦区。

针法:眶外横刺:在距眼眶内缘 2mm 的眼眶上,从经区的一侧进针斜向另一侧,刺入 3 ~ 5 分,通过真皮到达皮下,不要穿越穴区范围。

眶内直刺:嘱患者闭目,医者左手向目内眦侧轻推眼球,右手持针在穴区的中点紧靠眼眶内缘以45°角向内后方直刺5分,不提插,不捻转,出针后紧压针孔,以防出血。与肝区联合应用时参阅肝区穴的针法。

针感:眼眶局部有酸、麻、胀、冷、热感,眼睛明亮,欲流泪或泪出。

说明:张景岳曾说"胆为中正之官,藏清净之液,故曰中清之府",亦说:"胆附于肝,相表里"。说明了肝与胆的关系。在临床上往往肝区与胆区联合应用,共奏疏肝利胆、理气止痛之功。

根据经络学说,足少阳胆经是从目外眦开始,向上连前发际角,下引至耳后,沿头颈部,在手少阳三焦经之前行走,到达肩上,在手少阳三焦经后交叉出来,向下进入锁骨上窝。耳后支脉从耳后进入耳中,经过耳前,到达外眼角的后方。因此肝胆经本身的病变及胆经循行部位头的两侧、耳、眼的病变均可选取胆区进行治疗。

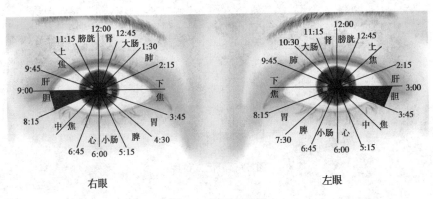

右眼   左眼

图 52　胆区穴位图

八、中焦区穴

穴位:左眼在瞳孔外下方,相当于时钟的 3:45 ~ 5:15 之间;右眼在瞳孔外下方,相当于时钟的 6:45 ~ 8:15 之间,左右对称(图 53)。

解剖:在眼轮匝肌中,内有眼肌,面动、静脉,布有面神经颧支、眶下神经、结状神经结、视神经、眼神经。

归经:入三焦经。

穴性:升清降浊、疏肝利胆、调理脾胃。

主治:胃痛、腹痛、胁痛、腹胀、黄疸、厌食、恶心、呕吐、呃逆、消渴、眼疾等。

配穴:胃痛配胃区、脾区;腹痛配肝区、胆区、胃区;胁痛配肝区、胆区;黄疸配肝区、胆区、上焦区、下焦区;厌食配脾区;恶心、呕吐配胃区;呃逆配肝区、脾区、胃区;消渴配肾区、上焦区、下焦区。

针法:眶外横刺:在距眼眶内缘 2mm 的眼眶上,从经区的一侧进针,斜向另一侧,刺入 3 ~ 5 分,通过真皮到达皮下,不要穿越穴区范围。

眶内直刺:嘱患者闭目,医者左手向内上方轻推眼球,右手持针在穴区的中点紧靠眼眶内缘垂直刺入 5 分,不提插,不捻转,出针后紧压针孔,以防出血。

针感:眼眶局部有酸、麻、胀、冷、热感,眼睛明亮,欲流泪或泪出。

说明:中焦即人体的中部,自膈肌水平以下至脐水平以上,包括腰背部,上腹部及内容脏器肝、胆、胰、胃、肠、脾等,凡这些部位患病都可选取中焦区穴。

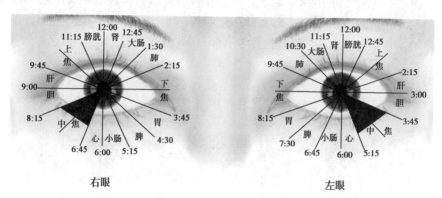

右眼　　　　　　　　　　　左眼

图 53　中焦区穴位图

九、心区穴

穴位:左眼在瞳孔的下方偏外侧,相当于时钟的 5:15～6:00 之间;右眼在瞳孔的下方偏外侧,相当于时钟的 6:00～6:45 之间,左右对称(图 54)。

解剖:在眼轮匝肌中,内有眼下直肌、下斜肌,有眶下动、静脉分支,布有眶下神经分支、动眼神经下支的肌支、面神经分支。

归经:入心经。

穴性:镇静安神、养血宁心、活血通络。

主治:心悸、怔忡、胸闷、胸痛、不寐、癫狂、痫证、梦遗、舌疮、腹泻、尿血、消瘦、眼疾等。

配穴:心悸、胸闷、胸痛配上焦区;怔忡配肝区、上焦区;健忘、不寐配上焦区、肾区;癫狂、痫证配肝区、脾区、上焦区;梦遗配肾区、下焦区;口疮、腹泻、尿血配小肠区、下焦区;消瘦配小肠区、脾区、中焦区。

针法:眶外横刺:在距眼眶内缘 2mm 的眼眶上,从经区的一侧进针,斜向另一侧,刺入 3～5 分,通过真皮到达皮下,不要穿越穴区范围。

眶内直刺:嘱患者闭目,医者左手向内上方轻推眼球,右手持针在穴区的中点紧靠眼眶内缘垂直刺入 5 分,不提插,不捻转,出针后紧压针孔,以防出血。

与小肠区穴联合应用时其左眼穴区相当于时钟的 5:15～6:45 之间,右眼穴区相当于时钟 5:15～6:45 之间,其针刺方法同上。

针感:眼眶局部有酸、麻、胀、冷、热感,眼睛明亮,欲流泪或泪出。

说明:心主神明,是人体一切精神意识思维活动的发源地,是人体生命的主宰,好比一国的元首一样,为五脏六腑之大主,领导各脏腑组织分工合作,有组织地进行生命活动,故称为君主之官。若心主神明的功能失常就会出现神志方面的症状,如心悸、健忘、不寐、癫狂等都可以选取心区治疗。

又心主血脉,是指心气推动血液运行的功能而言。若心主血脉的功能失常就会出现吐血、衄血、斑疹以及脉络阻滞等病变,也要选取心区治疗。

心与小肠相表里,小肠功能失常出现腹泻、消瘦等也可配以心区穴治疗。

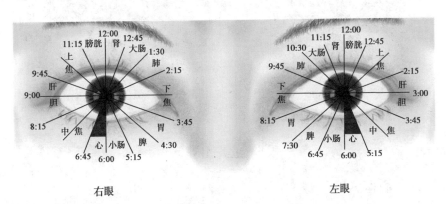

图54 心区穴位图

十、小肠区穴

穴位:左眼在瞳孔的下方偏内侧,相当于时钟的 6:00～6:45 之间;右眼在瞳孔的下方偏内侧,相当于时钟的 5:15～6:00 之间,左右对称(图55)。

解剖:在眼轮匝肌中,内有眼下直肌、下斜肌,有眶下动、静脉分支,眼动、静脉分支,布有眶下神经分支、动眼神经分支、面神经分支。

归经:入小肠经。

穴性:消积化食、分清别浊。

主治:腹痛、腹泻、消瘦、口疮、心悸、健忘、不寐、癫狂、痫证、眼疾等。

配穴:腹痛、腹泻配中焦区、大肠区;消瘦配脾区、胃区、中焦区;心悸、健忘、不寐、癫狂、痫证等配心区、上焦区。

针法:眶外横刺:在距眼眶内缘 2mm 的眼眶上,从经区的一侧进针,斜向另一侧,刺入 3～5 分,通过真皮到达皮下,不要穿越穴区范围。

眶内直刺:嘱患者闭目,医者左手向上方轻推眼球,右手持针在穴区的中点紧靠眼眶内缘垂直刺入 5 分,不提插,不捻转,出针后紧压针孔,以防出血。

与心区联合应用时参阅心区穴的针法。

针感:眼眶局部有酸、麻、胀、冷、热感,眼睛明亮,欲流泪或泪出。

说明:《素问·灵兰秘典论》说:"小肠者,受盛之官,化物出焉。"即小肠将胃初步消化的饮食物进一步消化,并将精微物质吸收成为血液化生的基础物质。小肠主化物而分清别浊,吸收其营养精华成分,将剩余的废物送入大肠,小肠的主要功能是消化吸收,因此凡消化吸收所造成诸疾病,都可以针刺小肠区加以调整。

心与小肠相表里,心的经脉属心而络小肠,小肠的经脉属小肠而络心,两者经脉的相互络属构成了表里关系,因此心经的病变也可以选取小肠区治疗。

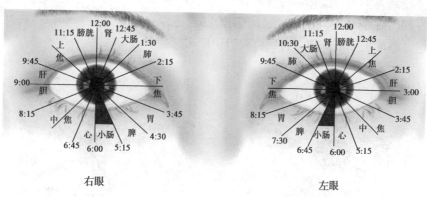

右眼　　　　　　　　　　左眼

图 55　小肠区穴位图

十一、脾区穴

穴位:左眼在瞳孔内下方,相当于时钟的 6:45 ~ 7:30 之间;右眼在瞳孔内下方,相当于时钟的 4:30 ~ 5:15 之间,左右对称(图 56)。

解剖:在眼轮匝肌内,有下斜肌,眶下动、静脉,眶下神经,滑车下动、静脉,滑车下神经。

归经:入脾经。

穴性:补中益气、健脾祛湿、调和脾胃、宣通脏腑。

主治:水肿、泄泻、消瘦、贫血、胃痛、呕吐、呃逆、痰饮、吐血、衄血、便血、便秘、痿证、月经不调、崩漏、带下、眼疾等。

配穴:水肿、泄泻配中焦区、肾区;消瘦配小肠区、中焦区;贫血配小肠区、心区、中焦区;胃痛、呕吐、呃逆配胃区、肝区、中焦区;吐血、衄血配心区、肝区、上焦区;便血配心区、下焦区、大肠区;痿证配肝区、肾区、下焦区;月经不调、崩漏、带下配心区、肝区、肾区、下焦区。

针法:眶外横刺:在距眼眶内缘 2mm 的眼眶上,从经区的一侧进针,斜向另一侧,刺入 3 ~ 5 分,通过真皮到达皮下,不要穿越穴区范围。

眶内直刺:嘱患者闭目,医者左手向外上方轻推眼球,右手持针在穴区的中点紧靠眼眶内缘垂直刺入 5 分,不提插,不捻转,出针后紧压针孔,以防出血。

与胃区穴联合应用时其左眼穴区相当于时钟的6:45~8:15之间,右眼穴区相当于时钟3:45~5:15之间,其针刺方法同上。

针感:眼眶局部有酸、麻、胀、冷、热感,眼睛明亮,欲流泪或泪出。

说明:脾为后天之本,气血生化之源,主运化输送精微,通调水道,上归于肺,下输膀胱,五脏六腑之精气均源于脾,脾又统血,输布津液,润养调节五脏六腑,因此脾具有消化、吸收、排泄、泌尿、生殖、代谢的诸多作用,凡上述各方面的功能失常均可以选取脾区治疗。

同时脾主升清,胃主降浊,清阳出上窍,浊阴出下窍,两者一升一降,互为表里。临床上一般都脾、胃两区联合应用,效果更佳。

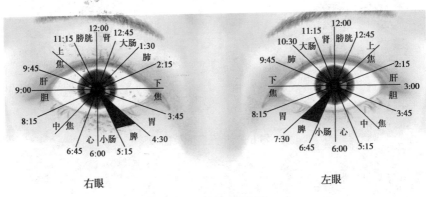

图56 脾区穴位图

十二、胃区穴

穴位:左眼在瞳孔内下方,相当于时钟的7:30~8:15之间;右眼在瞳孔内下方,相当于时钟的3:45~4:30之间,左右对称(图57)。

解剖:在眼轮匝肌内,有下斜肌,眶下动、静脉,眶下神经,滑车下动、静脉,滑车下神经。

归经:入胃经。

穴性:健脾和胃、降逆止呕、通络止痛。

主治:胃痛、嘈杂、呕吐、呃逆、噎膈、反胃、泄泻、便秘、口臭、吐血、牙痛、眼疾等。

配穴:胃痛、嘈杂配肝区、中焦区;呕吐、呃逆、噎膈、反胃配脾区、中焦区;泄泻、便秘配大肠区、小肠区、中焦区;口臭、吐血、牙痛配脾区、上焦区。

针法:眶外横刺:在距眼眶内缘2mm的眼眶上,从经区的一侧进针,斜向另一侧,刺入3~5分,通过真皮到达皮下,不要穿越穴区范围。

眶内直刺:嘱患者闭目,医者左手向外上方轻推眼球,右手持针在穴区的中点紧靠眼眶内缘垂直刺入5分,不提插,不捻转,出针后紧压针孔,以防出血。

与脾区联合应用时参阅脾区穴的针法。

针感:眼眶局部有酸、麻、胀、冷、热感,眼睛明亮,欲流泪或泪出。

说明:胃为水谷气血之海,气血津液化生之本,胃主受纳和腐熟水谷,将受纳的食物进行初步消化、腐熟,然后再由胃下传到小肠去进一步消化吸收,胃以下降为顺,饮食中的精微由小肠和脾加以吸收和输布,凡机体因消化、腐熟的功能失常,都可选取胃区穴治疗。

同时脾为胃行其津液,胃消化能力不适时加配脾区穴,健脾行其津液以帮助胃腐熟水谷,因此临床上在治疗脾胃病时,脾区穴、胃区穴常联合应用。

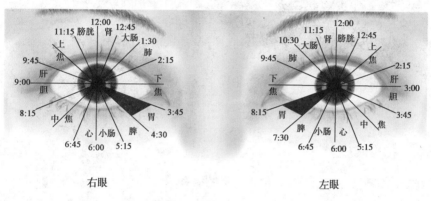

右眼　　　　　　　　　左眼

图57　胃区穴位图

十三、下焦区穴

穴位:左眼在瞳孔内侧,目内眦外,相当于时钟的8:15~9:45之间;右眼在瞳孔内侧,目内眦外,相当于时钟的2:15~3:45之间,左右对称(图58)。

解剖:在眼轮匝肌内及睑内侧韧带中,有眼内直肌,内眦动、静脉,滑车上动、静脉,眼动静脉本干,布有滑车上、下神经,眼神经,鼻睫神经。

归经:入三焦经。

穴性:通利下焦、填精补髓、利水消肿、通经止痛。

主治:中风、腰痛、小腹痛、遗精、阳痿、早泄、不孕、不育、痛经、月经不调、闭经、带下、癃闭、遗尿、尿失禁、水肿、痹证、痿证、痔疮、眼疾等。

配穴:中风配肝区、肾区、上焦区;腰痛配肾区、膀胱区;遗精、阳痿、早泄、不孕、不育等配肾区;痛经配肝区、肾区;月经不调配脾区、肾区、心区;闭经、带下配脾区、肾区;癃闭、尿失禁配肾区、膀胱区;遗尿配心区、肾区;水肿配脾区、肾区、膀胱区;痿证配肝区、肾区、上焦区;痹证配肺区、心区、上焦区;痔疮配大肠经。

针法:眶外横刺:由两目内眦连线与鼻尖和印堂连线的交叉点进针,斜向目内眦,刺入3~5分,通过真皮到达皮下。

眶内直刺:嘱患者闭目,医者左手向外侧轻推眼球,右手持针在目内眦内紧靠眼眶内缘垂直刺入5分,不提插,不捻转,出针后紧压针孔,以防出血。

针感:目内眦有酸、麻、胀感,眼睛明亮,流泪。

说明:下焦指人体的下部,自脐水平以下包括腰、骶、髂、臀、小腹、少腹及内容的泌尿生殖系统器官,肛肠,腹膜及下肢等,凡这些部位患病都可取下焦区穴。

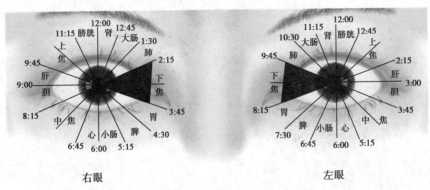

右眼　　　　　　　　左眼

图58　下焦区穴位图

然而在临床实践中,往往是根据病情脏穴、腑穴两穴同用,使疗效明显提高。因此,田师倡导将"八区十三穴"合并为"八区八穴"。眼针的分区是依据八卦理论结合五行学说并配以脏腑配属关系为基础,把眼眶周围通过八卦与八廓及脏腑加以配属的关系进行分区,将眼部划分为八区十三穴。"八区"的划分有章可循,而一区两穴的五个区,中心线前为脏,中心线后为腑的划分方法,是人为所分,没有确切的理论依据,在治疗时,脏腑两区的治疗作用是互补的。例如,肺区穴既治疗肺脏的病变,又治疗大肠的病变;大肠区穴既治疗大肠的病变,又治疗肺脏的病变,肺与大肠穴同取,就增强了治疗肺脏病变和大肠病变的作用,互为表里的脏腑在同一穴区,无论脏在前腑在后还是腑在前脏在后,两穴同取,既治疗脏病又治疗腑病,并增强了治疗作用。因此脏腑同取比单独取穴疗效明显增强。

第三节　眼针的取穴原则

针灸治疗需要配穴,每种针刺方法都有一定的配穴原则,眼针的取穴原则有四种。

一、循经取穴

眼针的循经取穴,是根据经络所过,疾病所主的原则,病属于哪一经,或病在哪一条经络线上,就取哪一经区穴。

如病人以肩背痛为主诉,痛在上臂及肩胛部,是手太阳小肠经循行的部位,就可取小肠区穴。

病人以头痛为主诉,以后头痛为重,并连及颈项部,是足太阳膀胱经循行的部位,就可取膀胱区穴;如以两侧头痛为重,属少阳头痛,是足少阳胆经循行的部位,就可取胆区穴;如以巅顶部疼痛为主,属厥阴头痛,是足厥阴肝经循行的部位,就可取肝区穴等。

二、脏腑取穴

眼针的脏腑取穴,即病属哪一脏腑,就取哪一脏腑区穴。如病人以咳嗽、喘促为主诉,知道病变在肺,取肺区穴。病人以心悸、心烦为主诉,切诊脉见结代,知道病变在心,就可取心区穴。病人以胃脘痛为主诉,伴有恶心、呕吐,知道病变在胃,就可取胃区穴。病人以阳痿为主诉,伴有腰膝酸软无力、遗精等症,两尺脉无力,知道病变在肾,就可取肾区穴等。

三、三焦取穴

眼针的三焦取穴,就是通过膈肌和脐划两条水平线,将人体分为上、中、下三部分,病在上就取上焦区穴,病在中就取中焦区穴,病在下就取下焦区穴(图59)。

(一)上焦取穴

人体的上部,自膈肌水平以上,包括前胸、后背及内容脏器心、肺、气管、支气管、胸膜至颈项、头面五官和上肢。凡这些部位患病都可取上焦区穴。

如病人以头痛为主诉,就可取上焦区穴。病人以咳嗽、喘促为主诉,也可以取上焦区穴。病人上肢活动不灵,或肿痛,就可以取上焦区穴。

(二)中焦取穴

人体的中部,自膈肌水平以下至脐水平以上,包括腰背部,上腹部及内容脏器肝、胆、胰、胃、肠、脾等。凡这些部位患病,都可取中焦区穴。

如病人以胃脘痛为主诉,伴恶心、呕吐等症,就

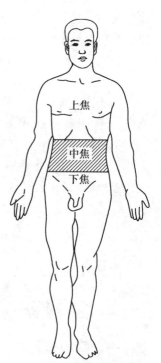

图59 三焦分布图

可取中焦区穴。病人以腹痛、腹泻为主要症状,也可以取中焦区穴等。

（三）下焦取穴

人体的下部,自脐水平以下,包括腰、骶、髂、臀、小腹、少腹及内容的泌尿生殖系统器官、肛肠、腹膜和下肢等,凡这些部位患病,都可以取下焦区穴。

如病人腰骶部疼痛,就可以取下焦区穴。女病人患月经不调、痛经,都可取下焦区穴。病人下肢活动不灵,痿软无力或疼痛,可取下焦区穴。

四、观眼取穴

眼针的观眼取穴,就是观察病人的白睛,看哪个经区脉络的形状、颜色最明显,就取哪一经区穴。

前面已经讲过,脏腑的病变,可以通过脉络在白睛上显现出来,为了尽快为病人解除痛苦,在临床取穴时,不仅要遵循上述的取穴原则,还要配以观眼取穴,以直达病所。另外有些疾病既分不清病属哪一经,又分不清病变部位,但尽管是多经发病,也必有侧重,这样在白睛的不同区域就会有不同的表现。因此,只要观察白睛上哪一经区脉络明显,便可取哪一经区穴。

如病人以全身疼痛、倦怠乏力为主要症状来就诊,要求治疗,这样的病人,既分不清病变在哪一部位,又分不清病属哪一经,治疗时既要普遍照顾,又要重点突出。普遍照顾就是选取上焦区穴、中焦区穴、下焦区穴。重点突出就是观察白睛上哪个经区脉络明显,就选取哪一经区穴。

临床取穴时,要灵活掌握眼针取穴四原则,把它们有机地结合起来,以确定正确的治疗方案。

如病人以头痛为主诉,表现为头痛而胀、眩晕,或抽掣痛,痛时常有烘热,面红目赤,时有呕恶,耳鸣如蝉,心烦口干,舌质红,苔薄黄,脉弦。该病人头痛,选取上焦区穴。证候分析病属肝阳上亢,选取肝区,观察白睛见肝区、脾区脉络明显,说明该患兼有痰浊上扰,又可选取脾区。这样,治疗该患选取的穴位应为上焦区穴、肝区穴、脾区穴。

第四节 眼针的针刺方法

眼针的针刺方法较多,但最基本的针刺方法有两种,即眶内直刺法和眶外横刺法,适用于一切病证,其他针刺方法都是为了提高疗效或满足不同患者的需要而采用的辅助治疗方法。

一、眶内直刺法

在穴区的中心,紧靠眼眶内缘垂直刺入,此法是眼针最基本的针刺方法之一,针刺无痛、效果好。但要求手法熟练,刺入准确,进针 10mm 左右。手法不熟者,切勿轻试,以防出血或损伤眼球(图 60)。

二、眶外横刺法

选好穴区,在距眼眶内缘 2mm 的眼眶上,从穴区的一侧刺入,斜向另一侧,刺入真皮,到达皮下,保持针体在穴区内。此法也是眼针最基本的针刺方法之一,该法安全,疗效确切,不易出血,容易掌握,手法不熟者,可普遍开展此种针法(图 61)。

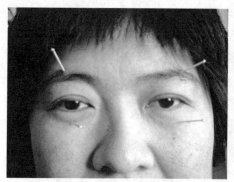

图 60 眶内直刺法

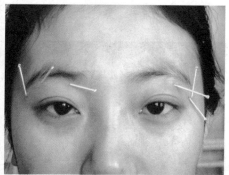

图 61 眶外横刺法

三、点刺法

选好穴区,一手按住眼睑,将眼皮绷紧,用针在穴区内轻轻点刺 5～7 次,以不出血为度,此法适于眼睑肥厚,浮肿,容易出血以及震颤不止、躁动不安的病人(图 62)。

四、双刺法

不论是采用眶内直刺法还是眶外横刺法,刺入一针以后,紧贴针旁按同一方向再刺入一针,以加强刺激,提高疗效(图 63)。

五、眶内眶外配合刺法

在选好的穴区内,眶内、眶外各刺一针,眶内外共同刺激,效果更好(图 64)。

六、压穴法

选好穴区,在穴区内,用指尖、笔头、火柴杆、点眼棒、三棱针柄等按压眼眶内缘,以局部有酸麻感为度。按压 10～20 分钟。适用于儿童、畏针者,或疼痛反复发作的病人(图 65)。

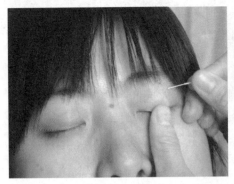

图62 点刺法

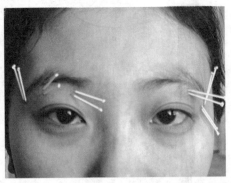

图63 双刺法

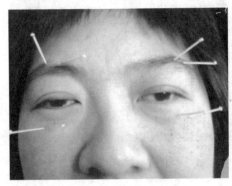

图64 眶内眶外配合刺法

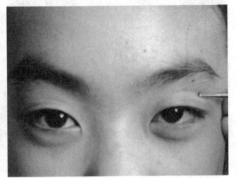

图65 压穴法

七、埋针法

选好穴区,用1号皮内针,埋在距眼眶内缘2mm的眼眶部位,用胶布固定,冬季5日、夏季3日更换1次,适用于慢性疾病、长期疼痛及术后病人(图66)。

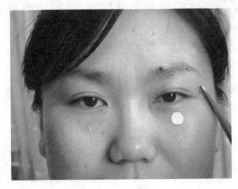

图66 埋针法

第五节　眼针的治疗作用

眼针具有调和阴阳,扶正祛邪,止痛消肿,安神定志,理气和血,通经活络和治未病的作用。

一、调和阴阳

阴阳失调是疾病发生的根本原因,阴阳双方要保持对立统一的协调关系,人体的脏腑组织器官才能保持正常的生理功能。如果出现阴阳失调就会使机体发生各种病变。如阳盛就会出现热证,如阴盛就会出现寒证。根据中医理论热则寒之,寒则热之,使阴阳之间达到平衡,疾病得以消除。

《灵枢·根结》指出:"用针之要,在于知调阴与阳"。而眼针的穴区具有自动调节阴阳平衡的功能。热者能寒,寒者能热,虚者能补,实者能泻,不用补泻手法,就能自动调节,以达到阴阳的平衡,这是眼针所独具的特色。

二、扶正祛邪

中医学认为,疾病的发生乃是正气不足,邪气入侵所致。正气就是指人体的功能活动和抵抗病邪的能力;而邪气是与正气相对而言,凡对人体有害的各种致病因素都是邪气。因此可以说任何疾病的发生,都是一定的条件下正邪相争的具体反应。《素问·刺法论》说:"正气存内,邪不可干",《素问·评热病论》也说:"邪之所凑,其气必虚"。说明正气旺盛,邪气就不足为患,不会致病,如果正气不足,邪气就会乘虚入侵而致病了。

正气增强,邪气就消退,正胜邪病情就逐渐痊愈;若邪气增长,正气衰退,正不胜邪,则病情就会恶化。随着正、邪的盛衰变化,病情亦随着产生变化。病情的发展变化过程,也就是正邪相争的过程。所以要治疗疾病就要扶助正气,祛除邪气,改变正邪力量的对比,使正气胜于邪气,疾病自然向有利的方向转化。因此扶正祛邪是中医论治的一大原则。针灸具有扶正祛邪的作用,而其作用乃采用补虚泻实的治疗原则。这个原则的掌握,主要是通过针灸手法和穴位的配取两方面来实现的。而眼针在临床上更方便使用,不论手法,不谈补泻,只要取穴正确,配穴得当,其穴区本身自然调节补泻,自动产生扶正祛邪的作用,这是眼针不同于一般针灸的一大特点。

三、止痛消肿

肿痛是临床上常见的症状,若气血运行不畅,经脉阻滞不通,发生气滞血瘀,经络壅滞,闭塞不通,气血不容,就会发生疼痛。经络是气血运行的途径,针刺可疏通经络中壅滞的气血,改变气滞血瘀的病理变化。调和气血的运行,经络气血通畅自然就不会疼痛了。眼针具有显著的止痛消肿功能,针刺相应穴区直达病所,可达到针入痛止的结果。如急性腰扭伤,针刺肾区、下焦区就能迅速消除病人的痛苦。其他诸如头痛、项痛等常可针到病除,其疗效之快,常令人惊叹。

四、安神定志

随着生活节奏的加快,人们心理负担的加重,神志病变的患者逐年增多,《灵枢·邪客》曰:"心藏神","心者,五脏六腑之大主也,精神之所舍也",说明心乃神明之府,为五脏六腑之大主,为脏腑精气所使,心动则五脏六腑皆摇,主宰着人们的精神意识思维活动。眼针心区穴具有安神益脑,镇静宁心之功;肝区穴具有解郁安神之效。临床上狂躁型的精神不宁、失眠、癔症、癫、狂、痫、神经官能症等都与神志有关。朱丹溪说:"血气冲和,万病不生,一有怫郁,诸病生焉。"精神亢奋与精神衰弱,都会造成精神的不宁,情绪的不定,而让百病丛生。人的精神抑郁,肝失疏泄时,不但会影响肝脏功能失调,而且会造成精神情志上的失常。针刺眼针心区穴,肝区穴就能安定精神与情绪,而有益身心的健康。

五、理气和血

气滞血瘀是临床上常见的一种病理改变。无论是外感六淫还是内伤七情,都会造成气血瘀滞而产生多种疾病表现。眼针具有较明显的理气和血功能。肝主疏泄,具有调畅气机,推动血液运行的作用。其疏泄功能正常,肝气冲和调达,则人身之气机调畅,气血和调,经脉通利则脏腑、器官等生理功能正常。若肝失疏泄则气血瘀滞,又心主血脉,血在脉中运行依赖心脏搏动。心脏搏动有赖心气、脉中血液等营养物质充盈,在心气作用下顺脉道周流不息,使脏腑组织维持正常的生理功能。若脉道不利,血流不畅,则气血瘀滞,血脉受阻而出现气滞血瘀。同时脾统血,脾气统摄血液,使其在脉道中运行,防止溢出脉外。脾气充足,血在脉道中运行不息。若脾气不足,不仅出现血脉凝滞,还会使血溢脉外而出血。而眼针的肝区穴具有疏肝理气,活血通经,行气解郁之功。脾区穴有宣通脏腑,疏理三焦之效。心区穴又有安神益脑、和血通络的作用。临床上几穴配合应用,共奏理气和血之功,使很多因气滞血瘀所致之症得解。

六、通经活络

人体的经络内属于脏腑,外络于肢节。经络是五脏六腑和体表肌肤、四肢、五官九窍相互联系的通道。具有运行气血、沟通机体表里上下和调节脏腑组织活动的作用。在正常的情况下,经络内灌脏腑,外濡腠理,维持人体的正常生理功能。一旦身体经络气血功能失调,如经络中气血偏盛或偏衰,就会引起相关脏腑、器官、循行的部位功能亢进或减退,而造成生理功能的失常。《灵枢·经脉》:"经脉者,所以能决死生,处百病,调虚实,不可不通。"针灸具有疏通经络,调理气血的作用,因此可排除病理因素,治愈疾病。眼睛与经脉的关系更为密切,又是十二经脉的集散地,针刺眼针穴区可通过经络的传导,调和脏腑功能,调节气血循环而治愈疾病。

七、治未病

中医学素来强调对疾病的早期发现,早期诊断,早期治疗。古人云:"上工医未病之病,中医医欲病之病,下医医已病之病",指出了治未病防未然的思想。又言:"言上工知相五色于目",即高明的医生应从观察眼睛来诊断和预测疾病,达到早期发现、早期治疗的目的。

目前,大多数的治疗方法,都是病后医学。随着生活水平的提高,预防医学更为人们所重视。很多人定期做全身的健康检查,以防万一。然而检查时间长,费用贵。而观察眼睛白睛上的脉络,是供我们健康检查的一种很好的方法。观眼诊病诊断准确、迅速,操作简便,易学易懂,无副作用,经济安全,便于推广。可司外揣内,见微知著,有助于广泛普查的现实意义,又能预测疾病,防患于未然。

眼针不但用于治疗五脏六腑的病变,而且可用于预防保健治未病。"邪之所凑,其气必虚",用针之要,在于调气,调气即是增强身体的抵抗能力,提高机体的免疫能力。眼针中脾区、心区、肾区,对扶正祛邪,提高机体免疫能力具有明显效果。就是没有病,也可以进行针刺,作为预防保健之用,治未病是眼针的一大特点。

第六节 眼针需要说明的几个问题

一、留针问题

眼针的留针时间以 10 分钟为宜,最多不能超过 20 分钟,时间太长易出现皮下出血。埋针法用的皮内针又细又短,刺入 3mm 左右,且埋在眼眶外,用胶布固定,不能活动,可以留置 4~5 日。

二、起针问题

眼针的起针手法很重要,学习眼针疗法要从学习起针开始。起针要慢,用一手的拇、食二指捏住针柄,轻轻转动一下针体,然后慢慢拔出,另一手急用干棉球压迫针孔,稍等片刻,看确实没有出血再松手,切不可用一只手草率地将针拔出了事,以防止出血。

三、出血问题

在眼针治疗过程中,如果不认真操作很容易引起眼部皮下出血。因眼部组织疏松,血管极其丰富,在针刺和起针过程中,一旦碰到微小血管就会出现出血。眼部皮肤组织致密,而皮下组织疏松,眼部微小血管出血,血液不会流到皮肤外,而会瘀积于皮下的疏松组织内,造成皮下瘀血。

引起皮下瘀血的原因不外乎以下几点:①手法不熟,不熟悉眼部的解剖,在针刺时碰破微小血管;②起针过快,用力过猛,拉伤微小血管;③留针时间过长,针体滞于组织中,起针时拉伤微小血管;④有出血倾向,有的病人易出血,皮肤稍有损伤就出血不止,针刺后也就容易引起出血;⑤用大量活血药,有些病人根据治疗的需要,应用大量活血药,造成针刺后皮下瘀血;⑥活动量过大,有些病人在针刺后不是静坐或静卧休息,而是到处活动,或排便用力等也会造成眼部皮下瘀血;⑦针体活动,有的病人在留针过程中不慎碰动针体,针体在皮下活动,损伤微细血管造成皮下瘀血。

眼针出血后,轻则眼睑微肿,重则眼部肿胀明显,甚则压迫眼球出现眼部疼痛,更重者出现巩膜充血。针刺后发现眼睑肿起或患者眼部有发胀感,要立即将针起出,并用干棉球压迫针孔,使出血停止。

眼部出现皮下瘀血,要向病人做好解释工作,以减少或消除恐惧心理,皮下瘀血对眼球、对视力不会产生任何影响,出血的第一天,局部要做冷敷,使局部血管收缩,防止再出血。从第二天起局部做热敷,促进局部瘀血的吸收,可连做3天,一般1周左右会恢复正常。眼针治疗容易出现出血,但操作认真,手法熟练,起针缓慢,完全可以防止出血的发生。

四、针具问题

眼部神经血管丰富,不可随意拿起针具就针,对针具一定要严格挑选,要求针身细,针体直,针尖锋利,以30~34#的0.5寸不锈钢针最为合适,最好为一次性使用,如不能一次性使用,一定要认真修针,针体不能弯,针尖不能带钩,针尖如果带钩,刺入或起针时最易损伤局部组织造成出血。

五、手法问题

眼针治疗要求术者手法熟练,进针做到稳、准、快。刺入后不提插,不捻转,病人有酸、麻、胀、重、冷、热等感觉即为得气,为直达病所,不要再动针体,如刺入后没有任何感觉,将针轻轻提出 1/3,稍改变一下方向刺入即可。

六、补泻问题

针灸治疗有多种补泻手法,而眼针针具小,进针浅,不宜提插和捻转。因此,眼针不用特殊的补泻手法,依靠眼针的双向调节作用,而达到补虚泻实的目的。

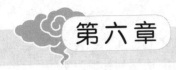

第六章

常见疾病的治疗

第一节　内　科　疾　病

一、呼吸系统疾病

上呼吸道感染

上呼吸道感染为外鼻孔至环状软骨下缘包括鼻腔、咽或喉部急性炎症的概称。临床类型有普通感冒、急性病毒性咽炎和喉炎、急性疱疹性咽峡炎、急性咽结膜炎和急性咽扁桃体炎。可见于中医的感冒。

【诊断依据】

根据鼻咽部的症状和体征,结合周围血常规和阴性胸部X线检查可做出临床诊断。一般无需病因诊断,特殊情况下可进行细菌培养和病毒分离,或病毒血清学检查等确定病原体。

【治疗处方】

1. 风寒束表　恶寒重,发热轻,无汗,头痛,肢节酸疼,鼻塞声重,或鼻痒喷嚏,时流清涕,咽痒,咳嗽,咳痰稀薄色白,口不渴或渴喜热饮,舌苔薄白而润,脉浮或浮紧。

眼针穴区:肺区、上焦区。

2. 风热犯表　身热较著,微恶风,汗泄不畅,头胀痛,面赤,咳嗽,痰黏或黄,咽燥,或咽喉乳蛾红肿疼痛,鼻塞,流黄浊涕,口干欲饮,舌苔薄白微黄,舌边尖红,脉浮数。

眼针:肺区、上焦区。

3. 暑湿伤表　身热,微恶风,汗少,肢体酸重或疼痛,头昏重胀痛,咳嗽痰黏,鼻流浊涕,心烦口渴,或口中黏腻,渴不多饮,胸闷脘痞,泛恶,腹胀,大便或溏,小便短赤,舌苔薄黄而腻,脉濡数。

眼针:肺区、脾区、上焦区。

【注意事项】

1. 对针具一定要严格挑选。留针时间最好以10分钟为宜,最长不超过20分钟。刺入后不提插、不捻转。

2. 必须审证求因,针对病因进行治疗,必要时配合中西药物治疗。

3. 对于血压过高患者,慎用针刺。

急、慢性气管-支气管炎

急、慢性气管-支气管炎是由生物、物理、化学刺激或过敏等因素引起的气管-支气管黏膜炎症。可见于中医的咳嗽或喘病。

【诊断依据】

1. 急性气管-支气管炎根据病史、咳嗽或咳痰等呼吸道症状,两肺散在干、湿性啰音等体征,结合血象和X线胸片,可做出临床诊断。

2. 慢性气管-支气管炎根据咳嗽、咳痰,或伴有喘息,每年发病持续3个月,并连续2年或2年以上,并排除其他慢性气道疾病。

【治疗处方】

1. 以咳嗽为主

(1) 风寒袭肺:咳嗽声重,气急,咽痒,咳痰稀薄色白,常伴鼻塞,流清涕,头痛,肢体酸楚,或见恶寒发热,无汗等表证,舌苔薄白,脉浮或浮紧。

眼针穴区:肺区、上焦区。

(2) 风热犯肺:咳嗽频剧,气粗或咳声嘶哑,喉燥咽痛,咳痰不爽,痰黏稠或黄,咳时汗出,常伴鼻流黄涕,口渴,头痛,身楚,或见恶风,身热等表证,舌苔薄黄,脉浮数或浮滑。

眼针穴区:肺区、上焦区。

(3) 风燥伤肺:干咳,连声作呛,喉痒,咽喉干痛,唇鼻干燥,无痰或痰少而黏,不易咯出,或痰中带有血丝,口干,初起或伴鼻塞、头痛、微寒、身热等表证,舌质红干而少津,苔薄白或薄黄,脉浮数或小数。

眼针穴区:肺区、上焦区。

(4) 痰湿蕴肺:咳嗽反复发作,咳声重浊,痰多,因痰而嗽,痰出咳平,痰黏腻或稠厚成块,色白或带灰色,每于早晨或食后则咳甚痰多,进甘甜油腻食物加重,胸闷脘痞,呕恶食少,体倦,大便时溏,舌苔白腻,脉象濡滑。

眼针穴区:脾区、肺区、上焦区。

(5) 痰热郁肺:咳嗽,气息粗促,或喉中有痰声,痰多质黏厚或稠黄,咳吐不爽,或有热腥味,或咳血痰,胸胁胀满,咳时引痛,面赤,或有身热,口干而黏,欲饮水,舌质红,舌苔薄黄腻,脉滑数。

眼针穴区:肺区、脾区、上焦区。

(6) 肝火犯肺:上气咳逆阵作,咳时面赤,咽干口苦,常感痰滞咽喉而咳之难出,量少质黏,或如絮条,胸胁胀痛,咳时隐痛,症状可随情绪波动而增减,舌红或舌边红,舌苔薄黄少津,脉弦数。

眼针:肺区、肝区、上焦区。

(7) 肺阴亏耗:干咳,咳声短促,痰少黏白,或痰中带血丝,或声音逐渐嘶哑,口干咽燥,或午后潮热,颧红,盗汗,日渐消瘦,神疲,舌质红,少苔,脉细数。

眼针穴区:肺区、上焦区。

(8) 肺气亏虚:病久咳声低微,咳而伴喘,咳痰清稀色白,食少,气短胸闷,神疲乏力,自汗畏寒,舌淡嫩苔白,脉弱。

眼针穴区:肺区、脾区、上焦区。

2. 以喘病为主

(1) 风寒壅肺:喘息咳逆,呼吸急促,胸部胀闷,痰多稀薄而带泡沫,色白质黏,常有头痛,恶寒,或有发热,口不渴,无汗,苔薄白而滑,脉浮紧。

眼针穴区:肺区、上焦区。

(2) 表寒肺热:喘逆上气,胸胀或痛,息粗,鼻煽,咳而不爽,吐痰黏稠,伴形寒,身热,烦闷,身痛,有汗或无汗,口渴,苔薄白或罩黄,舌边红,脉浮数或滑。

眼针穴区:肺区、上焦区。

(3) 痰热郁肺:喘咳气涌,胸部胀痛,痰多质黏色黄,或夹有血色,伴胸中烦闷,身热,有汗,口渴而喜冷饮,面赤,咽干,小便赤涩,大便或秘,舌质红,舌苔薄黄或腻,脉滑数。

眼针穴区:肺区、上焦区。

(4) 痰浊阻肺:喘而胸满闷塞,甚则胸盈仰息,咳嗽,痰多黏腻色白,咳吐不利,兼有呕恶,食少,口黏不渴,舌苔白腻,脉象滑或濡。

眼针穴区:肺区、脾区、上焦区。

(5) 肺气郁痹:每遇情志刺激而诱发,发时突然呼吸短促,息粗气憋,胸闷胸痛,咽中如窒,但喉中痰鸣不著,或无痰声。平素常多忧思抑郁,失眠,心悸。苔薄,脉弦。

眼针穴区:肺区、心区、上焦区。

(6) 肺气虚耗:喘促短气,气怯声低,喉有鼾声,咳声低弱,痰吐稀薄,自汗畏风,或见咳呛,痰少质黏,烦热而渴,咽喉不利,面颧潮红,舌质淡红或有苔剥,脉软弱或细数。

眼针穴区:肺区、上焦区。

(7) 肾虚不纳:喘促日久,动则喘甚,呼多吸少,气不得续,形瘦神惫,跗肿,汗出肢冷,面青唇紫,舌淡苔白或黑而润滑,脉微细或沉弱,或见喘咳,面红烦躁,口咽干燥,足冷,汗出如油,舌红少津,脉细数。

眼针穴区:肺区、肾区、上焦区。

(8) 水气凌心:气喘息涌,痰多呈泡沫状,胸满不能平卧,肢体浮肿,心悸怔忡,尿少肢冷,舌苔白滑,脉弦细数。

眼针穴区:心区、肾区、上焦区、下焦区。

(9) 肺脾两虚:喘息气短无力,语声低微,自汗心悸,面色㿠白,神疲乏力,食少便溏,舌淡苔少,脉弱。

眼针穴区:肺区、脾区、上焦区。

【注意事项】

1. 对针具一定要严格挑选。留针时间最好以 10 分钟为宜,最长不超过 20 分钟。刺入后不提插、不捻转。

2. 必须审证求因,针对病因进行治疗,必要时配合中西药物治疗。

3. 对于血压过高患者,慎用针刺。

肺 炎

肺炎是指终末气道、肺泡和肺间质的炎症,可由病原微生物、理化因素、免疫损伤、过敏及药物所致。可见于中医的风温肺热病。

【诊断依据】

1. 起病急,有发热、咳嗽、气急、鼻煽、痰鸣等症状。

2. 肺部可闻及干、湿啰音。

3. 结合 X 线及实验室检查。

【治疗处方】

1. 风热闭肺 发热恶风,咳嗽气急,痰多,痰黏稠或黄,口渴咽红,舌红,苔薄白或黄,脉浮数。

眼针穴区:肺区、上焦区。

2. 痰热闭肺 发热烦躁,咳嗽喘促,呼吸困难,气急鼻煽,喉间痰鸣,口唇发绀,面赤口渴,胸闷胀满,泛吐痰涎,舌质红,苔黄,脉象弦滑。

眼针穴区:肺区、上焦区、脾区。

3. 毒热闭肺 高热持续,咳嗽剧烈,气急鼻煽,甚至喘憋,涕泪俱无,鼻孔干燥如烟煤,面赤唇红,烦躁口渴,溲赤便秘,舌红而干,舌苔黄腻,脉滑数。

眼针穴区:肺区、上焦区。

【注意事项】

1. 对针具一定要严格挑选。留针时间最好以 10 分钟为宜,最长不超过 20

分钟。刺入后不提插、不捻转。

2. 必须审证求因,针对病因进行治疗,必要时配合中西药物治疗。

3. 对于血压过高患者,慎用针刺。

肺　结　核

肺结核是具有传染性的慢性虚弱疾患,以咳嗽、咳血、潮热、盗汗及身体逐渐消瘦为主要临床特征的一种疾病。相当于中医的肺痨。

【诊断依据】

1. 有与肺痨病人的长期密切接触史。

2. 以咳嗽、咳血、潮热、盗汗及形体明显消瘦为主要临床表现。

3. 初期病人仅感疲劳乏力、干咳、食欲不振,形体逐渐消瘦。

【治疗处方】

1. 肺阴亏损　干咳,咳声短促,或咳少量黏痰,或痰中带有血丝,色鲜红,胸部隐隐闷痛,午后自觉手足心热,或见少量盗汗,皮肤干灼,口干咽燥,疲倦乏力,纳食不香,苔薄白,边尖红,脉细数。

眼针穴区:肺区、脾区、上焦区。

2. 虚火灼肺　呛咳气急,痰少质黏,或吐痰黄稠量多,时时咳血,血色鲜红,混有泡沫痰涎,午后潮热,骨蒸,五心烦热,颧红,盗汗量多,口渴心烦,失眠,性情急躁易怒,或胸胁掣痛,男子可见遗精,女子月经不调,形体日益消瘦,舌干而红,苔薄黄而剥,脉细数。

眼针穴区:肺区、心区、肝区、肾区、上焦区。

3. 气阴耗伤　咳嗽无力,气短声低,咳痰清稀色白,量较多,偶或夹血,或咳血,血色淡红,午后潮热,伴有畏风,怕冷,自汗与盗汗可并见,纳少神疲,便溏,面色㿠白,颧红,舌质光淡,边有齿印,苔薄,脉细弱而数。

眼针穴区:肺区、脾区、上焦区。

【注意事项】

1. 对针具一定要严格挑选。留针时间最好以 10 分钟为宜,最长不超过 20 分钟。刺入后不提插、不捻转。

2. 必须审证求因,针对病因进行治疗,必要时配合中西药物治疗。

3. 对于血压过高患者,慎用针刺。

肺　脓　肿

肺脓肿是肺组织坏死形成的脓腔。可见于中医的肺痈。

【诊断依据】

1. 口腔手术、昏迷呕吐或异物吸入后,突发畏寒、高热、咳嗽和咯大量脓臭痰等病史。

2. 血白细胞总数及中性粒细胞显著增高。

3. X 线示浓密的炎性阴影中有空腔、气液平面。

【治疗处方】

1. 初期　恶寒发热,咳嗽,咳白色黏痰,痰量日渐增多,胸痛,咳则痛甚,呼吸不利,口干鼻燥,舌苔薄黄,脉浮数而滑。

眼针穴区:肺区、上焦区。

2. 成痈期　身热转甚,时时振寒,继则壮热,汗出烦躁,咳嗽气急,胸满作痛,转侧不利,咳吐浊痰,呈黄绿色,自觉喉间有腥味,口干咽燥,舌苔黄腻,脉滑数。

眼针穴区:肺区、上焦区。

3. 溃脓期　咳吐大量脓痰,或如米粥,或痰血相兼,腥臭异常,有时咳血,胸中烦满而痛,甚则气喘不能卧,身热面赤,烦渴喜饮,舌苔黄腻,舌质红,脉滑数或数实。

眼针穴区:肺区、上焦区。

4. 恢复期　身热渐退,咳嗽减轻,咳吐脓痰渐少,臭味亦淡,痰液转清稀,精神渐振,食纳好转。或有胸胁隐痛,难以平卧,气短,自汗盗汗,低热,午后潮热,心烦,口燥咽干,面色无华,形体消瘦,精神萎靡,舌质红或淡红,苔薄,脉细或细数无力。或见咳嗽,咳吐脓血痰日久不净,或痰液一度清稀而复转臭浊,病情时轻时重,迁延不愈。

眼针穴区:肺区、上焦区。

【注意事项】

1. 对针具一定要严格挑选。留针时间最好以 10 分钟为宜,最长不超过 20 分钟。刺入后不提插、不捻转。

2. 必须审证求因,针对病因进行治疗,必要时配合中西药物治疗。

3. 对于血压过高患者,慎用针刺。

支气管哮喘

支气管哮喘是由多种细胞(如嗜酸性粒细胞、肥大细胞、T 淋巴细胞、中性粒细胞、气道上皮细胞等)和细胞组分参与的气道慢性炎症性疾病。可见于中医的哮病、喘病、哮喘、咳嗽。

【诊断依据】

1. 反复发作喘息、气急、胸闷或咳嗽,多与接触变应原、冷空气、物理、化学性质刺激、病毒性上呼吸道感染、运动等有关。

2. 发作时在双肺可闻及散在或弥漫性,以呼气相为主的哮鸣音,呼气相延长。

3.上述症状可经治疗缓解或自行缓解。

4.除外其他疾病引起的喘息、气急、胸闷和咳嗽。

5.临床表现不典型者应有下列三项中的至少一项阳性:①支气管激发试验或运动试验阳性;②支气管舒张试验阳性;③昼夜 PEF 变异率≥20%。

【治疗处方】

1.以哮病为主

(1)发作期

1)冷哮:喉中哮鸣有声,胸膈满闷,咳痰稀白,面色晦滞,或有恶寒、发热、身痛,舌质淡,苔白滑,脉浮紧。

眼针穴区:肺区、上焦区。

2)热哮:喉中哮鸣如吼,气粗息涌,胸膈烦闷,呛咳阵作,痰黄黏稠,面红,伴有发热、心烦口渴,舌质红,苔黄腻,脉滑数。

眼针穴区:肺区、上焦区。

3)虚哮:反复发作,甚者持续喘哮,咳痰无力,声低气短,动则尤甚,口唇爪甲发绀,舌质紫黯,脉弱。

眼针穴区:肺区、脾区、上焦区、肾区。

(2)缓解期

1)肺气亏虚:平素自汗,怕风,易患感冒,每因气候变化而诱发。发病前喷嚏频作,鼻塞流清涕,舌质薄白,脉濡。

眼针穴区:肺区、上焦区。

2)脾气亏虚:平素痰多,倦怠无力,食少便溏,每因饮食失当而引发,舌苔薄白,脉细缓。

眼针穴区:脾区、肺区、上焦区。

3)肾气亏虚:平素气息短促,动则尤甚,腰酸腿软,脑转耳鸣,不耐劳累,下肢欠温,小便清长,舌淡,脉沉细。

眼针穴区:肾区、肺区、上焦区。

2.以喘病为主

(1)风寒壅肺:喘息咳逆,呼吸急促,胸部胀闷,痰多稀薄而带泡沫,色白质黏,常有头痛、恶寒,或有发热,口不渴,无汗,苔薄白而滑,脉浮紧。

眼针穴区:肺区、上焦区。

(2)表寒肺热:喘逆上气,胸胀或痛,息粗,鼻煽,咳而不爽,吐痰黏稠,伴形寒,身热,烦闷,身痛,有汗或无汗,口渴,苔薄白或罩黄,舌边红,脉浮数或滑。

眼针穴区:肺区、上焦区。

(3)痰热郁肺:喘咳气涌,胸部胀痛,痰多质黏色黄,或夹有血色,伴胸中烦闷,身热,有汗,口渴而喜冷饮,面赤,咽干,小便赤涩,大便或秘,舌质红,舌苔薄黄或腻,脉滑数。

眼针穴区:肺区、上焦区。

(4)痰浊阻肺:喘而胸满闷塞,甚则胸盈仰息,咳嗽,痰多黏腻色白,咳吐不利,兼有呕恶,食少,口黏不渴,舌苔白腻,脉滑或濡。

眼针穴区:肺区、脾区、上焦区。

(5)肺气郁痹:每遇情志刺激而诱发,发时突然呼吸短促,息粗气憋,胸闷胸痛,咽中如窒,但喉中痰鸣不著,或无痰声。平素常多忧思抑郁,失眠,心悸。苔薄,脉弦。

眼针穴区:肺区、心区、上焦区。

(6)肺气虚耗:喘促短气,气怯声低,喉有鼾声,咳声低弱,痰吐稀薄,自汗畏风,或见咳呛,痰少质黏,烦热而渴,咽喉不利,面颧潮红,舌质淡红或有苔剥,脉软弱或细数。

眼针穴区:肺区、上焦区。

(7)肾虚不纳:喘促日久,动则喘甚,呼多吸少,气不得续,形瘦神惫,跗肿,汗出肢冷,面青唇紫,舌淡苔白或黑而润滑,脉微细或沉弱,或见喘咳,面红烦躁,口咽干燥,足冷,汗出如油,舌红少津,脉细数。

眼针穴区:肺区、肾区、上焦区。

(8)水气凌心:气喘息涌,痰多呈泡沫状,胸满不能平卧,肢体浮肿,心悸怔忡,尿少肢冷,舌苔白滑,脉弦细数。

眼针穴区:心区、肾区、上焦区、下焦区。

(9)肺脾两虚:喘息气短无力,语声低微,自汗心悸,面色㿠白,神疲乏力,食少便溏,舌淡苔少,脉弱。

眼针穴区:肺区、脾区、上焦区。

3.以咳嗽为主

(1)风寒袭肺:咳嗽声重,气急,咽痒,咳痰稀薄色白,常伴鼻塞,流清涕,头痛,肢体酸楚,或见恶寒发热,无汗等表证,舌苔薄白,脉浮或浮紧。

眼针穴区:肺区、上焦区。

(2)风热犯肺:咳嗽频剧,气粗或咳声嘶哑,喉燥咽痛,咳痰不爽,痰黏稠或黄,咳时汗出,常伴鼻流黄涕,口渴,头痛,身楚,或见恶风,身热等表证,舌苔薄黄,脉浮数或浮滑。

眼针穴区:肺区、上焦区。

(3)风燥伤肺:干咳,连声作呛,喉痒,咽喉干痛,唇鼻干燥,无痰或痰少而黏,不易咯出,或痰中带有血丝,口干,初起或伴鼻塞、头痛、微寒、身热等表证,舌质红干而少津,苔薄白或薄黄,脉浮数或小数。

眼针穴区:肺区、上焦区。

(4) 痰湿蕴肺:咳嗽反复发作,咳声重浊,痰多,因痰而嗽,痰出咳平,痰黏腻或稠厚成块,色白或带灰色,每于早晨或食后则咳甚痰多,进甘甜油腻食物加重,胸闷脘痞,呕恶食少,体倦,大便时溏,舌苔白腻,脉濡滑。

眼针穴区:脾区、肺区、上焦区。

(5) 痰热郁肺:咳嗽,气息粗促,或喉中有痰声,痰多质黏厚或稠黄,咳吐不爽,或有热腥味,或咳血痰,胸胁胀满,咳时引痛,面赤,或有身热,口干而黏,欲饮水,舌质红,舌苔薄黄腻,脉滑数。

眼针穴区:肺区、脾区、上焦区。

(6) 肝火犯肺:上气咳逆阵作,咳时面赤,咽干口苦,常感痰滞咽喉而咳之难出,量少质黏,或如絮条,胸胁胀痛,咳时隐痛,症状可随情绪波动而增减,舌红或舌边红,舌苔薄黄少津,脉弦数。

眼针穴区:肺区、肝区、上焦区。

(7) 肺阴亏耗:干咳,咳声短促,痰少黏白,或痰中带血丝,或声音逐渐嘶哑,口干咽燥,或午后潮热,颧红,盗汗,日渐消瘦,神疲,舌质红少苔,脉细数。

眼针穴区:肺区、上焦区。

(8) 肺气亏虚:病久咳声低微,咳而伴喘,咳痰清稀色白,食少,气短胸闷,神疲乏力,自汗畏寒,舌淡嫩苔白,脉弱。

眼针穴区:肺区、脾区、上焦区。

【注意事项】

1. 对针具一定要严格挑选。留针时间最好以 10 分钟为宜,最长不超过 20 分钟。刺入后不提插、不捻转。

2. 必须审证求因,针对病因进行治疗,必要时配合中西药物治疗。

3. 对于血压过高患者,慎用针刺。

慢性阻塞性肺疾病

慢性阻塞性肺疾病是一组以气流受限为特征的肺部疾病,气流受限不完全可逆,呈进行性发展,但是可以预防和治疗的疾病。可见于中医的肺胀。

【诊断依据】

主要根据吸烟等高危因素史、临床症状、体征及肺功能检查等综合分析确定。不完全可逆的气流受限是慢性阻塞性肺疾病诊断的必备条件。吸入支气管舒张药后 FEV1/FVC < 70% 及 FEV1 < 80% 预计值可确定为不完全可逆性气流受限。

【治疗处方】

1. 痰浊壅肺　胸膺满闷,短气喘息,稍劳即著,咳嗽痰多,色白黏腻或呈泡沫,畏风易汗,脘痞纳少,倦怠乏力,舌黯,苔薄腻或浊腻,脉小滑。

眼针穴区:肺区、上焦区、脾区。

2. 痰热郁肺　咳逆,喘息气粗,胸满,烦躁,目胀睛突,痰黄或白,黏稠难咳,或伴身热,微恶寒,有汗不多,口渴欲饮,溲赤,便干,舌边尖红,苔黄或黄腻,脉数或滑数。

眼针穴区:肺区、上焦区。

【注意事项】

1. 对针具一定要严格挑选。留针时间最好以 10 分钟为宜,最长不超过 20 分钟。刺入后不提插、不捻转。

2. 必须审证求因,针对病因进行治疗,必要时配合中西药物治疗。

3. 对于血压过高患者,慎用针刺。

支气管扩张

支气管扩张大多继发于急、慢性呼吸道感染和支气管阻塞后,反复发生支气管炎症,致使支气管壁结构破坏,引起支气管异常和持久性扩张。可见于中医的肺痈和咳血。

【诊断依据】

根据反复咳脓痰,咳血病史和既往有诱发支气管扩张的呼吸道感染病史,高分辨 CT 显示支气管扩张的异常影像学改变可诊断。

【治疗处方】

1. 以肺痈为主

(1) 初期:恶寒发热,咳嗽,咳白色黏痰,痰量日渐增多,胸痛,咳则痛甚,呼吸不利,口干鼻燥,舌苔薄黄,脉浮数而滑。

眼针穴区:肺区、上焦区。

(2) 成痈期:身热转甚,时时振寒,继则壮热,汗出烦躁,咳嗽气急,胸满作痛,转侧不利,咳吐浊痰,呈黄绿色,自觉喉间有腥味,口干咽燥,舌苔黄腻,脉滑数。

眼针穴区:肺区、上焦区。

(3) 溃脓期:咳吐大量脓痰,或如米粥,或痰血相兼,腥臭异常,有时咳血,胸中烦满而痛,甚则气喘不能卧,身热面赤,烦渴喜饮,舌苔黄腻,舌质红,脉滑数或数实。

眼针穴区:肺区、上焦区。

(4) 恢复期:身热渐退,咳嗽减轻,咳吐脓痰渐少,臭味亦淡,痰液转清稀,精神渐振,食纳好转。或有胸胁隐痛,难以平卧,气短,自汗盗汗,低热,午后潮热,心烦,口燥咽干,面色无华,形体消瘦,精神萎靡,舌质红或淡红,苔薄,脉细或细数无力。或见咳嗽,咳吐脓血痰日久不净,或痰液一度清稀而复转臭浊,病情时轻时重,迁延不愈。

眼针穴区:肺区、上焦区。

2.以咳血为主

(1)肝火犯肺:咳呛气逆,咳血鲜红,胁痛善怒,面赤口苦,舌红,苔黄,脉弦数。

眼针穴区:肝区、肺区、上焦区。

(2)阴虚火旺:反复咳血,血色鲜红,干咳咽燥,舌红苔黄少津,脉细数。

眼针穴区:肺区、上焦区。

(3)痰热壅肺:咳血量多,血色鲜红或夹有黄痰,或脓痰腥臭,心烦口渴,舌红,苔黄腻,脉滑数。

眼针穴区:脾区、肺区、上焦区。

(4)气虚血瘀:反复咳血,血色淡红或夹紫黯血块,气短胸闷,易汗,舌淡或有紫色瘀斑,苔薄白,脉细涩。

眼针穴区:肺区、心区、上焦区。

【注意事项】

1.对针具一定要严格挑选。留针时间最好以10分钟为宜,最长不超过20分钟。刺入后不提插、不捻转。

2.必须审证求因,针对病因进行治疗,必要时配合中西药物治疗。

3.对于血压过高患者,慎用针刺。

肺 不 张

肺不张指全肺或部分肺呈收缩和无气状态。可见于中医的肺痿。

【诊断依据】

结合病史并根据胸部影像学检查诊断。

【治疗处方】

1.虚热证 咳吐浊唾涎沫,其质较黏稠,或咳痰带血,咳声不扬,甚则音嘎,气急喘促,口渴咽燥,午后潮热,形体消瘦,皮毛干枯,舌红而干,脉虚数。

眼针穴区:肺区、上焦区。

2.虚寒证 咳吐涎沫,其质清稀量多,不渴,短气不足以息,头眩,神疲乏力,食少,形寒,小便数,或遗尿,舌质淡,脉虚弱。

眼针穴区:肺区、上焦区。

肺动脉栓塞

肺动脉栓塞是以各种栓子阻塞肺动脉系统为其发病原因的一组疾病。可见于中医的胸痹、喘病。

【诊断依据】

结合病史并根据胸部影像学检查及实验室检查可以诊断。

【治疗处方】

1. 以胸痹为主 胸痹(痰浊闭阻证):胸闷重而心痛微,痰多气短,肢体沉重,形体肥胖,遇阴雨天而易发作或加重,伴有倦怠乏力,纳呆便溏,咳吐痰涎,舌体胖大且边有齿痕,苔浊腻或白滑,脉滑。

眼针穴区:肺区、上焦区、脾区。

2. 以喘病为主

(1)风寒壅肺:喘息咳逆,呼吸急促,胸部胀闷,痰多稀薄而带泡沫,色白质黏,常有头痛,恶寒,或有发热,口不渴,无汗,苔薄白而滑,脉浮紧。

眼针穴区:肺区、上焦区。

(2)表寒肺热:喘逆上气,胸胀或痛,息粗,鼻煽,咳而不爽,吐痰黏稠,伴形寒,身热,烦闷,身痛,有汗或无汗,口渴,苔薄白或罩黄,舌边红,脉浮数或滑。

眼针穴区:肺区、上焦区。

(3)痰热郁肺:喘咳气涌,胸部胀痛,痰多质黏色黄,或夹有血色,伴胸中烦闷,身热,有汗,口渴而喜冷饮,面赤,咽干,小便赤涩,大便或秘,舌质红,舌苔薄黄或腻,脉滑数。

眼针穴区:肺区、上焦区。

(4)痰浊阻肺:喘而胸满闷塞,甚则胸盈仰息,咳嗽,痰多黏腻色白,咳吐不利,兼有呕恶,食少,口黏不渴,舌苔白腻,脉象滑或濡。

眼针穴区:肺区、脾区、上焦区。

(5)肺气郁痹:每遇情志刺激而诱发,发时突然呼吸短促,息粗气憋,胸闷胸痛,咽中如窒,但喉中痰鸣不著,或无痰声。平素常多忧思抑郁,失眠,心悸。苔薄,脉弦。

眼针穴区:肺区、心区、上焦区。

(6)肺气虚耗:喘促短气,气怯声低,喉有鼾声,咳声低弱,痰吐稀薄,自汗畏风,或见咳呛,痰少质黏,烦热而渴,咽喉不利,面颧潮红,舌质淡红或有苔剥,脉软弱或细数。

眼针穴区:肺区、上焦区。

(7)肾虚不纳:喘促日久,动则喘甚,呼多吸少,气不得续,形瘦神惫,跗肿,汗出肢冷,面青唇紫,舌淡苔白或黑而润滑,脉微细或沉弱,或见喘咳,面红烦躁,口咽干燥,足冷,汗出如油,舌红少津,脉细数。

眼针穴区:肺区、肾区、上焦区。

(8)水气凌心:气喘息涌,痰多呈泡沫状,胸满不能平卧,肢体浮肿,心悸怔忡,尿少肢冷,舌苔白滑,脉弦细数。

眼针穴区:心区、肾区、上焦区、下焦区。

(9) 肺脾两虚:喘息气短无力,语声低微,自汗心悸,面色㿠白,神疲乏力,食少便溏,舌淡苔少,脉弱。

眼针穴区:肺区、脾区、上焦区。

【注意事项】

1. 对针具一定要严格挑选。留针时间最好以10分钟为宜,最长不超过20分钟。刺入后不提插、不捻转。

2. 必须审证求因,针对病因进行治疗,必要时配合中西药物治疗。

3. 对于血压过高患者,慎用针刺。

肺动脉高压

肺动脉高压是一种临床常见病症,病因复杂,可由多种心、肺或肺血管疾病引起。肺动脉高压时因肺循环阻力增加,右心负荷增大,最终导致右心衰竭,从而引起一系列临床表现,病程中肺动脉高压常呈进行性发展。可见于中医的肺胀、喘病、水肿、心悸。

【诊断依据】

根据海平面、静息状态下或者运动状态下,右心导管测量所得平均肺动脉压以及肺毛细血管楔压或左心室舒张末压。

【治疗处方】

1. 以肺胀为主

(1) 痰浊壅肺:胸膺满闷,短气喘息,稍劳即著,咳嗽痰多,色白黏腻或呈泡沫状,畏风易汗,脘痞纳少,倦怠乏力,舌黯,苔薄腻或浊腻,脉小滑。

眼针穴区:肺区、上焦区、脾区。

(2) 痰热郁肺:咳逆,喘息气粗,胸满,烦躁,目胀睛突,痰黄或白,黏稠难咯,或伴身热,微恶寒,有汗不多,口渴欲饮,溲赤,便干,舌边尖红,苔黄或黄腻,脉数或滑数。

眼针穴区:肺区、上焦区。

2. 以喘病为主

(1) 风寒壅肺:喘息咳逆,呼吸急促,胸部胀闷,痰多稀薄而带泡沫,色白质黏,常有头痛,恶寒,或有发热,口不渴,无汗,苔薄白而滑,脉浮紧。

眼针穴区:肺区、上焦区。

(2) 表寒肺热:喘逆上气,胸胀或痛,息粗,鼻煽,咳而不爽,吐痰黏稠,伴形寒,身热,烦闷,身痛,有汗或无汗,口渴,苔薄白或罩黄,舌边红,脉浮数或滑。

眼针穴区:肺区、上焦区。

（3）痰热郁肺：喘咳气涌，胸部胀痛，痰多质黏色黄，或夹有血色，伴胸中烦闷，身热，有汗，口渴而喜冷饮，面赤，咽干，小便赤涩，大便或秘，舌质红，舌苔薄黄或腻，脉滑数。

眼针穴区：肺区、上焦区。

（4）痰浊阻肺：喘而胸满闷塞，甚则胸盈仰息，咳嗽，痰多黏腻色白，咳吐不利，兼有呕恶，食少，口黏不渴，舌苔白腻，脉象滑或濡。

眼针穴区：肺区、脾区、上焦区。

（5）肺气郁痹证：每遇情志刺激而诱发，发时突然呼吸短促，息粗气憋，胸闷胸痛，咽中如窒，但喉中痰鸣不著，或无痰声。平素常多忧思抑郁，失眠，心悸。苔薄，脉弦。

眼针穴区：肺区、心区、上焦区。

（6）肺气虚耗：喘促短气，气怯声低，喉有鼾声，咳声低弱，痰吐稀薄，自汗畏风，或见咳呛，痰少质黏，烦热而渴，咽喉不利，面颧潮红，舌质淡红或有苔剥，脉软弱或细数。

眼针穴区：肺区、上焦区。

（7）肾虚不纳：喘促日久，动则喘甚，呼多吸少，气不得续，形瘦神惫，跗肿，汗出肢冷，面青唇紫，舌淡苔白或黑而润滑，脉微细或沉弱，或见喘咳，面红烦躁，口咽干燥，足冷，汗出如油，舌红少津，脉细数。

眼针穴区：肺区、肾区、上焦区。

（8）水气凌心：气喘息涌，痰多呈泡沫状，胸满不能平卧，肢体浮肿，心悸怔忡，尿少肢冷，舌苔白滑，脉弦细数。

眼针穴区：心区、肾区、上焦区、下焦区。

（9）肺脾两虚：喘息气短无力，语声低微，自汗心悸，面色㿠白，神疲乏力，食少便溏，舌淡苔少，脉弱。

眼针穴区：肺区、脾区、上焦区。

3. 以水肿为主

水肿（阳虚水泛） 全身高度浮肿，腹大胸满，卧则喘促，畏寒神倦，面色萎黄或苍白，纳少，尿短少，舌淡胖，边有齿痕，苔白，脉沉细或结代。

眼针穴区：肾区、上焦区、中焦区、下焦区。

4. 以心悸为主

（1）心血瘀阻：心悸怔忡，胸闷心痛阵发，或面唇紫黯，舌质紫黯或有瘀斑，脉细涩或结代。

眼针穴区：心区、上焦区。

（2）水气凌心：心悸怔忡不已，胸闷气喘，咳吐大量泡沫痰涎，面浮足肿，不能平卧，目眩，尿少，苔白腻或白滑，脉弦滑数疾。

眼针穴区:心区、肾区、脾区、上焦区。

(3) 心阳虚弱:心悸,动则为甚,胸闷气短,畏寒肢冷,头晕,面色苍白,舌淡胖,苔白,脉沉细或结代。

眼针穴区:心区、上焦区。

【注意事项】

1. 对针具一定要严格挑选。留针时间最好以 10 分钟为宜,最长不超过 20 分钟。刺入后不提插、不捻转。

2. 必须审证求因,针对病因进行治疗,必要时配合中西药物治疗。

3. 对于血压过高患者,慎用针刺。

肺源性心脏病

肺源性心脏病是指由支气管 - 肺组织、胸廓或肺血管病变致肺血管阻力增加,产生肺动脉高压,继而右心室结构或(和)功能改变的疾病。可见于中医的肺胀、喘病、咳嗽、心悸、痰饮、水肿。

【诊断依据】

1. 患者有慢性支气管炎、肺气肿、其他胸肺疾病或肺血管病变,并已引起肺动脉高压、右心室增大或右心功能不全。

2. 心电图、X 线胸片、超声心动图有右心增大肥厚的征象。

【治疗处方】

1. 肺胀为主

(1) 痰浊壅肺:胸膺满闷,短气喘息,稍劳即著,咳嗽痰多,色白黏腻或呈泡沫,畏风易汗,脘痞纳少,倦怠乏力,舌黯,苔薄腻或浊腻,脉小滑。

眼针穴区:肺区、上焦区、脾区。

(2) 痰热郁肺:咳逆,喘息气粗,胸满,烦躁,目胀睛突,痰黄或白,黏稠难咯,或伴身热,微恶寒,有汗不多,口渴欲饮,溲赤,便干,舌边尖红,苔黄或黄腻,脉数或滑数。

眼针穴区:肺区、上焦区。

(3) 阳虚水泛:心悸,喘咳,咳痰清稀,面浮,下肢浮肿,甚则一身悉肿,腹部胀满有水,脘痞,纳差,尿少,怕冷,面唇青紫,苔白滑,舌胖质黯,脉沉细。

眼针穴区:肺区、心区、脾区、上焦区。

(4) 肺肾气虚:呼吸浅短难续,声低气怯,甚则张口抬肩,倚息不能平卧,咳嗽,痰白如沫,咳吐不利,胸闷心慌,形寒汗出,或腰膝酸软,小便清长,或尿有余沥,舌淡或黯紫,脉沉细数无力,或有结代。

眼针穴区:肺区、心区、肾区。

2. 喘病为主

（1）肺气郁痹证：每遇情志刺激而诱发，发时突然呼吸短促，息粗气憋，胸闷胸痛，咽中如窒，但喉中痰鸣不著，或无痰声。平素常多忧思抑郁，失眠，心悸。苔薄，脉弦。

眼针穴区：肺区、心区、上焦区。

（2）水气凌心：气喘息涌，痰多呈泡沫状，胸满不能平卧，肢体浮肿，心悸怔忡，尿少肢冷，舌苔白滑，脉弦细数。

眼针穴区：心区、肾区、上焦区、下焦区。

（3）肺脾两虚：喘息气短无力，语声低微，自汗心悸，面色㿠白，神疲乏力，食少便溏，舌淡苔少，脉弱。

眼针穴区：肺区、脾区、上焦区。

3. 以咳嗽为主

（1）肝火犯肺：上气咳逆阵作，咳时面赤，咽干口苦，常感痰滞咽喉而咳之难出，量少质黏，或如絮条，胸胁胀痛，咳时隐痛，症状可随情绪波动而增减，舌红或舌边红，舌苔薄黄少津，脉弦数。

眼针穴区：肺区、肝区、上焦区。

（2）肺气亏虚：病久咳声低微，咳而伴喘，咳痰清稀色白，食少，气短胸闷，神疲乏力，自汗畏寒，舌淡嫩苔白，脉弱。

眼针穴区：肺区、脾区、上焦区。

4. 以心悸为主

（1）心血瘀阻：心悸怔忡，胸闷心痛阵发，或面唇紫黯，舌质紫黯或有瘀斑，脉细涩或结代。

眼针穴区：心区、上焦区。

（2）水气凌心：心悸怔忡不已，胸闷气喘，咳吐大量泡沫痰涎，面浮足肿，不能平卧，目眩，尿少，苔白腻或白滑，脉弦滑数疾。

眼针穴区：心区、肾区、脾区、上焦区。

（3）心阳虚弱：心悸，动则为甚，胸闷气短，畏寒肢冷，头晕，面色苍白，舌淡胖，苔白，脉沉细或结代。

眼针穴区：心区、上焦区。

5. 以痰饮为主

（1）邪犯胸肺：寒热往来，身热起伏，汗少，或发热不恶寒，有汗而热不解，咳嗽，痰少，气急，胸胁刺痛，呼吸、转侧疼痛加重，心下痞硬，干呕，口苦，咽干，舌苔薄白或黄，脉弦数。

眼针穴区：肺区、心区、上焦区。

（2）饮停胸胁：胸胁疼痛，咳唾引痛，痛势较前减轻，而呼吸困难加重，咳逆气喘,息促不能平卧,或仅能偏卧于停饮的一侧,病侧胁间胀满,甚则可见病侧胸廓隆起,舌苔白,脉沉弦或弦滑。

眼针穴区:肺区、心区、上焦区。

(3) 脾肾阳虚:喘促动则为甚,心悸,气短,或咳而气怯,痰多,食少,胸闷,怯寒肢冷,神疲,少腹拘急不仁,脐下动悸,小便不利,足跗浮肿,或吐涎沫而头目昏眩,舌体胖大,质淡,苔白润或腻,脉沉细而滑。

眼针穴区:肺区、脾区、肾区、心区。

6. 以水肿为主

水肿(阳虚水泛)　全身高度浮肿,腹大胸满,卧则喘促,畏寒神倦,面色萎黄或苍白,纳少,尿短少,舌淡胖,边有齿痕,苔白,脉沉细或结代。

眼针穴区:肾区、上焦区、中焦区、下焦区。

【注意事项】

1. 对针具一定要严格挑选。留针时间最好以 10 分钟为宜,最长不超过 20 分钟。刺入后不提插、不捻转。

2. 必须审证求因,针对病因进行治疗,必要时配合中西药物治疗。

3. 对于血压过高患者,慎用针刺。

肺　　癌

肺癌又称原发性支气管癌,为起源于支气管黏膜或腺体的恶性肿瘤。可见于中医的肺积,又叫息积。

【诊断依据】

根据患者病史,临床症状及体征以及影像学检查可以诊断。

【治疗处方】

1. 阴虚痰热　咳嗽少痰,或干咳,咽干不适,或咯痰带血丝,胸满气急,潮热盗汗,头晕耳鸣,心烦口干,小便黄,大便干结。舌质红绛、苔光剥或舌光无苔,脉弦数无力。

眼针穴区:肺区、上焦区。

2. 气阴两虚　干咳痰少,咳声低微,或痰少带血,消瘦神倦,口干短气,目暗失寐,烦躁心悸,纳差体乏,舌红干或嫩红、苔白干或无苔,脉沉细。

眼针穴区:肺区、上焦区、心区。

3. 肺郁痰热　咳嗽不畅,痰中带血,胸胁痛或胸闷气促,唇燥口干,大便秘结,舌质红或黯红,苔黄,脉弦或弦细。

眼针穴区:肺区、上焦区。

4. 气虚痰湿　咳嗽痰多,胸闷短气,少气懒言,纳呆消瘦,腹胀便溏。舌质淡黯或淡红,边有齿印,苔白腻,脉濡或滑。

眼针穴区:肺区、上焦区、脾区。

【注意事项】

1.对针具一定要严格挑选。留针时间最好以10分钟为宜,最长不超过20分钟。刺入后不提插、不捻转。

2.必须审证求因,针对病因进行治疗,必要时配合中西药物治疗。

3.对于血压过高患者,慎用针刺。

特发性肺纤维化

特发性肺纤维化是一种病因不明,以弥漫性肺泡炎和肺泡结构紊乱最终导致肺间质纤维化为特征的疾病。可见于中医的咳嗽、肺痿、肺痹。

【诊断依据】

根据临床特征、胸部影像学表现、肺通气及弥散功能、病理活检及排除其他已知原因导致的特发性肺纤维化。

【治疗处方】

1.咳嗽为主

(1)风寒袭肺:咳嗽声重,气急,咽痒,咳痰稀薄色白,常伴鼻塞,流清涕,头痛,肢体酸楚,或见恶寒发热,无汗等表证,舌苔薄白,脉浮或浮紧。

眼针穴区:肺区、上焦区。

(2)风热犯肺:咳嗽频剧,气粗或咳声嘶哑,喉燥咽痛,咳痰不爽,痰黏稠或黄,咳时汗出,常伴鼻流黄涕,口渴,头痛,身楚,或见恶风、身热等表证,舌苔薄黄,脉浮数或浮滑。

眼针穴区:肺区、上焦区。

(3)风燥伤肺:干咳,连声作呛,喉痒,咽喉干痛,唇鼻干燥,无痰或痰少而黏,不易咯出,或痰中带有血丝,口干,初起或伴鼻塞、头痛、微寒、身热等表证,舌质红干而少津,苔薄白或薄黄,脉浮数或小数。

眼针穴区:肺区、上焦区。

(4)痰湿蕴肺:咳嗽反复发作,咳声重浊,痰多,因痰而嗽,痰出咳平,痰黏腻或稠厚成块,色白或带灰色,每于早晨或食后则咳甚痰多,进甘甜油腻食物加重,胸闷脘痞,呕恶食少,体倦,大便时溏,舌苔白腻,脉象濡滑。

眼针穴区:脾区、肺区、上焦区。

(5)痰热郁肺:咳嗽,气息粗促,或喉中有痰声,痰多质黏厚或稠黄,咳吐不爽,或有热腥味,或咳血痰,胸胁胀满,咳时引痛,面赤,或有身热,口干而黏,欲饮水,舌质红,舌苔薄黄腻,脉滑数。

眼针穴区:肺区、脾区、上焦区。

(6)肝火犯肺:上气咳逆阵作,咳时面赤,咽干口苦,常感痰滞咽喉而咳之难出,量少质黏,或如絮条,胸胁胀痛,咳时隐痛,症状可随情绪波动而增减,舌红或舌边红,舌苔薄黄少津,脉弦数。

眼针穴区:肺区、肝区、上焦区。

(7)肺阴亏耗:干咳,咳声短促,痰少黏白,或痰中带血丝,或声音逐渐嘶哑,口干咽燥,或午后潮热,颧红,盗汗,日渐消瘦,神疲,舌质红,少苔,脉细数。

眼针穴区:肺区、上焦区。

(8)肺气亏虚:病久咳声低微,咳而伴喘,咳痰清稀色白,食少,气短胸闷,神疲乏力,自汗畏寒,舌淡嫩苔白,脉弱。

眼针穴区:肺区、脾区、上焦区。

2.以肺痿为主

(1)虚热证:咳吐浊唾涎沫,其质较黏稠,或咳痰带血,咳声不扬,甚则音嘎,气急喘促,口渴咽燥,午后潮热,形体消瘦,皮毛干枯,舌红而干,脉虚数。

眼针穴区:肺区、上焦区。

(2)虚寒证:咳吐涎沫,其质清稀量多,不渴,短气不足以息,头眩,神疲乏力,食少,形寒,小便数,或遗尿,舌质淡,脉虚弱。

眼针穴区:肺区、上焦区。

3.以肺痹为主

(1)风热犯肺:恶寒发热,胸满咳嗽,咽喉红肿,纳差乏力,舌质红,苔白,脉象沉细。

眼针穴区:肺区、上焦区。

(2)痰热壅肺:发热口渴,咳嗽痰黏,不易咯出,胸部闷痛,喘促气急,舌质黄苔燥,脉象滑数。

眼针穴区:肺区、上焦区。

(3)气虚血瘀:咳嗽喘息,呼吸困难,胸部疼痛,时咯血痰,舌质绛红,苔少,脉象沉细。

眼针穴区:肺区、上焦区。

(4)气阴两伤:咳喘日久,反复发作,口干无痰,心悸失眠,午后潮热,舌质红,少苔,脉象细数。

眼针穴区:肺区、上焦区。

(5)脾肾阳虚:喘促日久,呼长吸短,咳声低微,动则气短,痰涎清稀,舌质淡苔白,脉象细弱。

眼针穴区:肺区、脾区、上焦区。

【注意事项】

1.对针具一定要严格挑选。留针时间最好以10分钟为宜,最长不超过20

分钟。刺入后不提插、不捻转。

2.必须审证求因,针对病因进行治疗,必要时配合中西药物治疗。

3.对于血压过高患者,慎用针刺。

外源性过敏性肺泡炎

外源性过敏性肺泡炎是反复吸入某些具有抗原性的有机粉尘所引起的过敏性肺泡炎,常同时累及终末细支气管。可见于中医的咳嗽、肺痿、肺痹。

【诊断依据】

根据接触史,典型的临床症状,肺部体征,胸部X线表现,血清沉淀抗体测定,支气管肺泡灌洗,肺功能检查等进行综合分析,做出正确诊断。

【治疗处方】

1.以咳嗽为主

(1)风寒袭肺:咳嗽声重,气急,咽痒,咳痰稀薄色白,常伴鼻塞,流清涕,头痛,肢体酸楚,或见恶寒发热、无汗等表证,舌苔薄白,脉浮或浮紧。

眼针穴区:肺区、上焦区。

(2)风热犯肺:咳嗽频剧,气粗或咳声嘶哑,喉燥咽痛,咳痰不爽,痰黏稠或黄,咳时汗出,常伴鼻流黄涕,口渴,头痛,身楚,或见恶风、身热等表证,舌苔薄黄,脉浮数或浮滑。

眼针穴区:肺区、上焦区。

(3)风燥伤肺:干咳,连声作呛,喉痒,咽喉干痛,唇鼻干燥,无痰或痰少而黏,不易咯出,或痰中带有血丝,口干,初起或伴鼻塞、头痛、微寒、身热等表证,舌质红干而少津,苔薄白或薄黄,脉浮数或小数。

眼针穴区:肺区、上焦区。

(4)痰湿蕴肺:咳嗽反复发作,咳声重浊,痰多,因痰而嗽,痰出咳平,痰黏腻或稠厚成块,色白或带灰色,每于早晨或食后则咳甚痰多,进甘甜油腻食物加重,胸闷脘痞,呕恶食少,体倦,大便时溏,舌苔白腻,脉象濡滑。

眼针穴区:脾区、肺区、上焦区。

(5)痰热郁肺:咳嗽,气息粗促,或喉中有痰声,痰多质黏厚或稠黄,咳吐不爽,或有热腥味,或咳血痰,胸胁胀满,咳时引痛,面赤,或有身热,口干而黏,欲饮水,舌质红,舌苔薄黄腻,脉滑数。

眼针穴区:肺区、脾区、上焦区。

(6)肝火犯肺:上气咳逆阵作,咳时面赤,咽干口苦,常感痰滞咽喉而咳之难出,量少质黏,或如絮条,胸胁胀痛,咳时隐痛,症状可随情绪波动而增减,舌红或舌边红,舌苔薄黄少津,脉弦数。

眼针穴区:肺区、肝区、上焦区。

(7) 肺阴亏耗:干咳,咳声短促,痰少黏白,或痰中带血丝,或声音逐渐嘶哑,口干咽燥,或午后潮热,颧红,盗汗,日渐消瘦,神疲,舌质红,少苔,脉细数。

眼针穴区:肺区、上焦区。

(8) 肺气亏虚:病久咳声低微,咳而伴喘,咳痰清稀色白,食少,气短胸闷,神疲乏力,自汗畏寒,舌淡嫩,苔白,脉弱。

眼针穴区:肺区、脾区、上焦区。

2. 以肺痿为主

(1) 虚热证:咳吐浊唾涎沫,其质较黏稠,或咳痰带血,咳声不扬,甚则音嘎,气急喘促,口渴咽燥,午后潮热,形体消瘦,皮毛干枯,舌红而干,脉虚数。

眼针穴区:肺区、上焦区。

(2) 虚寒证:咳吐涎沫,其质清稀量多,不渴,短气不足以息,头眩,神疲乏力,食少,形寒,小便数,或遗尿,舌质淡,脉虚弱。

眼针穴区:肺区、上焦区。

3. 以肺痹为主

(1) 风热犯肺:恶寒发热,胸满咳嗽,咽喉红肿,纳差乏力,舌质红,苔白,脉象沉细。

眼针穴区:肺区、上焦区。

(2) 痰热壅肺:发热口渴,咳嗽痰黏,不易咯出,胸部闷痛,喘促气急,舌质黄苔燥,脉滑数。

眼针穴区:肺区、上焦区。

(3) 气虚血瘀:咳嗽喘息,呼吸困难,胸部疼痛,时咯血痰,舌质绛红,苔少,脉沉细。

眼针穴区:肺区、上焦区。

(4) 气阴两伤:咳喘日久,反复发作,口干无痰,心悸失眠,午后潮热,舌质红,少苔,脉象细数。

眼针穴区:肺区、上焦区。

(5) 脾肾阳虚:喘促日久,呼长吸短,咳声低微,动则气短,痰涎清稀,舌质淡,苔白,脉象细弱。

眼针穴区:肺区、脾区、上焦区。

【注意事项】

1. 对针具一定要严格挑选。留针时间最好以 10 分钟为宜,最长不超过 20 分钟。刺入后不提插、不捻转。

2. 必须审证求因,针对病因进行治疗,必要时配合中西药物治疗。

3. 对于血压过高患者,慎用针刺。

结　节　病

结节病是一种多系统器官受累的肉芽肿性疾病。常侵犯肺、双侧肺门淋巴结,也可以侵犯几乎全身每个器官。部分病例呈自限性,大多预后良好。可见于中医的痰饮。

【诊断依据】

1.患者的临床表现和 X 线表现与结节病相符合。

2.活检证实有非干酪样坏死性类上皮结节。

3.除外其他原因引起的肉芽肿性病变。

【治疗处方】

1.邪犯胸肺　寒热往来,身热起伏,汗少,或发热不恶寒,有汗而热不解,咳嗽,痰少,气急,胸胁刺痛,呼吸、转侧疼痛加重,心下痞硬,干呕,口苦,咽干,舌苔薄白或黄,脉弦数。

眼针穴区:肺区、心区、上焦区。

2.饮停胸胁　胸胁疼痛,咳唾引痛,痛势较前减轻,而呼吸困难加重,咳逆气喘,息促不能平卧,或仅能偏卧于停饮的一侧,病侧肋间胀满,甚则可见病侧胸廓隆起,舌苔白,脉沉弦或弦滑。

眼针穴区:肺区、心区、上焦区。

3.脾肾阳虚　喘促动则为甚,心悸,气短,或咳而气怯,痰多,食少,胸闷,怯寒肢冷,神疲,少腹拘急不仁,脐下动悸,小便不利,足跗浮肿,或吐涎沫而头目昏眩,舌体胖大,质淡,苔白润或腻,脉沉细而滑。

眼针穴区:肺区、脾区、肾区、心区。

【注意事项】

1.对针具一定要严格挑选。留针时间最好以 10 分钟为宜,最长不超过 20分钟。刺入后不提插、不捻转。

2.必须审证求因,针对病因进行治疗,必要时配合中西药物治疗。

3.对于血压过高患者,慎用针刺。

矽　肺

矽肺是由于长期吸入石英粉尘所致的以肺部弥漫性纤维化为主的全身性疾病,是我国目前常见的且危害较为严重的职业病。可见于中医的肺痿、咳喘、胸痹、虚劳。

【诊断依据】

根据患者病史、临床症状、体征以及 X 线等相关影像学检查诊断。

【治疗处方】

1. 以肺痿为主

(1) 虚热证:咳吐浊唾涎沫,其质较黏稠,或咳痰带血,咳声不扬,甚则音嗄,气急喘促,口渴咽燥,午后潮热,形体消瘦,皮毛干枯,舌红而干,脉虚数。

眼针穴区:肺区、上焦区。

(2) 虚寒证:咳吐涎沫,其质清稀量多,不渴,短气不足以息,头眩,神疲乏力,食少,形寒,小便数,或遗尿,舌质淡,脉虚弱。

眼针穴区:肺区、上焦区。

2. 以喘病为主

(1) 风寒壅肺:喘息咳逆,呼吸急促,胸部胀闷,痰多稀薄而带泡沫,色白质黏,常有头痛,恶寒,或有发热,口不渴,无汗,苔薄白而滑,脉浮紧。

眼针穴区:肺区、上焦区。

(2) 表寒肺热:喘逆上气,胸胀或痛,息粗,鼻煽,咳而不爽,吐痰黏稠,伴形寒,身热,烦闷,身痛,有汗或无汗,口渴,苔薄白或罩黄,舌边红,脉浮数或滑。

眼针穴区:肺区、上焦区。

(3) 痰热郁肺:喘咳气涌,胸部胀痛,痰多质黏色黄,或夹有血色,伴胸中烦闷,身热,有汗,口渴而喜冷饮,面赤,咽干,小便赤涩,大便或秘,舌质红,舌苔薄黄或腻,脉滑数。

眼针穴区:肺区、上焦区。

(4) 痰浊阻肺:喘而胸满闷塞,甚则胸盈仰息,咳嗽,痰多黏腻色白,咳吐不利,兼有呕恶,食少,口黏不渴,舌苔白腻,脉象滑或濡。

眼针穴区:肺区、脾区、上焦区。

(5) 肺气郁痹证:每遇情志刺激而诱发,发时突然呼吸短促,息粗气憋,胸闷胸痛,咽中如窒,但喉中痰鸣不著,或无痰声。平素常多忧思抑郁,失眠,心悸。苔薄,脉弦。

眼针穴区:肺区、心区、上焦区。

(6) 肺气虚耗:喘促短气,气怯声低,喉有鼾声,咳声低弱,痰吐稀薄,自汗畏风,或见咳呛,痰少质黏,烦热而渴,咽喉不利,面颧潮红,舌质淡红或有苔剥,脉软弱或细数。

眼针穴区:肺区、上焦区。

(7) 肾虚不纳:喘促日久,动则喘甚,呼多吸少,气不得续,形瘦神惫,跗肿,汗出肢冷,面青唇紫,舌淡苔白或黑而润滑,脉微细或沉弱,或见喘咳,面红烦躁,口咽干燥,足冷,汗出如油,舌红少津,脉细数。

眼针穴区:肺区、肾区、上焦区。

(8) 水气凌心:气喘息涌,痰多呈泡沫状,胸满不能平卧,肢体浮肿,心悸怔忡,尿少肢冷,舌苔白滑,脉弦细数。

眼针穴区:心区、肾区、上焦区、下焦区。

(9) 肺脾两虚:喘息气短无力,语声低微,自汗心悸,面色㿠白,神疲乏力,食少便溏,舌淡苔少,脉弱。

眼针穴区:肺区、脾区、上焦区。

3. 以胸痹为主　胸痹(痰浊闭阻):胸闷重而心痛微,痰多气短,肢体沉重,形体肥胖,遇阴雨天而易发作或加重,伴有倦怠乏力,纳呆便溏,咳吐痰涎,舌体胖大且边有齿痕,苔浊腻或白滑,脉滑。

眼针穴区:肺区、上焦区、脾区。

4. 以虚劳为主

(1) 肺气虚:咳嗽无力,痰液清稀,短气自汗,声音低怯,时寒时热,平素易于感冒,面白,舌淡,苔薄白,脉细弱。

眼针穴区:肺区、上焦区。

(2) 肺阴虚:干咳,咽燥,甚或失音,咳血,潮热,盗汗,面色潮红,舌红少苔,脉细数。

眼针穴区:肺区、上焦区。

【注意事项】

1. 对针具一定要严格挑选。留针时间最好以 10 分钟为宜,最长不超过 20 分钟。刺入后不提插、不捻转。

2. 必须审证求因,针对病因进行治疗,必要时配合中西药物治疗。

3. 对于血压过高患者,慎用针刺。

煤工尘肺、石棉肺、滑石尘肺、棉尘病、农民肺

煤工尘肺是指煤矿工人长期吸入生产环境中粉尘引起肺组织纤维化的肺部病变的总称。

石棉肺是长期吸入石棉粉尘引起的慢性、进行性、弥漫性、不可逆肺间质纤维化、胸膜斑形成和胸膜肥厚,严重损害患者的肺功能,并可使肺、胸膜恶性肿瘤的发生率显著增高。

滑石尘肺是指滑石矿开采、滑石粉加工等作业工人在滑石开采、加工、使用过程中,长期吸入滑石粉尘而引起的肺部广泛纤维化病变的一种尘肺。

棉尘病是由于长期吸入棉、麻等植物性粉尘所引起的,具有特征性的胸部紧束感和(或)胸闷、气短等症状,并有急性通气功能下降的呼吸道阻塞性疾病。

农民肺是外源性过敏性肺泡炎或外源性过敏性细支气管肺泡炎的一种,它是农民或其他劳动群众在作业环境中接触发霉的稻草或稻谷时,吸入含有

嗜热放线菌的有机粉尘所引起的外源性变应性肺泡炎,可以在肺内形成巨噬细胞性肉芽肿和肺间质纤维化。

【诊断依据】

依据接触史及 X 线表现诊断。

【治疗处方】

1. 以咳嗽为主

(1) 风寒袭肺:咳嗽声重,气急,咽痒,咳痰稀薄色白,常伴鼻塞,流清涕,头痛,肢体酸楚,或见恶寒发热、无汗等表证,舌苔薄白,脉浮或浮紧。

眼针穴区:肺区、上焦区。

(2) 风热犯肺:咳嗽频剧,气粗或咳声嘶哑,喉燥咽痛,咳痰不爽,痰黏稠或黄,咳时汗出,常伴鼻流黄涕,口渴,头痛,身楚,或见恶风,身热等表证,舌苔薄黄,脉浮数或浮滑。

眼针穴区:肺区、上焦区。

(3) 风燥伤肺:干咳,连声作呛,喉痒,咽喉干痛,唇鼻干燥,无痰或痰少而黏,不易咯出,或痰中带有血丝,口干,初起或伴鼻塞、头痛、微寒、身热等表证,舌质红干而少津,苔薄白或薄黄,脉浮数或小数。

眼针穴区:肺区、上焦区。

(4) 痰湿蕴肺:咳嗽反复发作,咳声重浊,痰多,因痰而嗽,痰出咳平,痰黏腻或稠厚成块,色白或带灰色,每于早晨或食后则咳甚痰多,进甘甜油腻食物加重,胸闷脘痞,呕恶食少,体倦,大便时溏,舌苔白腻,脉象濡滑。

眼针穴区:脾区、肺区、上焦区。

(5) 痰热郁肺:咳嗽,气息粗促,或喉中有痰声,痰多质黏厚或稠黄,咳吐不爽,或有热腥味,或咳血痰,胸胁胀满,咳时引痛,面赤,或有身热,口干而黏,欲饮水,舌质红,舌苔薄黄腻,脉滑数。

眼针穴区:肺区、脾区、上焦区。

(6) 肝火犯肺:上气咳逆阵作,咳时面赤,咽干口苦,常感痰滞咽喉而咳之难出,量少质黏,或如絮条,胸胁胀痛,咳时隐痛,症状可随情绪波动而增减,舌红或舌边红,舌苔薄黄少津,脉弦数。

眼针穴区:肺区、肝区、上焦区。

(7) 肺阴亏耗:干咳,咳声短促,痰少黏白,或痰中带血丝,或声音逐渐嘶哑,口干咽燥,或午后潮热,颧红,盗汗,日渐消瘦,神疲,舌质红少苔,脉细数。

眼针穴区:肺区、上焦区。

(8) 肺气亏虚:病久咳声低微,咳而伴喘,咳痰清稀色白,食少,气短胸闷,神疲乏力,自汗畏寒,舌淡嫩苔白,脉弱。

眼针穴区:肺区、脾区、上焦区。

2. 以喘病为主

(1) 风寒壅肺:喘息咳逆,呼吸急促,胸部胀闷,痰多稀薄而带泡沫,色白质黏,常有头痛,恶寒,或有发热,口不渴,无汗,苔薄白而滑,脉浮紧。

眼针穴区:肺区、上焦区。

(2) 表寒肺热:喘逆上气,胸胀或痛,息粗,鼻煽,咳而不爽,吐痰黏稠,伴形寒,身热,烦闷,身痛,有汗或无汗,口渴,苔薄白或罩黄,舌边红,脉浮数或滑。

眼针穴区:肺区、上焦区。

(3) 痰热郁肺:喘咳气涌,胸部胀痛,痰多质黏色黄,或夹有血色,伴胸中烦闷,身热,有汗,口渴而喜冷饮,面赤,咽干,小便赤涩,大便或秘,舌质红,舌苔薄黄或腻,脉滑数。

眼针穴区:肺区、上焦区。

(4) 痰浊阻肺:喘而胸满闷塞,甚则胸盈仰息,咳嗽,痰多黏腻色白,咳吐不利,兼有呕恶,食少,口黏不渴,舌苔白腻,脉象滑或濡。

眼针穴区:肺区、脾区、上焦区。

(5) 肺气郁痹:每遇情志刺激而诱发,发时突然呼吸短促,息粗气憋,胸闷胸痛,咽中如窒,但喉中痰鸣不著,或无痰声。平素常多忧思抑郁,失眠,心悸。苔薄,脉弦。

眼针穴区:肺区、心区、上焦区。

(6) 肺气虚耗:喘促短气,气怯声低,喉有鼾声,咳声低弱,痰吐稀薄,自汗畏风,或见咳呛,痰少质黏,烦热而渴,咽喉不利,面颧潮红,舌质淡红或有苔剥,脉软弱或细数。

眼针穴区:肺区、上焦区。

(7) 肾虚不纳:喘促日久,动则喘甚,呼多吸少,气不得续,形瘦神惫,跗肿,汗出肢冷,面青唇紫,舌淡,苔白或黑而润滑,脉微细或沉弱,或见喘咳,面红烦躁,口咽干燥,足冷,汗出如油,舌红少津,脉细数。

眼针穴区:肺区、肾区、上焦区。

(8) 水气凌心:气喘息涌,痰多呈泡沫状,胸满不能平卧,肢体浮肿,心悸怔忡,尿少肢冷,舌苔白滑,脉弦细数。

眼针穴区:心区、肾区、上焦区、下焦区。

(9) 肺脾两虚:喘息气短无力,语声低微,自汗心悸,面色㿠白,神疲乏力,食少便溏,舌淡,苔少,脉弱。

眼针穴区:肺区、脾区、上焦区。

3. 以肺胀为主

(1) 痰浊壅肺:胸膺满闷,短气喘息,稍劳即著,咳嗽痰多,色白黏腻或呈泡沫,畏风易汗,脘痞纳少,倦怠乏力,舌黯,苔薄腻或浊腻,脉小滑。

眼针穴区:肺区、上焦区、脾区。

(2) 痰热郁肺:咳逆,喘息气粗,胸满,烦躁,目胀睛突,痰黄或白,黏稠难咳,或伴身热,微恶寒,有汗不多,口渴欲饮,溲赤,便干,舌边尖红,苔黄或黄腻,脉数或滑数。

眼针穴区:肺区、上焦区。

4. 以肺痿为主

(1) 虚热证:咳吐浊唾涎沫,其质较黏稠,或咳痰带血,咳声不扬,甚则音嘎,气急喘促,口渴咽燥,午后潮热,形体消瘦,皮毛干枯,舌红而干,脉虚数。

眼针穴区:肺区、上焦区。

(2) 虚寒证:咳吐涎沫,其质清稀量多,不渴,短气不足以息,头眩,神疲乏力,食少,形寒,小便数,或遗尿,舌质淡,脉虚弱。

眼针穴区:肺区、上焦区。

【注意事项】

1. 对针具一定要严格挑选。留针时间最好以 10 分钟为宜,最长不超过 20 分钟。刺入后不提插、不捻转。

2. 必须审证求因,针对病因进行治疗,必要时配合中西药物治疗。

3. 对于血压过高患者,慎用针刺。

肺出血－肾炎综合征

肺出血－肾炎综合征是由抗基膜抗体导致的肾小球和肺泡壁基膜的严重损伤,临床表现为肺出血、急进性肾小球肾炎和血清抗肾小球基膜抗体阳性三联征。

【诊断依据】

1. 确定机体有无抗肾小球基底膜(GBM)-肺泡基膜自身体液免疫过程,存在该过程的特征性表现:①血清抗 GBM 抗体阳性;②肺泡及肾脏基膜有 IgG 呈线样沉积。

2. 典型患者的诊断完全符合下列三联征:①肺出血,肺泡基膜 IgG 呈线样沉积;②急进性肾炎综合征肾脏大量新月体形成(毛细血管外增生性肾炎)可伴毛细血管坏死 GBM 有 IgG 呈线样沉积;③血清抗 GBM 抗体阳性。

【治疗处方】

1. 以血证为主

(1) 燥热伤肺:喉痒咳嗽,痰中带血,口干鼻燥,或有身热,舌质红,少津,苔薄黄,脉数。

眼针穴区:肺区、上焦区。

(2) 肝火犯肺:咳嗽阵作,痰中带血或纯血鲜红,胸胁胀痛,烦躁易怒,口苦,舌质红,苔薄黄,脉弦数。

眼针穴区:肺区、上焦区、肝区。

(3)阴虚肺热:咳嗽痰少,痰中带血,或反复咳血,血色鲜红,口干咽燥,颧红,潮热盗汗,舌质红,脉细数。

眼针穴区:肺区、上焦区。

(4)下焦湿热:小便黄赤灼热,尿血鲜红,心烦口渴,面赤口疮,夜寐不安,舌质红,脉数。

眼针穴区:肾区、下焦区。

(5)肾虚火旺:小便短赤带血,头晕耳鸣,神疲,颧红潮热,腰膝酸软,舌质红,脉细数。

眼针穴区:肾区、下焦区。

(6)脾不统血:久病尿血,甚或兼见齿衄、肌衄,食少,体倦乏力,气短声低,面色不华,舌质淡,脉细弱。

眼针穴区:脾区、下焦区。

2. 以咳嗽为主

(1)肺阴亏耗:干咳,咳声短促,痰少黏白,或痰中带血丝,或声音逐渐嘶哑,口干咽燥,或午后潮热,颧红,盗汗,日渐消瘦,神疲,舌质红,少苔,脉细数。

眼针穴区:肺区、上焦区。

(2)肺气亏虚:病久咳声低微,咳而伴喘,咳痰清稀色白,食少,气短胸闷,神疲乏力,自汗畏寒,舌淡嫩,苔白,脉弱。

眼针穴区:肺区、脾区、上焦区。

3. 以水肿为主

(1)风水相搏:开始眼睑浮肿,继则四肢全身浮肿,皮肤光泽,按之凹陷易复,伴有发热、咽痛、咳嗽等症,舌苔薄白,脉浮或数。

眼针穴区:肺区、上焦区、中焦区、下焦区。

(2)水湿浸渍:多由下肢先肿,逐渐肢体浮肿,下肢为甚,按之没指,不易随复,伴有胸闷腹胀、身重困倦、纳少泛恶、尿短少,舌苔白腻,脉濡缓。

眼针穴区:脾区、肾区、下焦区。

(3)湿热内蕴:浮肿较剧,肌肤绷急,腹大胀满,胸闷烦热,气粗口干,大便干结,小便短黄,舌红,苔黄腻,脉细滑数。

眼针穴区:脾区、胃区、中焦区。

(4)脾虚湿困:面浮足肿,反复消长,劳累后或午后加重,脘胀纳少,面色㿠白,神倦乏力,尿少色清,大便或溏,舌苔白滑,脉细弱。

眼针穴区:脾区、中焦区、下焦区。

(5)阳虚水泛:全身高度浮肿,腹大胸满,卧则喘促,畏寒神倦,面色萎黄或苍白,纳少,尿短少,舌淡胖,边有齿痕,苔白,脉沉细或结代。

眼针穴区:肾区、上焦区、中焦区、下焦区。

4.以癃闭为主

(1)湿热下注:小便量少难出,点滴而下,甚或涓滴不畅,小腹胀满,口干不欲饮,舌红,苔黄腻,脉数。

眼针穴区:肾区、膀胱区、下焦区。

(2)肝郁气滞:小便突然不通,或通而不畅,胁痛,小腹胀急,口苦,多因精神紧张或惊恐而发。舌苔薄白,脉弦细。

眼针穴区:肝区、膀胱区、下焦区。

(3)瘀浊阻塞:小便滴沥不畅,或尿如细线,甚或阻塞不通,小腹胀满疼痛,舌质紫黯,或有瘀斑,脉涩。

眼针穴区:膀胱区、心区、下焦区。

(4)肾气亏虚:小腹坠胀,小便欲解不得出,或滴沥不爽,排尿无力,腰膝酸软,精神萎靡,食欲不振,面色㿠白,舌淡,苔薄白,脉沉细弱。

眼针穴区:肾区、膀胱区、下焦区。

【注意事项】

1.对针具一定要严格挑选。留针时间最好以10分钟为宜,最长不超过20分钟。刺入后不提插、不捻转。

2.必须审证求因,针对病因进行治疗,必要时配合中西药物治疗。

3.对于血压过高患者,慎用针刺。

胸膜炎、胸腔积液

胸膜炎是致病因素(通常为病毒或细菌)刺激胸膜所致的胸膜炎症。胸膜腔内液体自毛细血管的静脉端再吸收,其余的液体由淋巴系统回收至血液,滤过与吸收处于动态平衡。若由于全身或局部病变破坏了此种动态平衡,致使胸膜腔内液体形成过快或吸收过缓,临床产生胸腔积液。可见于中医的饮证。

【诊断依据】

1.根据症状、体征及超声、CT等检查判断有无胸腔积液。

2.胸腔穿刺判断漏出液还是渗出液。

3.寻找胸腔积液的病因。

【治疗处方】

1.邪犯胸肺 寒热往来,身热起伏,汗少,或发热不恶寒,有汗而热不解,咳嗽,痰少,气急,胸胁刺痛,呼吸、转侧疼痛加重,心下痞硬,干呕,口苦,咽干,舌苔薄白或黄,脉弦数。

眼针穴区:肺区、心区、上焦区。

2. 饮停胸胁 胸胁疼痛,咳唾引痛,痛势较前减轻,而呼吸困难加重,咳逆气喘,息促不能平卧,或仅能偏卧于停饮的一侧,病侧胁间胀满,甚则可见病侧胸廓隆起,舌苔白,脉沉弦或弦滑。

眼针穴区:肺区、心区、上焦区。

3. 脾肾阳虚 喘促动则为甚,心悸,气短,或咳而气怯,痰多,食少,胸闷,怯寒肢冷,神疲,少腹拘急不仁,脐下动悸,小便不利,足跗浮肿,或吐涎沫而头目昏眩,舌体胖大,质淡,苔白润或腻,脉沉细而滑。

眼针穴区:肺区、脾区、肾区、心区。

【注意事项】

1. 对针具一定要严格挑选。留针时间最好以 10 分钟为宜,最长不超过 20 分钟。刺入后不提插、不捻转。

2. 必须审证求因,针对病因进行治疗,必要时配合中西药物治疗。

3. 对于血压过高患者,慎用针刺。

气　　胸

气胸是气体进入胸膜腔造成积气状态时的一种疾病。可见于中医的胸痹、喘病、咳嗽。

【诊断依据】

根据症状、体征及影像学表现可诊断。

【治疗处方】

1. 以胸痹为主 胸痹(痰浊闭阻):胸闷重而心痛微,痰多气短,肢体沉重,形体肥胖,伴有倦怠乏力,纳呆便溏,咳吐痰涎,舌体胖大且边有齿痕,苔浊腻或白滑,脉滑。

眼针穴区:肺区、上焦区、脾区。

2. 以喘病为主

(1)肺气虚耗:喘促短气,气怯声低,喉有鼾声,咳声低弱,痰吐稀薄,自汗畏风,或见咳呛,痰少质黏,烦热而渴,咽喉不利,面颧潮红,舌质淡红或有苔剥,脉软弱或细数。

眼针穴区:肺区、上焦区。

(2)水气凌心:气喘息涌,痰多呈泡沫状,胸满不能平卧,肢体浮肿,心悸怔忡,尿少肢冷,舌苔白滑,脉弦细数。

眼针穴区:心区、肾区、上焦区、下焦区。

(3)肺脾两虚:喘息气短无力,语声低微,自汗心悸,面色㿠白,神疲乏力,食少便溏,舌淡苔少,脉弱。

眼针穴区:肺区、脾区、上焦区。

3.以咳嗽为主

(1)肝火犯肺:上气咳逆阵作,咳时面赤,咽干口苦,常感痰滞咽喉而咳之难出,量少质黏,或如絮条,胸胁胀痛,咳时隐痛,症状可随情绪波动而增减,舌红或舌边红,舌苔薄黄少津,脉弦数。

眼针穴区:肺区、肝区、上焦区。

(2)肺阴亏耗:干咳,咳声短促,痰少黏白,或痰中带血丝,或声音逐渐嘶哑,口干咽燥,或午后潮热,颧红,盗汗,日渐消瘦,神疲,舌质红,少苔,脉细数。

眼针穴区:肺区、上焦区。

(3)肺气亏虚:病久咳声低微,咳而伴喘,咳痰清稀色白,食少,气短胸闷,神疲乏力,自汗畏寒,舌淡嫩苔白,脉弱。

眼针穴区:肺区、脾区、上焦区。

【注意事项】

1.对针具一定要严格挑选。留针时间最好以10分钟为宜,最长不超过20分钟。刺入后不提插、不捻转。

2.必须审证求因,针对病因进行治疗,必要时配合中西药物治疗。

3.对于血压过高患者,慎用针刺。

纵　隔　炎

慢性纵隔炎又称特发性纵隔纤维化,病因较复杂。慢性纵隔炎可导致上腔静脉梗阻,患者出现一系列上腔静脉梗阻症状体征。可见于中医的肺痈、胸痹、咳嗽。

【诊断依据】

依据临床表现、影像学及纵隔组织活检(开胸活检或纵隔壁活检)。

【治疗处方】

1.肺痈为主

(1)初期:恶寒发热,咳嗽,咳白色黏痰,痰量日渐增多,胸痛,咳则痛甚,呼吸不利,口干鼻燥,舌苔薄黄,脉浮数而滑。

眼针穴区:肺区、上焦区。

(2)成痈期:身热转甚,时时振寒,继则壮热,汗出烦躁,咳嗽气急,胸满作痛,转侧不利,咳吐浊痰,呈黄绿色,自觉喉间有腥味,口干咽燥,舌苔黄腻,脉滑数。

眼针穴区:肺区、上焦区。

(3)溃脓期:咳吐大量脓痰,或如米粥,或痰血相兼,腥臭异常,有时咳血,胸中烦满而痛,甚则气喘不能卧,身热面赤,烦渴喜饮,舌苔黄腻,舌质红,脉滑数或数实。

眼针穴区:肺区、上焦区。

(4) 恢复期:身热渐退,咳嗽减轻,咳吐脓痰渐少,臭味亦淡,痰液转清稀,精神渐振,食纳好转。或有胸胁隐痛,难以平卧,气短,自汗盗汗,低热,午后潮热,心烦,口燥咽干,面色无华,形体消瘦,精神萎靡,舌质红或淡红,苔薄,脉细或细数无力。或见咳嗽,咳吐脓血痰日久不净,或痰液一度清稀而复转臭浊,病情时轻时重,迁延不愈。

眼针穴区:肺区、上焦区。

2. 以胸痹为主　胸痹(痰浊闭阻证):胸闷重而心痛微,痰多气短,肢体沉重,形体肥胖,伴有倦怠乏力,纳呆便溏,咳吐痰涎,舌体胖大且边有齿痕,苔浊腻或白滑,脉滑。

眼针穴区:肺区、上焦区、脾区。

3. 以咳嗽为主

(1) 风寒袭肺:咳嗽声重,气急,咽痒,咳痰稀薄色白,常伴鼻塞,流清涕,头痛,肢体酸楚,或见恶寒发热、无汗等表证,舌苔薄白,脉浮或浮紧。

眼针穴区:肺区、上焦区。

(2) 风热犯肺:咳嗽频剧,气粗或咳声嘶哑,喉燥咽痛,咳痰不爽,痰黏稠或黄,咳时汗出,常伴鼻流黄涕,口渴,头痛,身楚,或见恶风、身热等表证,舌苔薄黄,脉浮数或浮滑。

眼针穴区:肺区、上焦区。

(3) 风燥伤肺:干咳,连声作呛,喉痒,咽喉干痛,唇鼻干燥,无痰或痰少而黏,不易咯出,或痰中带有血丝,口干,初起或伴鼻塞、头痛、微寒、身热等表证,舌质红干而少津,苔薄白或薄黄,脉浮数或小数。

眼针穴区:肺区、上焦区。

(4) 痰湿蕴肺:咳嗽反复发作,咳声重浊,痰多,因痰而嗽,痰出咳平,痰黏腻或稠厚成块,色白或带灰色,每于早晨或食后则咳甚痰多,进甘甜油腻食物加重,胸闷脘痞,呕恶食少,体倦,大便时溏,舌苔白腻,脉象濡滑。

眼针穴区:脾区、肺区、上焦区。

(5) 痰热郁肺:咳嗽,气息粗促,或喉中有痰声,痰多质黏厚或稠黄,咳吐不爽,或有热腥味,或咳血痰,胸胁胀满,咳时引痛,面赤,或有身热,口干而黏,欲饮水,舌质红,舌苔薄黄腻,脉滑数。

眼针穴区:肺区、脾区、上焦区。

(6) 肝火犯肺:上气咳逆阵作,咳时面赤,咽干口苦,常感痰滞咽喉而咳之难出,量少质黏,或如絮条,胸胁胀痛,咳时隐痛,症状可随情绪波动而增减,舌红或舌边红,舌苔薄黄少津,脉弦数。

眼针穴区:肺区、肝区、上焦区。

(7) 肺阴亏耗:干咳,咳声短促,痰少黏白,或痰中带血丝,或声音逐渐嘶哑,口干咽燥,或午后潮热,颧红,盗汗,日渐消瘦,神疲,舌质红少苔,脉细数。

眼针穴区:肺区、上焦区。

(8) 肺气亏虚:病久咳声低微,咳而伴喘,咳痰清稀色白,食少,气短胸闷,神疲乏力,自汗畏寒,舌淡嫩苔白,脉弱。

眼针穴区:肺区、脾区、上焦区。

【注意事项】

1. 对针具一定要严格挑选。留针时间最好以 10 分钟为宜,最长不超过 20 分钟。刺入后不提插、不捻转。

2. 必须审证求因,针对病因进行治疗,必要时配合中西药物治疗。

3. 对于血压过高患者,慎用针刺。

鼻　出　血

鼻出血(又称鼻衄、鼻洪、红汗、鼻大衄)是临床常见的症状之一,可由鼻部疾病引起,也可由全身疾病所致。鼻出血多为单侧,少数情况下可出现双侧鼻出血;出血量多少不一,轻者仅为涕中带血,重者可引起失血性休克,反复鼻出血可导致贫血。

【诊断依据】

1. 详细询问病史及出血情况,排除咯血和呕血。

2. 确定出血部位。

3. 血常规检查。

4. 估计出血量。

5. 排查全身性疾患。

【治疗处方】

1. 热邪犯肺　鼻燥衄血,口干咽燥,或兼有身热,恶风,头痛,咳嗽,痰少等症。舌质红,苔薄,脉数。

眼针穴区:肺区、上焦区。

2. 胃热炽盛　鼻衄,或兼齿衄,血色鲜红,口渴欲饮,鼻干,口干臭秽,烦躁,便秘,舌红,苔黄,脉数。

眼针穴区:肺区、上焦区。

3. 肝火上炎　鼻衄,头痛,目眩,耳鸣,烦躁易怒,两目红赤,口苦,舌红,脉弦数。

眼针穴区:肺区、肝区、上焦区。

4. 气血亏虚　鼻衄,或兼齿衄、肌衄,神疲乏力,面色㿠白,头晕,耳鸣,心悸,夜寐不宁,舌质淡,脉细无力。

眼针穴区:肺区、上焦区。

睡眠呼吸暂停综合征

睡眠呼吸暂停综合征,又称睡眠呼吸暂停低通气综合征或鼾症,是指每晚7小时睡眠过程中呼吸暂停反复发作30次以上或者睡眠呼吸暂停低通气指数≥5次/小时并伴有嗜睡等临床症状。

【诊断依据】

根据病史,临床检查以及多导睡眠图仪检测、X线头影测量和鼻咽纤维镜检查可以诊断。

【治疗处方】

眼针穴区:肺区、上焦区。

【注意事项】

1.对针具一定要严格挑选。留针时间最好以10分钟为宜,最长不超过20分钟。刺入后不提插、不捻转。

2.必须审证求因,针对病因进行治疗,必要时配合中西药物治疗。

3.对于血压过高患者,慎用针刺。

高 原 病

高原病可分为急性高原病和慢性高原病。通常指人体进入高原或由高原进入更高海拔地区的当时或数天内发生的因高原低氧环境引起的疾病。

【诊断依据】

1.进入高原,或由低海拔地区进入更高地区后发病。

2.急性高原病症状随海拔的增高而加重,进入海拔较低的地区而缓解,氧疗有效。

3.慢性高原病移地治疗大多有效。

4.除外有类似症状的其他疾病。

【治疗处方】

眼针穴区:肺区、上焦区。

【注意事项】

1.对针具一定要严格挑选。留针时间最好以10分钟为宜,最长不超过20分钟。刺入后不提插、不捻转。

2.必须审证求因,针对病因进行治疗;必要时配合中西药物治疗。

3.对于血压过高患者,慎用针刺。

二、循环系统疾病

心源性休克

休克是机体有效循环血容量减少、组织灌注不足、细胞代谢紊乱和功能受损的病理过程，是一个由多种病因引起的综合征。有效血容量锐减及组织灌注不足，以及产生炎症介质是各类休克共同的病理生理基础。心源性休克即以心脏泵衰竭为病因，引起一系列缺血、缺氧、代谢障碍及重要脏器损害等临床综合征。临床上表现为面色苍白、肢端紫粉、皮肤湿冷、脉搏快但弱、血压下降、尿量减少、烦躁不安、反应迟钝、神志模糊，甚至昏迷而死亡。心源性休克是各种严重心脏病最危险的或终末期的表现方式，如急性心肌梗死、高血压急症、严重的心肌炎、心肌病、心脏压塞、风湿性心脏病、严重心律失常等，临床上为严重的内科疾病，病死率极高。

【诊断依据】

1. 既往有心脏病史，临床开始出现出汗、兴奋、心率加快、脉压差小或尿少等症状者，可怀疑有休克。

2. 患者出现神志淡漠、反应迟钝、皮肤苍白、呼吸浅快、收缩压降至 90mmHg 以下及尿少者，标志患者已进入休克抑制期。

中医学中的脱证与休克相似，是阴阳气血津液严重耗损的综合征。以亡阴亡阳为特征，症多见大汗淋漓、手足厥冷、手撒尿遗、脉微细欲绝等。

【治疗处方】

1. 亡阴证　汗出黏而热，兼见肌肤热、手足温、口渴喜冷饮，甚则昏迷，脉细数，按之无力。

眼针穴区：心区、肾区。

2. 亡阳证　大汗淋漓，汗清稀而凉，兼见肌肤凉、手足冷、口不渴、喜热饮、蜷卧神疲，甚则昏不知人，脉微欲绝。

眼针穴区：心区、肾区。

【注意事项】

当怀疑患者出现休克症状时，应立即采取呼叫急救措施，在等待过程中，可采取眼针穴区治疗以缓解症状，切不可错过急救时机。

心律失常

心律失常是指心脏冲动的频率、节律、起源部位、传导速度或激动次序的异常。各种原因引起的心律失常，如心动过速或过缓、早搏、房颤或房扑、房室传导阻滞等疾病均可出现心悸等类似症状。

【诊断依据】

1. 患者常自感心中急剧跳动,惊慌不安,甚则不能自主。

2. 心电图检查和动态心电图等理化检查可明确诊断。

中医学中的心悸,即自觉心中悸动,甚至不能自主的一类症状。西医中由各种原因引起的心律失常,如心动过速或过缓、早搏、房颤或房扑、房室传导阻滞、预激综合征及心功能不全、甲状腺功能亢进等,凡具有心悸临床表现的,均可参照本节辨证论治。

【治疗处方】

1. 心虚胆怯 症见心悸因惊恐而发,悸动不安,气短自汗,神倦乏力,少寐多梦,舌淡,苔薄白,脉弦细。

眼针穴区:心区、胆区、上焦区。

2. 心脾两虚 症见心悸不安,失眠健忘,面色㿠白,头晕乏力,气短易汗,纳少胸闷,舌淡红,苔薄白,脉弱。

眼针穴区:心区、脾区、上焦区。

3. 阴虚火旺 症见心悸不宁,思虑劳心尤甚,心中烦热,少寐多梦,头晕目眩,耳鸣,口干,面颊烘热,舌质红,苔薄黄,脉弦细数。

眼针穴区:心区、肾区、上焦区。

4. 心阳虚弱 症见心悸,动则为甚,胸闷气短,畏寒肢冷,头晕,面色苍白,舌淡胖,苔白,脉沉细或结代。

眼针穴区:心区、上焦区。

心 绞 痛

心绞痛为冠心病的一种常见类型,因冠状动脉固定性严重狭窄,冠状动脉的血流量不能满足心肌代谢的需要,引起心肌急剧的、暂时的缺血缺氧时,即可发生心绞痛。本病为常见病、多发病,以中老年患者为多,随着现代生活方式及饮食结构的改变,发病有逐渐增加的趋势,重者可危及生命。

【诊断依据】

心绞痛以发作性胸痛为主要临床表现,其疼痛主要有五个特点。①部位:主要在前胸胸骨体中段或上段之后,可波及心前区,常放射至左肩、左臂内侧达无名指和小指,或至颈、咽或下颌部;②性质:胸痛常为压迫、发闷或紧缩性,也有患者仅觉胸闷不适而不认为有痛;③诱因:发作常由体力劳动或情绪激动(如愤怒、焦急、过度兴奋等)所诱发,饱食、寒冷、吸烟、心动过速、休克等亦可诱发;④持续时间:疼痛出现后常逐步加重,后在3~5分钟内渐消失;⑤缓解方式:一般在停止原来诱发症状的活动后即可缓解;舌下含服硝酸甘油也能在几分钟内使之缓解。诊断根据典型心绞痛的发作特点和体征,结合年龄和存在冠心病危险因素以及实验室检查,并除外其他原因所致心绞痛,即可建立诊断。

心绞痛相当于中医的胸痹心痛,多由正气亏虚,痰浊、瘀血、气滞、寒凝痹阻心脉导致。其他疾病表现为膻中及左胸部发作性憋闷疼痛为主症时也可参照本节辨证论治。

【治疗处方】

1. 心血瘀阻　症见心胸阵痛,如刺如绞,固定不移,入夜尤甚,伴有胸闷心悸,面色晦暗,舌质紫黯或有瘀斑,舌下络脉青紫,脉沉涩或结代。

眼针穴区:心区、上焦区。

2. 寒凝心脉　症见心胸痛如缩窄,遇寒而作,形寒肢冷,胸闷心悸,甚则喘息不得卧,舌质淡,苔白滑,脉沉细或弦紧。

眼针穴区:心区、上焦区。

3. 痰浊内阻　症见心胸窒闷或如物压,气短喘促,多形体肥胖,肢体沉重,脘痞,痰多口黏,舌苔浊腻,脉滑。痰浊化热则心痛如灼,心烦口干,痰多黄稠,大便秘结,舌红,苔黄腻,脉滑数。

眼针穴区:心区、上焦区。

4. 心气虚弱　症见心胸隐痛,反复发作,胸闷气短,动则喘息,心悸易汗,倦怠懒言,面色㿠白,舌淡黯或有齿痕,苔薄白,脉弱或结代。

眼针穴区:心区、上焦区。

5. 心肾阴虚　症见心胸隐痛,久发不愈,心悸盗汗,心烦少寐,腰酸腿软,耳鸣头痛,气短乏力,舌红,苔少,脉细数。

眼针穴区:心区、肾区、上焦区。

6. 心肾阳虚　症见胸闷气短,遇寒则痛,心痛彻背,形寒肢冷,动则气喘,心悸汗出,不能平卧,腰酸乏力,面浮足肿,舌淡胖,苔白,脉沉细或脉微欲绝。

眼针穴区:心区、肾区、上焦区。

风湿性心脏病

风心病即风湿性心脏病,系风湿热后遗症,是因急性风湿热引起心脏炎后,遗留轻重不等的心脏损害,尤以瓣膜病变最为显著;病变的瓣膜区会出现相应的心脏杂音,心室、心房增大,后期出现心功能不全等,临床上常出现心前区不适或疼痛、心悸、呼吸困难等症状。一般认为本病是甲组乙型溶血性链球菌感染咽部后,机体产生异常的体液和(或)细胞免疫反应的结果,是一种自身免疫性疾病。

【诊断依据】

临床主要依据患者的病史、临床表现、体征、结合理化检查来诊断。

1. 风心病的典型表现为心脏炎,多发性游走性关节炎,皮肤环形红斑,皮下结节与舞蹈病等。发病前1~3周,半数病人可有急性急性扁桃体炎、咽喉炎等上呼吸道感染或猩红热病史。关节疼痛呈游走性。

2. 实验室检查血沉增快,C- 反应蛋白阳性,白细胞增多;心电图示 P-R 间期延长,ST-T 改变,Q-T 延长或心律失常中有两项则高度怀疑有急性风湿热。

3. 同时有 ASO 及抗 DNA 酶升高,近期患过猩红热,咽拭子培养发现 A 族链球菌阳性多可确诊。

风湿热属于中医"心悸"、"怔忡"、"喘证"、"水肿"等疾病范畴,治疗上需辨证论治。

【治疗处方】

1. 风热袭表 症见发热,咽红肿痛,皮肤红斑,关节红肿酸痛,伴心悸心慌,咳喘气促,咳吐黄稠痰,小便短赤,大便秘结。舌苔薄黄或薄腻,脉浮数。

眼针穴区:心区、上焦区。

2. 心脾两虚 症见心悸气短,面色㿠白或萎黄,头晕目眩,手足麻木,神倦乏力,面浮足肿,纳少便溏,舌淡红,苔薄白,脉细无力或结代。

眼针穴区:心区、上焦区。

3. 心肺瘀痹 症见胸前窒闷,刺痛时作,心悸怔忡,烦躁焦虑,唇甲青紫,喘咳气急,甚则咯血,面色晦黯或两颧深黯而紫,舌黯紫有瘀斑,脉结代。

眼针穴区:心区、上焦区。

4. 心肾阳虚 症见心悸如脱,形寒肢冷,咳嗽喘满,气短难续,四肢逆冷,面色虚浮,全身浮肿,自汗少尿,舌淡胖,苔白,脉沉细或脉微欲绝。

眼针穴区:心区、肾区、上焦区。

高 血 压

原发性高血压病是以原因不明的血压升高为主要临床表现,伴或不伴有多重心血管危险因素的综合征,通常简称为高血压。一般收缩压≥140mmHg和(或)舒张压≥90mmHg 即可定义为高血压,根据血压升高水平,又可进一步将高血压分为 1~3 级。如下表。

分类	收缩压(mmHg)		舒张压(mmHg)
正常血压	< 120	和	< 80
正常高值	120~139	和 / 或	80~89
高血压:	≥140	和 / 或	≥90
1 级高血压(轻度)	140~159	和 / 或	90~99
2 级高血压(中度)	160~179	和 / 或	100~109
3 级高血压(重度)	≥180	和 / 或	≥110
单纯收缩期高血压	≥140	和	< 90

当收缩压和舒张压分属于不同级别时,以较高的分级为准。

临床上,原发性高血压的病因为多因素,主要是由遗传和环境因素两个因素相互作用的结果。高血压大多起病缓慢、渐进,一般缺乏特殊临床表现,常作为其他疾病的危险因素,伴发于心脑血管疾病中。

【诊断依据】

高血压的诊断主要根据临床医者所测量到患者的血压值,采用经核准的水银柱或电子血压计,测量安静休息坐位患者上臂肱动脉部位血压。但血压是否升高,不能仅凭 1 次或 2 次血压测量值来确定,需要一段时间的随访,观察血压变化和总体水平。一旦诊断高血压,还需鉴别是原发性还是继发性。继发性高血压需针对继发因素进行治疗。

中医辨证高血压多属风阳上亢证,且可归于中医学中的眩晕、头痛等病的范畴。临床治疗上需进一步辨病。

【治疗处方】

风阳上亢症见眩晕耳鸣,头痛且胀,易怒,失眠多梦,或面红目赤,口苦,舌红,苔黄,脉弦滑。

眼针穴区:肝区、肾区、上焦区。

低 血 压

低血压指体循环动脉压力低于正常的状态和由于血压降低引起的一系列症状,如头晕和晕厥等。

【诊断依据】

低血压的诊断尚未统一标准,一般认为成年人肢动脉血压低于 90/60mmHg 即为低血压。

长期低血压状态可引起中医学上眩晕、厥证等的发生。

【治疗处方】

1. 眩晕之气血亏虚　头晕目眩,面色淡白,神倦无力,心悸少寐,舌淡,苔薄白,脉弱。

眼针穴区:心区、脾区、上焦区。

2. 厥证之气虚　眩晕昏仆,面色苍白,呼吸微弱,汗出肢冷,舌质淡,脉沉微。

眼针穴区:肝区、上焦区。

3. 血厥　突然昏厥,面色苍白,口唇无华,四肢震颤,目陷口张,自汗肤冷,呼吸微弱,舌质淡,脉芤或细数无力。

眼针穴区:心区、上焦区。

心脏神经官能症

心脏神经官能症是以心悸、胸闷等心血管病症状以及一系列自主神经症状为主要表现的综合征,临床上患者主诉症状严重,但检查时无器质性心脏病阳性的证据。本病多发于中、青年,女性多于男性,尤多见于更年期女性。一般患有该病的患者都伴有不同程度的焦虑、抑郁等不良情绪,如过度担心、易惊吓、情绪低落、心烦失眠、兴趣减退等,且当这些自主神经症状加重时,心血管症状也加重。本病病因尚不明确,多与神经-心理相关,治疗上需要从调整患者身心状态入手。

【诊断依据】

本病中青年女性多见,自述出现多种多样的心血管系统症状如心慌、气短或心前区不适等感觉,时轻时重,检查时无器质性心脏病证据。病情发生多与情绪有关,一般多有焦虑、情绪激动、精神创伤或过度劳累等诱因,且伴有疲倦、失眠、头昏及其他神经症的症状。

本病从中医角度上讲多属于惊悸、怔忡、胸痹等范畴。治疗可参照心悸、胸痹等辨证论治。

【治疗处方】

1. 心虚胆怯　症见心悸因惊恐而发,悸动不安,气短自汗,神倦乏力,少寐多梦,舌淡,苔薄白,脉弦细。

眼针穴区:心区、胆区、上焦区。

2. 心脾两虚　症见心悸不安,失眠健忘,面色㿠白,头晕乏力,气短易汗,纳少胸闷,舌淡红,苔薄白,脉弱。

眼针穴区:心区、脾区、上焦区。

3. 阴虚火旺　症见心悸不宁,思虑劳心尤甚,心中烦热,少寐多梦,头晕目眩,耳鸣,口干,面颊烘热,舌质红,苔薄黄,脉弦细数。

眼针穴区:心区、肾区、上焦区。

<h2 style="text-align:center">雷 诺 现 象</h2>

雷诺现象是指因受寒冷或紧张的刺激后,肢端细动脉痉挛,使手指(足趾)皮肤突然出现苍白,相继出现皮肤变紫、变红,伴局部发冷、感觉异常和疼痛等短暂的临床现象。常反复发作,可以是原发的,即其中约半数患者病因不明,称为雷诺病;本病也可以是继发的,即出现于其他已明确诊断的疾病者,称为雷诺现象。本病病因尚不明确。多有寒冷、情绪波动以及其他诱发因素,多于秋冬季节发作,患者多是20~40岁之间的女性。常找不到任何潜在病因,仅仅是局部血管功能异常。

中医学上痹证、厥证以及阴疽多会出现雷诺现象。

【诊断依据】

诊断雷诺现象主要根据临床表现,即起病年龄、性别、诱因、肢体远端对称性相继出现苍白、青紫及潮红的皮肤改变,无其他系统疾病可解释的典型病例不难诊断,非典型病例或患者描述不清楚者可借助辅助检查如激发试验、指动脉压力测定、指温恢复时间测定及(低温)指动脉造影等。

【治疗处方】

眼针穴区:心区、上焦区、下焦区。

血管闭塞性脉管炎

血管闭塞性脉管炎简称脉管炎,是血管的炎性、节段性和反复发作的慢性闭塞性疾病。是一种进行缓慢的、主要累及四肢中小动脉和静脉的血管病变。病变多累及血管全层,导致管腔内狭窄、闭塞,导致肢体缺血,引起疼痛和肢端坏疽。病程呈周期性发作,病变多在下肢。好发于 20 ~ 40 岁的男性。本病的病因尚未明确,可有外来因素如吸烟、寒冷的生活环境,慢性损伤和感染引起;还可由内在因素造成,如自身免疫功能紊乱,性激素和前列腺素失调以及遗传因素等。

【诊断依据】

1. 多数病人为青壮年男性,多数有吸烟嗜好。

2. 患肢有不同程度的缺血性症状。

3. 有游走性浅静脉炎病史。

4. 患肢足背动脉或胫后动脉搏动减弱或消失。

5. 一般无高血压、高脂血症、糖尿病等易致动脉硬化的因素。

6. 患肢中小动脉多节段狭窄或闭塞是血栓闭塞性脉管炎的典型 X 线征象。属于中医"脱疽"范畴。

【治疗处方】

眼针穴区:心区、上焦区、下焦区。

三、消化系统疾病

胃食管反流病

胃食管反流病是指胃十二指肠内容物反流入食管引起烧心等症状,可引起反流性食管炎,以及咽喉、气道等食管邻近的组织损害。本病是由多种因素造成的消化道动力障碍性疾病。最常见的症状是烧心和反流。烧心是指胸骨后或剑突下烧灼感,常由胸骨下段向上延伸;反流是指胃内容物在无恶心和不用力的情况下涌入咽部或口腔的感觉,含酸味或仅为酸水时称反酸。烧心和反流常在餐后 1 小时出现,卧位、弯腰或腹压增高时可加重,部分患者可在夜间入睡时发生。

【诊断依据】

1. 有反流症状。

2. 内镜下可有反流性食管炎的表现。

3. 有过度酸反流的客观证据。如患者有典型的烧心和反酸症状,可以初步诊断胃食管反流病。内镜检查如发现有反流性食管炎并能排除其他原因引起的食管病变。诊断即可成立。

本病在中医学上多发为呕吐、吐酸之症,即胃失和降,气逆于上,或胃中之物从口中吐出,或酸水上泛。

【治疗处方】

1. 热证 吞酸时作,嗳腐气秽,胃脘闷胀,两胁胀满,心烦易怒,口干口苦,咽干口渴,舌红,苔黄,脉弦数。

眼针穴区:脾胃区、中焦区、肝胆区。

2. 寒证 吐酸时作,嗳气酸腐,胸脘胀闷,喜唾涎沫,饮食喜热,四肢不温,大便溏泻,舌淡,苔白,脉沉迟。

眼针穴区:脾胃区、中焦区。

贲门失弛缓症

贲门失弛缓症或称贲门痉挛,指吞咽时食管体部无蠕动,贲门括约肌松弛不良。本病多见于20～50岁,女性稍多。其主要症状为咽下困难、胸骨后沉重感或阻塞感。多属病程较长,症状时轻时重,发作常与精神因素有关。本病病因至今未明。

【诊断依据】

除具备重要症状外,食管吞钡造影特征为食管体部蠕动消失,食管下端及贲门部呈鸟嘴状,边缘整齐光滑,上端食管明显扩张,可有液面。钡剂不能通过贲门。食管纤维镜检查可确诊。

本病在中医学上多见于噎膈。

【治疗处方】

1. 痰气阻膈 吞咽哽噎,胸膈痞满,泛吐痰涎,病情可随情绪变化而增减,苔薄腻,脉弦滑。

眼针穴区:脾区、上焦区、肝区。

2. 瘀血阻膈 饮食难下,食入即吐,吐出物如赤豆汁,胸膈疼痛,肌肤枯燥,形体消瘦,舌质红,有紫点、紫斑,脉细涩。

眼针穴区:心区、上焦区。

3. 津亏热结 食入格拒不下,入而复出,形体消瘦,口干咽燥,大便干结,五心烦热,舌质光红少津,脉细弦数。

眼针穴区:胃区、肝区、上焦区。

4.气虚阳微 水饮不下,泛吐多量黏液白沫,形疲神衰,畏寒肢冷,面浮足肿,舌质淡紫,苔白滑,脉弱。

眼针穴区:肾区、脾区、上焦区。

幽 门 梗 阻

幽门梗阻指胃的幽门部位,由于溃疡或癌症、瘤样增生等病变导致食物和胃液通过障碍。可分为不完全性梗阻和完全性梗阻两大类。当幽门附近有溃疡或炎性病变时,便刺激幽门括约肌,引起其痉挛或幽门区水肿,由此发生的梗阻,称为幽门不完全性梗阻,或称部分性梗阻。它是暂时的,但也可反复发作。另外一种情况是,由于溃疡愈合后形成的瘢痕组织,或胃部手术后发生的粘连牵拉,或因癌瘤侵犯幽门窦,结果均可造成幽门区狭窄而出现梗阻,这种梗阻是很难或不能缓解的,称为完全性梗阻。

【诊断依据】

幽门梗阻的主要表现为腹痛与反复发作的呕吐。最初有上腹膨胀不适并出现阵发性胃收缩痛,伴嗳气、恶心与呕吐。呕吐多发生在下午或晚间,呕吐量大,一次可达 1000~2000ml,呕吐物含大量宿食,有腐败酸臭味,但不含胆汁。常伴少尿、便秘、贫血等慢性消耗表现。根据长期溃疡病史,特征性呕吐和体征,即可诊断幽门梗阻。

本病在中医学多表现为呕吐。

【治疗处方】

1.寒邪犯胃 呕吐食物残渣,量多如喷,胸脘满闷,可伴有恶寒发热,头身疼痛,苔白腻,脉浮滑。

眼针穴区:肺区、胃区、中焦区。

2.食滞肠胃 呕吐酸腐食物,吐出为快,大便秘结或臭秽不爽,嗳气厌食,脘痞腹胀,苔厚腻或垢,脉滑或沉实。

眼针穴区:胃区、中焦区。

3.痰饮停胃 呕吐清水痰涎,胸脘痞满,口干不欲饮,饮水则吐,或头眩心悸,苔白滑或腻,脉弦滑。

眼针穴区:脾区、胃区。

4.肝气犯胃 呕吐泛酸,口苦嗳气,脘胁烦闷不适,嘈杂,舌边红,苔薄腻或微黄,脉弦。

眼针穴区:肝区、胃区、中焦区。

5.脾胃虚寒 呕吐反复,迁延日久,劳累过度或饮食不慎即发,神疲倦怠,胃脘隐痛,喜暖喜按,畏寒肢冷,面色㿠白,舌质淡或胖,苔薄白。

眼针穴区:脾区、胃区、中焦区。

6. 胃阴亏虚　时时干呕,呕吐少量食物黏液,反复发作,胃脘嘈杂,饥不欲食,口燥咽干,大便干结,舌红少津,脉细数。

眼针穴区:胃区、中焦区。

消化性溃疡

消化性溃疡主要指发生在胃和十二指肠的慢性溃疡,即胃溃疡和十二指肠溃疡。本病可发生于任何年龄,但中年最为常见,十二指肠多见于青壮年,而胃溃疡多见于中老年人。男性患病比女性较多。本病的病因有许多因素,其中幽门螺旋杆菌感染和服用非甾体抗炎药是其发生的主要病因。

【诊断依据】

1. 慢性过程,病史可达数年或数十年。

2. 周期性发作,发作与自发缓解相交替,发作期可为数周或数月,缓解期亦长短不一,短者数周、长者数年;发作常有季节性,多在秋冬或冬春之交发病,可因精神情绪不良或过劳而诱发。

3. 发作时上腹痛呈节律性,表现为空腹痛即餐后 2~4 小时或(及)午夜痛,腹痛多为进食或服用抗酸药所缓解,典型节律性表现在十二指肠溃疡。

现代西医学的急慢性胃炎、功能性消化不良、胃黏膜脱垂等病以上腹部疼痛为主要症状者,属于中医学胃痛范畴,均可参考本节进行辨证论治。

【治疗处方】

1. 肝胃气滞　胃脘痞胀疼痛或攻窜胁背,嗳气频作,苔薄白,脉弦。

眼针穴区:肝区、胃区、中焦区。

2. 寒邪犯胃　胃脘冷痛暴作,呕吐清水痰涎,畏寒喜暖,口不渴,苔白,脉弦紧。

眼针穴区:胃区、中焦区。

3. 食滞肠胃　胃脘胀痛,嗳腐吞酸或呕吐不消化食物,吐后痛缓,苔厚腻,脉滑或实。

眼针穴区:胃区、脾区、中焦区。

4. 胃热炽盛　胃痛急迫或痞满胀痛,嘈杂吐酸,心烦,口苦或黏,舌质红,苔黄或腻,脉数。

眼针穴区:胃区、中焦区。

5. 瘀阻胃络　胃痛较剧,痛如针刺或刀割,痛有定处,拒按,或大便色黑,舌质紫黯,脉涩。

眼针穴区:胃区、心区、中焦区。

6. 胃阴亏虚　胃痛隐作,灼热不适,嘈杂似饥,食少口干,大便干燥,舌红少津,脉细数。

眼针穴区:胃区、中焦区。

7. 脾胃虚寒 胃痛绵绵,空腹为甚,得食则缓,喜热喜按,泛吐清水,神倦乏力,手足不温,大便多溏,舌质淡,脉沉细。

眼针穴区:脾区、胃区、中焦区。

上消化道出血

消化道以屈氏韧带为界,其上的消化道出血称为上消化道出血,其下的消化道出血称为下消化道出血。上消化道出血常表现为急性大量出血,是临床常见急症。引起上消化道出血最常见的病因是消化性溃疡、食管胃底静脉曲张破裂、急性糜烂出血性胃炎和胃癌。

【诊断依据】

根据呕血、黑便和失血性周围循环衰竭的临床表现,呕吐物或黑粪隐血试验呈强阳性,血红蛋白浓度、红细胞计数及血细胞比容下降的实验室证据,且排除消化道以外的出血因素,可做出上消化道出血的诊断。

可参照中医学中的呕血进行治疗。

【治疗处方】

1. 胃热炽盛 吐血量多,色红或紫黯,常夹有食物残渣,脘腹胀闷甚则疼痛,口臭便秘,或大便色黑,舌质红,苔黄,脉滑数。

眼针穴区:胃区、中焦区。

2. 肝火犯胃 吐血色鲜红或紫黯,呕哕频作,嘈杂泛酸,胃脘痞胀灼热,心烦易怒,胁痛口苦,舌质红,苔黄,脉弦数。

眼针穴区:肝区、胃区、中焦区。

3. 瘀阻胃络 吐血紫黯,胃脘疼痛,固定不移,痛如针刺或刀割,口干不欲饮,舌质紫或有瘀斑,苔薄,脉涩。

眼针穴区:胃区、心区、中焦区。

4. 脾不统血 吐血反复不止,时轻时重,血色黯淡,胃脘隐痛,喜按,神疲畏寒,心悸气短,自汗,便溏色黑,面色苍白,舌质淡,苔白,脉弱。

眼针穴区:脾区、胃区、中焦区。

5. 肝胃阴虚 吐血量多色红,脘胁隐痛,嘈杂吐酸,烦热颧红,盗汗,咽干口燥,舌红无苔,脉细弦数。

眼针穴区:肝区、胃区、中焦区。

肠易激综合征

肠易激综合征是一种以腹痛或腹部不适伴排便习惯改变为特征的功能性

肠病,经检查排除可引起这些症状的器质性疾病。本病患者以中青年居多,50 岁以后首次发病少见。本病病因和发病机制尚不清楚,据认为肠道感染后和精神心理障碍是本病发病的重要因素。

【诊断依据】

病程半年以上且近 3 个月来持续存在腹部不适或腹痛,并伴有下列特点中至少 2 项:①症状在排便后改善;②症状发生伴随排便次数改变;③症状发生伴随粪便性状改变。

以下症状不是诊断所必备,但属常见症状,这些症状越多越支持肠易激综合征的诊断:①排便频率异常(日排便 > 3 次或每周 < 3 次);②粪便性状异常(块状 / 硬便或稀水样便);③粪便排出过程异常(费力、急迫感、排便不尽感);④黏液便;⑤胃肠胀气或腹部膨胀感。

缺乏可解释症状的形态学改变和生化异常。

腹痛。腹痛在临床上是一个极为常见的症状,同时可见于西医学的消化不良、胃肠痉挛、不完全性肠梗阻、肠粘连、泌尿系统结石、急性胰腺炎、慢性胰腺炎、肠道寄生虫等,以腹痛为主要表现者,均可参照本节内容辨证施治。

【治疗处方】

1. 寒邪内阻　腹痛急暴,得温痛减,遇寒则甚,口润不渴,小便清利,大便自可或溏薄,舌苔白腻,脉沉紧。

眼针穴区:中焦区、脾区、肾区。

2. 湿热壅滞　腹痛拒按,胸闷不舒,大便秘结或溏滞不爽,烦渴引饮,自汗,小便短赤,舌苔黄腻,脉濡数。

眼针穴区:中焦区、胃区、大肠区。

3. 中虚脏寒　腹痛绵绵,时作时止,喜热恶冷,痛时喜按,饥饿劳累后更甚,得食或休息后稍减,大便溏薄,兼有神疲气短、怯寒等症,舌淡苔白,脉沉细。

眼针穴区:脾区、中焦区、小肠区。

4. 饮食积滞　脘腹胀满疼痛,拒按,恶食,嗳腐吞酸,或痛而欲泄,泄后痛减,或大便秘结,舌苔腻,脉滑实。

眼针穴区:中焦区、脾区、胃区。

5. 气滞血瘀　以气滞为主者,症见脘腹胀闷或痛,攻窜不定,痛引少腹,得嗳气或矢气则胀痛减轻,遇恼怒则加剧,苔薄,脉弦。

眼针穴区:中焦区、肝区、心区。

慢 性 腹 泻

健康人每日解成形便 1 次,粪便量不超过 200～300g。腹泻指排便次数增多(> 3 次 / 日),粪便量增加(> 200g/ 日),粪质稀薄(含水量 > 85%)。腹泻超过3～6周或反复发作,即为慢性腹泻。胃肠道、肝、胆、胰或全身性疾病均可引起慢性腹泻。

【诊断依据】

可通过病史、体格检查、筛查实验及有针对性的实验室检查明确诊断。

符合中医学泄泻的诊断,泄泻同时可见于多种疾病,凡属消化器官发生功能或器质性病变导致的腹泻,如急性肠炎、炎症性肠病、肠道肿瘤、肠结核等,或其他脏器病变影响消化吸收功能以腹泻为主症者,均可参照本节进行辨证论治。

【治疗处方】

1. 寒湿困脾　大便清稀或如水样,腹痛肠鸣,胃寒食少,苔白滑,脉濡缓。

眼针穴区:脾区、大肠区、小肠区。

2. 肠道湿热　腹痛即泻,泻下急迫,粪色黄褐臭秽,肛门灼热,可伴有发热,舌红,苔黄腻,脉濡数。

眼针穴区:脾区、大肠区、小肠区。

3. 食滞胃肠　腹满胀痛,大便臭如败卵,泻后痛减,纳呆,嗳腐吞酸,舌苔垢或厚腻,脉滑。

眼针穴区:脾区、胃区、大肠区。

4. 肝气郁滞　腹痛肠鸣泄泻,每因情志不畅而发,泻后痛缓,舌质红,苔薄白,脉弦。

眼针穴区:肝区、脾区、大肠区。

5. 脾气亏虚　大便溏薄,夹有不消化食物,稍进油腻则便次增多,伴有神疲乏力,舌质淡,苔薄白,脉细。

眼针穴区:脾区、大肠区。

6. 肾阳亏虚　晨起泄泻,大便夹有不消化食物,脐腹冷痛,喜暖,形寒肢冷,舌质胖,苔白,脉沉细。

眼针穴区:肾区、脾区、大肠区。

黄　疸

黄疸是一种由于血清中胆红素升高,致使皮肤、黏膜和巩膜发黄的症状和体征。本病可由先天的生理缺陷导致体内红细胞破坏过多,发生贫血、溶血,使血内胆红素原料过剩,造成肝前性黄疸;或由于结石和肝胆胰肿瘤及其他炎症,致使胆道梗阻,胆汁不能排入小肠,造成肝后性黄疸;黄疸同时可见于新生儿、严重心脏疾病或药物类损害导致的中毒性肝炎。

【诊断依据】

黄疸是指高胆红素血症,临床表现巩膜、皮肤、黏膜以及其他组织和体液出现黄染,结合肝功能等项目即可诊断。当血清胆红素浓度为17.1～34.2μmol/L时,肉眼看不出黄疸者,称隐性黄疸;若血清胆红素浓度高于34.2μmol/L时则为显性黄疸。

黄疸常与胁痛、癥积、臌胀等病证并见,应与之互参。中医学所说黄疸与西医所述黄疸意义相同,可同时涉及西医学中肝细胞性黄疸、溶血性黄疸。临床常见的急、慢性肝炎,肝硬化,胆结石及某些消化系统肿瘤等疾病,凡出现黄疸者,均可参照本节辨证施治。

【治疗处方】

1. 肝胆湿热　身目俱黄,黄色鲜明,发热口渴,心中懊恼,口干而苦,腹满胁痛,大便秘结或呈灰白色,小便短黄,舌红,苔黄腻,脉弦数。

眼针穴区:肝区、胆区、膀胱区、下焦区。

2. 湿困脾胃　身目俱黄,黄色晦滞,头重身困,胸脘痞满,恶心纳少,腹胀,大便溏垢,苔腻微黄,脉弦滑或濡缓。

眼针穴区:脾区、膀胱区、下焦区。

3. 热毒炽盛　发病急骤,黄疸迅速加深,色黄如金,伴有高热烦渴,神昏谵语,或见衄血、便血、肌肤瘀斑,舌质红绛,苔黄而燥,脉弦滑数。

眼针穴区:肝区、心区、膀胱区、下焦区。

4. 寒凝阳衰　病程较长,身目俱黄,黄色晦暗,纳少脘闷,或腹胀便溏,神疲畏寒,口淡不渴,舌淡,苔白腻,脉濡缓或沉迟。

眼针穴区:脾区、肾区。

肝硬化腹水

肝硬化是各种慢性肝病发展的晚期阶段,临床上起病隐匿,病程发展缓慢,晚期以肝功能减退和门静脉高压为主要表现。肝硬化腹水形成是门静脉高压和肝功能减退共同作用的结果,为肝硬化肝功能失代偿期最突出的临床表现,当腹腔内液体量超过200ml时即可形成腹水。肝硬化腹水主要由门静脉压力升高、血浆胶体渗透压下降、有效血容量不足以及其他因素共同涉及。同时包括病毒性肝炎、血吸虫病、胆汁性、营养不良性等多种原因导致的肝硬化腹水。

【诊断依据】

失代偿期肝硬化诊断并不困难,依据下列各点可做出临床诊断:

1. 有病毒性肝炎、长期大量饮酒史等可导致肝硬化的有关病史。

2. 有肝功能减退和门静脉高压的临床表现。

3. 肝功能试验有血清白蛋白下降、血清胆红素升高及凝血酶原时间延长等。

4. 超声或CT提示肝硬化以及内镜发现食管胃底静脉曲张。肝活组织检查见假小叶形成是诊断本病的金标准。

除影像学检查外,腹水的诊断主要依据腹部叩诊法:腹水达 500ml 时,可用肘膝位叩诊法证实;1000ml 以上的腹水可引起移动性浊音,大量腹水时两侧胁腹膨出如蛙腹,检查可有液波震颤;小量腹水则需经超声检查才能发现。

根据本病的临床表现类似中医学中的臌胀,至于其他疾病出现的腹水,如结核性腹膜炎腹水、腹腔内晚期恶性肿瘤、慢性缩窄性心包炎、肾病综合征等符合臌胀特征者,亦可参照本节内容辨证论治,同时结合辨病处理。

【治疗处方】

1. 气滞湿阻　腹胀按之不坚,胁下胀痛,饮食减少,食后作胀,嗳气不适,小便短少,舌苔白腻,脉弦。

眼针穴区:肝区、脾区、中焦区。

2. 寒湿困脾　腹大胀满,按之如囊裹水,颜面微浮,下肢浮肿,脘腹痞胀,精神困倦,怯寒懒动,食少便溏,尿少,舌苔白滑或反腻,脉缓。

眼针穴区:脾区、肾区、中焦区。

3. 湿热蕴结　腹大胀满,脘腹撑急,烦热口苦,渴不欲饮,小便短黄,大便秘结或溏垢,两目、皮肤发黄,舌边尖红,苔黄腻或灰黑,脉弦滑或数。

眼针穴区:肝区、胆区、膀胱区、中焦区。

4. 肝脾血虚　腹大胀满,脉络怒张,胁肋刺痛,面色黧黑,面颈胸壁有血痣,呈丝纹状,手掌赤痕,唇色紫褐,口渴不欲饮,大便色黑,舌质紫红或有瘀斑,脉细涩。

眼针穴区:心区、肝区、脾区、中焦区。

5. 脾肾阳虚　腹大胀满,朝轻暮重,面色苍黄,脘闷纳呆,神倦怯寒,肢冷或下肢浮肿,食少便溏,小便短少不利,舌质淡紫,脉沉弦无力。

眼针穴区:脾区、肾区、膀胱区、下焦区。

6. 肝肾阴虚　腹大胀急,或见青筋暴露,面色晦暗,唇紫口燥,心烦失眠,牙龈出血,鼻衄时作,小便短少,舌质红绛少津,脉弦细数。

眼针穴区:肝区、肾区、中焦区。

急、慢性胆囊炎

(一)急性胆囊炎

急性胆囊炎是胆囊管梗阻和细菌感染引起的炎症,约 95% 以上的病人有胆囊结石,称结石性胆囊炎;5% 的病人无胆囊结石,称非结石性胆囊炎。本病女性多见。

【诊断依据】

1. 本病急性发作,主要是上腹部疼痛,从上腹胀痛不适,逐渐发展至阵发性绞痛;夜间发作常见,饱餐、进食肥腻食物常诱发发作。

2. 疼痛放射到右肩、肩胛或背部。伴恶心、呕吐、厌食、便秘等消化道症状。

3. 结合实验室和影像学检查即可诊断。

(二) 慢性胆囊炎

慢性胆囊炎是胆囊持续的、反复发作的炎症过程,超过 90% 的病人有胆囊结石。

【诊断依据】

临床表现常不典型,多数病人有胆绞痛病史。常在饱餐、进食油腻后出现腹胀、腹痛。腹痛程度不一,多在上腹部,牵涉到右肩背部,较少出现畏寒、高热和黄疸,可伴有恶心、呕吐。腹部检查可无体征,或仅有右上腹部压痛。墨菲征或呈阳性。有腹痛发作并胆囊结石证据提示慢性胆囊炎的诊断。

急慢性胆囊炎可参照中医学胁痛进行治疗。胁痛是临床常见病证,可见于西医学多种疾病中,如急性肝炎、慢性肝炎、胆囊炎、胆石症、胆道蛔虫、肋间神经痛等,凡上述疾病以胁痛为主时,均可参照本节辨证论治。

【治疗处方】

1. 肝气郁结　胁痛以胀痛为主,走窜不定,疼痛每因情志变化而增减,胸闷气短,饮食减少,嗳气频作,苔薄,脉弦。

眼针穴区:肝区、胆区、中焦区。

2. 瘀血停着　胸胁刺痛,痛有定处,入夜更甚,胁肋下或见癥块,舌质紫黯,脉沉涩。

眼针穴区:肝区、心区、中焦区。

3. 肝胆湿热　胁痛口苦,胸闷纳呆,恶心呕吐,目赤或目黄,身黄,小便黄赤,舌苔黄腻,脉弦滑数。

眼针穴区:肝区、胆区、中焦区。

4. 肝阴不足　胁肋隐痛,悠悠不休,遇劳加重,口干咽燥,心中烦热,头晕目眩,舌红少苔,脉弦细而数。

眼针穴区:肝区、肾区、中焦区。

胆 石 症

胆石症包括发生在胆囊和胆管的结石,是常见多发病。

(一) 胆囊结石

胆囊结石主要为胆固醇结石或以胆固醇为主的混合性结石和黑色胆色素结石。临床典型症状为胆绞痛,其他常表现为急性或慢性胆囊炎。本病成因非常复杂,任何影响胆固醇与胆汁酸浓度比例改变和造成胆汁淤滞的因素都能导致结石形成。

【诊断依据】

临床典型的绞痛病史是诊断的重要依据：胆绞痛典型发作常在饱餐、进食油腻食物后或睡眠中体位改变时，疼痛位于右上腹或上腹部，呈阵发性，或持续疼痛阵发性加剧，可向右肩胛部和背部放射，可伴恶心、呕吐。多数病人在进食过多、吃肥腻食物、工作紧张或休息不好时感到上腹部或右上腹隐痛，或常有饱胀不适、暖气、呃逆等症。影像学检查可确诊，首选 B 超检查。

（二）肝外胆管结石

肝外胆管结石又可分为继发性和原发性结石，继发性结石主要是胆囊结石排进胆管并停留在胆管内；原发性结石多为棕色胆色素结石或混合性结石，常因胆道感染、胆道梗阻、胆道异物等引起。一般平时无症状，当结石造成胆管梗阻时可出现腹痛或黄疸。

【诊断依据】

主要依靠影像学诊断。若合并胆管炎患者则有典型 Charcot 三联征（腹痛、寒战高热、黄疸），诊断不难。

胆石症可参照中医学胁痛进行治疗。

【治疗处方】

参见急、慢性胆囊炎。

慢性阑尾炎

大多数慢性阑尾炎都是由急性阑尾炎转变而来，少数也可开始即呈慢性过程。多因阑尾管腔阻塞或细菌入侵造成。

【诊断依据】

1. 既往常有急性阑尾炎发作史，经常有右下腹疼痛。有的病人仅有隐痛或不适，剧烈活动或饮食不节可诱发急性发作。

2. 主要体征是阑尾部位的局限性压痛。此种压痛固定。左侧卧位检体时，部分病人在右下腹可按及阑尾条索。

3. X 线钡剂灌肠透视检查可见阑尾不充盈或充盈不全，阑尾腔不规则，72 小时后透视复查阑尾腔内仍有钡剂残留，即可诊断慢性阑尾炎。

【治疗处方】

眼针穴区：大肠区、中焦区。

膈 肌 痉 挛

膈肌痉挛以气逆上冲，喉间呃呃连作，声短而频，且不能自主控制为特征，是膈肌的功能障碍性疾病，这种膈肌异常的收缩运动是由于迷走神经和膈神经受到刺激所引起的。本病可在多种疾病中并见，正常人也可因进食过快，或进食刺激性食物或吸入冷空气而产生呃逆,多数可于短时间内自行消失,但也有连续数小时,数星期或更长时间迁延难愈。

【诊断依据】

1. 一般以呃逆为主症,呃声频频,呈持续状态不能自制,同时可伴情绪抑郁或焦躁不安,胸脘胀痛,不思饮食等症。

2. 多见于青壮年,女性多于男性。常可因进食过冷或过热,或情志郁怒等诱因可循。

3. 实验室及放射线、胃镜等检查均无器质性病变。

中医学上为呃逆之证。其他疾病如胃肠神经官能症、胃炎、胸腹腔肿瘤、肝硬化晚期、脑血管病、尿毒症以及胸腹手术后等引起的膈肌痉挛之呃逆,均可参考治疗。

【治疗处方】

1. 胃中寒冷 呃声沉缓有力,膈间及胃脘不舒,得热则减,得寒更甚,纳呆,口中和而不渴,舌苔白润,脉迟缓。

眼针穴区:胃区、中焦区。

2. 胃火上逆 呃声洪亮,冲逆而出,口臭烦渴,喜冷饮,小便短赤,大便秘结,舌苔黄,脉滑数。

眼针穴区:胃区、中焦区。

3. 气机郁滞 呃逆连声,常因情志不畅而诱发或加重,伴有胸闷、纳减、脘胁胀闷、肠鸣矢气,舌苔薄白,脉弦。

眼针穴区:肝区、胃区、中焦区。

4. 脾胃阳虚 呃声低弱无力,气不得续,面色苍白,手足不温,食少困倦,舌淡苔白,脉沉细弱。

眼针穴区:脾区、胃区、中焦区。

5. 胃阴不足 呃声急促而不连续,口干舌燥,烦躁不安,舌质红而干或有裂纹,脉细数。

眼针穴区:胃区、中焦区。

便 秘

便秘不是一种疾病,而是临床一种常见的复杂症状,主要包括排便次数和粪便量减少、便质干燥、排便费力等。从病因上可以分为器质性和功能性两类。器质性病因包括各种直肠、肛门病变,内分泌或神经系统疾病,以及药物性因素等;功能性便秘病因尚不明确,其发生与多种因素有关,如饮食结构、生活节奏的变化,或结肠运动功能紊乱,以及腹肌及盆腔肌张力不足、滥用泻药导致药物依赖等。

【诊断依据】

排便次数减少、粪便量减少、粪便干燥、排便费力等症状同时存在2种以上,即可诊断为症状性便秘。

西医学中的功能性便秘与中医学中的便秘属同一范畴,同时,肠易激综合征、直肠及肛门疾病所致便秘、药物性便秘、内分泌及代谢性疾病的便秘、以及肌力减退所致的排便困难等,也可参照本节辨证论治。

【治疗处方】

1. 肠道实热 大便干结,腹部胀满,按之作痛,口干或口臭,舌苔黄燥,脉滑实。

眼针穴区:大肠区、下焦区。

2. 肠道气滞 大便不畅,欲解不得,甚则少腹作胀,嗳气频作,苔白,脉细弦。

眼针穴区:肝区、下焦区、大肠区。

3. 脾虚气弱 大便干结如栗,临厕无力努挣,挣则汗出气短,面色㿠白,神疲气怯,舌淡,苔薄白,脉弱。

眼针穴区:脾区、大肠区、下焦区。

4. 脾肾阳虚 大便秘结,面色萎黄无华,时作眩晕,心悸,甚则小腹冷痛,小便清长,畏寒肢冷,舌质淡,苔白润,脉沉迟。

眼针穴区:脾区、肾区、大肠区、下焦区。

5. 阴虚肠燥 大便干结,状如羊屎,口干少津,神疲纳呆,舌红,苔少,脉细小数。

眼针穴区:肝区、肾区、大肠区、下焦区。

四、泌尿系统疾病

急性肾小球肾炎

急性肾小球肾炎,简称急性肾炎,是一组以急性肾炎综合征(血尿、蛋白尿、水肿和高血压)为主要临床表现的肾脏疾病,可伴一过性肾功能损害。多种病原微生物如细菌、病毒及寄生虫等均可致病,但大多数为链球菌感染后肾小球肾炎。可见于中医的水肿。

【诊断依据】

1. 于链球菌感染后1~3周发生血尿、蛋白尿、水肿和高血压,甚至少尿等。

2. 伴血清 C3 下降,病情于发病8周内逐渐减轻到完全恢复正常。

属中医水肿病(风水相搏证)。

【治疗处方】

水肿(风水相搏证)开始眼睑浮肿,继而四肢及全身浮肿,多有恶寒、发热、咳嗽、咽痛,伴肢节酸痛、小便不利。舌苔薄白,脉浮或数。

眼针穴区:肺区、上焦区、中焦区、下焦区。

【注意事项】

1. 必须审证求因,针对病因进行治疗,必要时配合中西药物治疗。

2. 对于血压过高患者,慎用针刺。

急进性肾小球肾炎

急进性肾小球肾炎,是以急性肾炎综合征(起病急、血尿、蛋白尿、尿少、水肿、高血压)、肾功能急剧恶化、多在早期出现少尿性急性肾衰竭为临床特征,病理类型为新月体性肾小球肾炎的一组疾病。可见于中医的癃闭。

【诊断依据】

1. 急性肾炎综合征伴肾功能急剧恶化,无论是否已达到少尿性急性肾衰竭。

2. B 型超声等影像学检查常显示双肾增大。

3. 肾活检病理证实为新月体性肾小球肾炎,根据临床和实验室检查能除外系统性疾病。

属中医癃闭(浊瘀阻滞)。

【治疗处方】

癃闭(浊瘀阻滞)小便点滴而下,或尿如细线,甚则阻塞不通,小腹胀满疼痛,舌紫黯,或有瘀点,脉涩。

眼针穴区:膀胱区、心区、下焦区。

【注意事项】

1. 急进性肾小球肾炎为西医急性病症,应早期行肾活检明确诊断。

2. 必须审证求因,针对病因进行治疗,必要时配合中西药物治疗。

3. 对于血压过高患者,慎用针刺。

慢性肾小球肾炎

慢性肾小球肾炎,简称慢性肾炎,系指以蛋白尿、血尿、高血压、水肿为基本临床表现,起病方式各有不同,病情迁延,病变缓慢进展,可有不同程度的肾功能减退,最终将发展为慢性肾衰竭的一组肾小球病。可见于中医的水肿。

【诊断依据】

1. 蛋白尿、血尿、高血压、水肿为其基本临床表现。

2. 病史大于 1 年。

3. 尿化验异常。病变进展到后期超声可显示肾脏体积缩小,肾皮质变薄。

属中医水肿(肾气亏虚)。

【治疗处方】

癃闭(肾气亏虚)小腹坠胀,小便欲解不得出,或滴沥不爽,排尿无力,腰膝酸软,精神萎靡,食欲不振,面色㿠白,舌淡,苔薄白,脉沉细弱。

眼针穴区:肾区、膀胱区、下焦区。

尿 路 感 染

尿路感染,简称尿感,是指各种病原微生物在尿路中生长、繁殖而引起的尿路感染性疾病。多见于育龄期妇女、老年人、免疫力低下及尿路畸形者。可见于中医的热淋。

【诊断依据】

1. 典型的尿路感染有尿路刺激征(尿频、尿急、尿痛)、感染中毒症状、腰部不适等。

2. 结合尿液改变和尿液细菌学检查。

【治疗处方】

1. 湿热下注　小便频急不爽,尿道灼热刺痛,尿黄浑浊,少腹拘急,腰痛,或伴有恶寒发热,口苦,恶心呕吐,大便干结,舌红,苔黄腻,脉滑数。

眼针穴区:膀胱区、下焦区。

2. 阴虚湿热　尿频不畅,解时刺痛,腰酸乏力,午后低热,手足烦热,口干口苦,舌质红,苔薄黄,脉细数。

眼针穴区:肾区、膀胱区、下焦区。

3. 脾肾两虚　尿频、余沥不净,少腹坠胀,遇劳则发,腰酸,神倦乏力,面足轻度浮肿,头昏食少,面色苍白,舌质淡,苔薄白,脉沉细或细弱。

眼针穴区:肾区、脾区、下焦区。

泌尿系结石

泌尿系结石,即尿石症,又被称为尿路结石,是肾结石、输尿管结石、膀胱结石和尿道结石的总称。可见于中医的石淋。

【诊断依据】

1. 上尿路结石:即肾和输尿管结石,主要症状为疼痛和血尿,若输尿管结石引起尿路完全性梗阻时,可出现恶心、呕吐,结石伴感染或输尿管膀胱壁段结石时,可有尿频、尿急、尿痛。实验室常规检查常能见到肉眼或镜下血尿,伴感染时有脓尿。B超能显示结石的特殊声影。

2. 膀胱结石:典型症状为排尿突然中断,疼痛放射至远端尿道,伴排尿困难和膀胱刺激症状。B超能发现强光团及声影,还可同时发现膀胱憩室、良性前列腺增生。膀胱镜可直接见到结石,并可发现膀胱病变。

3.尿道结石:绝大多数来自肾和膀胱。典型症状为排尿困难,点滴状排尿,伴尿痛,重者可发生急性尿潴留及会阴部剧痛。前尿道结石可沿尿道扪及。后尿道结石经直肠指检可触及。B超和X线检查可见结石特殊成像。

【治疗处方】

1.下焦湿热　腰腹绞痛,小便涩痛,尿中带血,或排尿中断,解时刺痛难忍,大便干结,舌苔黄腻,脉弦或数。

眼针穴区:肾区、膀胱区、下焦区。

2.下焦瘀滞　腰痛发胀,少腹刺痛,尿中夹血块或尿色黯红,解时不畅,舌质紫黯或有瘀斑,脉细涩。

眼针穴区:肾区、下焦区、心区。

3.肾气亏虚　腰腹隐痛,排尿无力,少腹坠胀,神倦乏力,甚则颜面虚浮,畏寒肢冷,舌体淡胖,脉沉细弱。

眼针穴区:肾区、下焦区。

4.肾阴亏虚　头晕目眩,耳鸣,心烦咽燥,腰酸膝软,舌红苔少,脉细数。

眼针穴区:肾区、下焦区。

五、血液及造血系统疾病

贫　血

贫血是指人体外周血红细胞容量减少,低于正常范围下限的一种常见的临床症状。可见于中医的眩晕。

【诊断依据】

1.主要表现为皮肤、黏膜的颜色变淡,粗糙、缺少光泽甚至形成溃疡。

2.严重贫血可引起各系统症状。

3.血常规可见红细胞及血红蛋白减少。

属中医眩晕(气血亏虚)。

【治疗处方】

眩晕(气血亏虚)头晕目眩,面色淡白,神倦乏力,心悸少寐,舌淡,苔薄白,脉弱。

眼针穴区:心区、脾区、上焦区。

六、内分泌及代谢系统疾病

糖　尿　病

糖尿病是一组以慢性血葡萄糖(简称血糖)水平增高为特征的代谢性疾

病。可见于中医的消渴。

【诊断依据】

1. 主要表现为"三多一少",即多尿、多饮、多食和体重减轻。

2. 糖尿病症状加 2 次测定任意时间血浆葡萄糖≥11.1mmol/L,或空腹血糖≥7.0mmol/L。

【治疗处方】

1. 燥热伤肺　烦渴多饮,口干咽燥,多食易饥,小便量多,大便干结,舌质红,苔薄黄,脉数。

眼针穴区:肺区、上焦区。

2. 胃燥津伤　消谷善饥,大便秘结,口干欲饮,形体消瘦,舌红苔黄,脉滑有力。

眼针穴区:胃区、中焦区。

3. 肾阴亏虚　尿频量多,浑如脂膏,头晕目眩,耳鸣,视物模糊,口干唇燥,失眠心烦,舌红无苔,脉细弦数。

眼针穴区:肾区、下焦区。

4. 阴阳两虚　尿频,饮一溲一,色浑如膏,面色黧黑,耳轮枯焦,腰膝酸软,消瘦显著,阳痿或月经不调,畏寒面浮,舌淡,苔白,脉沉细无力。

眼针穴区:肺区、肾区、上焦区、下焦区。

5. 阴虚阳浮　尿频量多,烦渴面红,头痛恶心,口有异味,形瘦骨立,唇红口干,呼吸深快,或神昏迷蒙,四肢厥冷,舌质红绛,苔灰或焦黑,脉微数疾。

眼针穴区:肺区、肾区、上焦区、下焦区。

<h3 style="text-align:center">尿　崩　症</h3>

尿崩症是指精氨酸加压素,又称抗利尿激素严重缺乏或部分缺乏(称中枢性尿崩),或肾脏对精氨酸加压素不敏感(肾性尿崩症),致肾小管重吸收水的功能障碍,从而引起多尿、烦渴、多饮与低比重尿和低渗尿为特征的一组综合征。可见于中医的消渴。

【诊断依据】

1. 持续多尿、烦渴、多饮、低比重尿。

2. 禁水 - 加压素试验异常。

【治疗处方】

1. 肾阴亏虚　尿频量多,浑如脂膏,头晕目眩,耳鸣,视物模糊,口干唇燥,失眠心烦,舌红无苔,脉细弦数。

眼针穴区:肾区、下焦区。

2. 阴虚阳浮　尿频量多,烦渴面红,头痛恶心,口有异味,形瘦骨立,唇红口干,呼吸深快,或神昏迷蒙,四肢厥冷,舌质红绛,苔灰或焦黑,脉微数疾。

眼针穴区:肺区、肾区、上焦区、下焦区。

甲状腺功能亢进症

甲状腺功能亢进症是指甲状腺腺体本身产生甲状腺激素过多而引起的甲状腺毒症(血循环中甲状腺激素过多,引起的以神经、循环、消化等系统兴奋性增高和代谢亢进为主要表现的一组临床综合征)。可见于中医的心悸、不寐。

【诊断依据】

1. 患者存在疲乏无力、怕热多汗、皮肤潮湿、多食善饥、体重显著下降等高代谢症状,可伴紧张焦虑、焦躁易怒、失眠不安、记忆力减退等精神神经症状,心悸气短、心动过速等心血管症状,稀便、排便次数增加等消化系统症状,或肌肉骨骼、造血、生殖等系统症状。大部分有不同程度甲状腺肿大。

2. 血清 TSH 浓度的变化是反映甲状腺功能最敏感的指标。

属中医心悸(阴虚火旺)、不寐(肝郁化火、阴虚火旺)。

【治疗处方】

1. 心悸阴虚火旺:心悸不宁,思虑劳心尤甚,心中烦热,少寐多梦,头晕目眩,耳鸣,口干,面颊烘热,舌质红,苔薄黄,脉弦细数。

眼针穴区:心区、肾区、上焦区。

2. 不寐

(1) 肝郁化火:心烦不能入睡,烦躁易怒,胸闷胁痛,头痛,面红目赤,口苦。便秘尿黄,舌红,苔黄,脉弦数。

眼针穴区:肝区、心区。

(2) 阴虚火旺:心烦不寐,或时寐时醒,手足心热,头晕耳鸣,心悸,健忘,颧红潮热,口干少津,舌红,少苔,脉细数。

眼针穴区:心区、肝区、肾区。

甲状腺功能减退症

甲状腺功能减退症,简称甲减,是由各种原因导致的低甲状腺激素血症或甲状腺激素抵抗而引起的全身性低代谢综合征。可见于中医的痿病、便秘、水肿。

【诊断依据】

1. 一般表现为易疲劳、怕冷、体重增加、记忆力减退、反应迟钝、嗜睡、精神抑郁、便秘、月经不调、肌肉痉挛等。体检可见表情淡漠、面色苍白、皮肤干燥发凉、粗糙脱屑,颜面眼睑和手皮肤水肿,声音嘶哑,毛发稀疏等。

2. 可伴肌肉乏力、进行性肌强直,心动过缓,贫血等。

3.血清促甲状腺激素增高,血清总甲状腺素、血清游离甲状腺素降低是诊断本病的必备指标。

【治疗处方】

1.痿病

(1)脾胃虚弱:起病缓慢,渐见下肢痿软无力,时好时差,甚则肌肉萎缩,神倦,气短自汗,食少便溏,面色少华,舌淡,苔白,脉细缓。

眼针穴区:脾区、胃区、下焦区。

(2)瘀阻脉络:四肢痿软,麻木不仁,肌肤甲错,时有拘挛疼痛感,舌质紫黯,苔薄白,脉细涩。

眼针穴区:心区、上焦区、下焦区。

2.便秘

(1)脾虚气弱:大便干结如栗,临厕无力努挣,挣则汗出气短,面色㿠白,神疲气怯,舌淡,苔薄白,脉弱。

眼针穴区:脾区、大肠区、下焦区。

(2)脾肾阳虚:大便秘结,面色萎黄无华,时作眩晕,心悸,甚则小腹冷痛,小便清长,畏寒肢冷,舌质淡,苔白润,脉沉迟。

眼针穴区:脾区、肾区、大肠区、下焦区。

3.水肿

(1)水湿浸渍:多由下肢先肿,逐渐肢体浮肿,下肢为甚,按之没指,不易随复。伴有胸闷腹胀,身重困倦,纳少泛恶,尿短少,舌苔白腻,脉濡缓。

眼针穴区:脾区、肾区、下焦区。

(2)湿热内蕴:浮肿较剧,肌肤绷急,腹大胀满,胸闷烦热,气粗口干,大便干结,小便短黄,舌红,苔黄腻,脉细滑数。

眼针穴区:脾区、胃区、中焦区。

(3)脾虚湿困:面浮足肿,反复消长,劳累后或午后加重,脘胀纳少,面色㿠白,神倦乏力,尿少色清,大便或溏,舌苔白滑,脉细弱。

眼针穴区:脾区、中焦区、下焦区。

(4)阳虚水泛:全身高度浮肿,腹大胸满,卧则喘促,畏寒神倦,面色萎黄或苍白,纳少,尿短少,舌淡胖,边有齿印,苔白,脉沉细或结代。

眼针穴区:肾区、上焦区、中焦区、下焦区。

七、风湿性疾病

类风湿关节炎

类风湿关节炎是以对称性多关节炎为主要临床表现的异质性、系统性、自身免疫性疾病。可见于中医的风湿痹。

【诊断依据】

1. 多缓慢而隐匿起病,在出现明显关节症状前可有数周的低热,少数患者可有高热、乏力、全身不适、体重下降等症状。关节可有晨僵、肿胀、疼痛及畸形、功能障碍。进一步发展可有多系统症状及干燥综合征的出现。

2. 类风湿因子异常,结合临床症状可诊断。

【治疗处方】

1. 行痹　肢体关节肌肉疼痛,游走不定,屈伸不利,或见恶寒发热等,舌苔薄白,脉浮。

眼针穴区:肺区、上焦区、下焦区。

2. 痛痹　肢体关节疼痛较剧,遇寒加重,得热痛减,昼轻夜重,关节不能屈伸,痛处不红,触之不热,苔白滑,脉弦紧。

眼针穴区:肾区、上焦区、下焦区。

3. 着痹　肢体关节重着酸痛,痛处固定,下肢为甚,或有肿胀,肌肤麻木,天气阴雨加重,舌苔白腻,脉濡缓。

眼针穴区:脾区、上焦区、下焦区。

4. 热痹　起病急骤,关节疼痛,局部红肿灼热,痛不可触,屈伸不利,得冷稍舒。多有发热恶风,多汗,心烦口渴,舌红苔黄,脉滑数。

眼针穴区:肺区、上焦区、下焦区。

5. 虚痹　病程日久,反复不愈,关节疼痛,时轻时重,面黄无华,心悸自汗,头晕乏力,舌质淡,苔薄白,脉濡。

眼针穴区:脾区、心区、上焦区、下焦区。

强直性脊柱炎

强直性脊柱炎是脊椎的慢性进行性炎症,其特点是病变常从骶髂关节开始逐渐往上蔓延至脊柱,导致纤维性或骨性强直和畸形。可见于中医的腰痛。

【诊断依据】

1. 早期患者可感到双侧骶髂关节及下腰部疼痛,腰部僵硬不能久坐,骶髂关节处有深压痛,晨起时脊柱僵硬。晚期脊柱僵硬可致躯干和髋关节屈曲,最终发生驼背畸形。

2. 类风湿因子试验阴性,HLA-B72多为阳性。

【治疗处方】

1. 寒湿腰痛　腰部冷痛重着,转侧不利,逐渐加重。静卧痛不减,遇阴雨天则加重,苔白腻,脉沉而迟缓。

眼针穴区:肾区、下焦区。

2. 湿热腰痛　腰部弛痛,痛处伴有热感,热天或雨天疼痛加重,而活动后或可减轻,小便短赤,苔白腻,脉濡数或弦数。

眼针穴区:肾区、下焦区。

第二节　外科及骨科疾病

颈 椎 病

泛指颈段脊柱病变后所表现的临床症状和体征。可见于中医的眩晕。

【诊断依据】

1. 常见上肢放射痛、肌力下降、手指动作不灵活;四肢乏力,行走、持物不稳,甚则自下而上的上运动神经元性瘫痪;头晕、恶心、呕吐、耳鸣、听力下降等症状;头晕、头痛、视觉障碍。

2. X线平片可见颈椎生理前凸消失,椎间隙变窄,椎体前、后缘骨质增生,钩椎关节、关节突关节增生及椎间孔狭窄等退行性改变征象。

【治疗处方】

1. 风火上扰　眩晕耳鸣,头痛且胀,易怒,失眠多梦,或面红目赤,口苦,舌红,苔黄,脉弦滑。

眼针穴区:肝区、肾区、上焦区。

2. 痰浊上蒙　头重如裹,视物旋转,胸闷作恶,呕吐痰涎,苔白腻,脉弦滑。

眼针穴区:脾区、上焦区。

3. 气血亏虚　头晕目眩,面色淡白,神倦乏力,心悸少寐,舌淡,苔薄白,脉弱。

眼针穴区:心区、脾区、上焦区。

4. 肝肾阴虚　眩晕久发不已,视力减退,少寐健忘,心烦口干,耳鸣,神倦乏力,腰酸膝软,舌红,苔薄,脉弦细。

眼针穴区:肝区、肾区、上焦区。

急性腰扭伤

以腰部不适或腰部持续性剧痛,不能行走和翻身,咳嗽、呼吸等腹部用力活动时疼痛加重等为主要表现的腰部肌肉、韧带、筋膜、小关节突等组织急性扭伤。可见于中医的腰痛。

【诊断依据】

1. 外伤后即出现腰背部疼痛,为持续性疼痛,休息后不能缓解。

2. 腰部僵硬,主动活动困难,翻身困难。

3.损伤部位有压痛点。

4.一般无下肢放射痛。

5.腰椎 X 线片显示腰椎骨质无异常。

属中医腰痛。

【治疗处方】

眼针穴区:肾区、下焦区。

第三腰椎横突综合征

由于第三腰椎横突周围组织的损伤,造成慢性腰痛,出现以第三腰椎横突处明显压痛为主要特征的疾病称为第三腰椎横突综合征,亦称第三腰椎横突滑囊炎,或第三腰椎横突周围炎。因其可影响临近的神经纤维,故常伴有下肢疼痛。本病尤以体力劳动者多见。可见于中医的腰痛。

【诊断依据】

1.患病时可为腰部酸痛,也可剧痛,活动受限,严重时影响日常生活及工作。疼痛可达臀部及大腿前方。腰部后仰不痛,向对侧弯腰受限。

2.重要的体征是第三腰椎横突外缘,相当于第三腰椎棘突旁 4cm 处,尤其是瘦长型患者可触到横突尖端并有明显的压痛及限局性肌紧张或肌痉挛。按压时由于第二腰神经分支受刺激而引起放射痛达大腿及膝部。

3.X 线平片可见第三腰椎横突较长。

4.压痛点用 1% 或 0.5% 普鲁卡因 10 ~ 20ml 注射后,疼痛及压痛消失。

属中医腰痛。

【治疗处方】

眼针穴区:肾区、下焦区。

落 枕

落枕,又称失枕。多因睡眠姿势不良,睡起后颈部疼痛,活动受限。可见于中医的颈痛。

【诊断依据】

1.一般无外伤史,多因睡眠姿势不良或感受风寒后所致。

2.急性发病,睡眠后一侧颈部出现疼痛、酸胀,可向上肢或背部放射,活动不利,活动时伤侧疼痛加剧,严重者使头部歪向病侧。

3.患侧常有颈肌痉挛,胸锁乳突肌、斜方肌、大小菱形肌及肩胛提肌等处压痛。

【治疗处方】

眼针穴区:上焦区。

肩 关 节 周 围 炎

肩关节周围炎是一种以肩痛、肩关节活动障碍为主要特征的筋伤,简称"肩周炎"。可见于中医的肩痛。

【诊断依据】

1. 多见于中老年人,多数患者呈慢性发病,少数有外伤史。

2. 初时肩周微有疼痛,常不引起注意。1~2周后,疼痛逐渐加重,肩部酸痛,夜间尤甚,肩关节外展、外旋活动开始受限,逐步发展成肩关节活动广泛受限。

【治疗处方】

眼针穴区:患侧上焦区。

腰 肌 劳 损

腰肌劳损,实为腰部肌及其附着点筋膜甚或骨膜的慢性损伤性炎症。可见于中医的腰痛。

【诊断依据】

1. 患者多有腰部过劳或不同程度的外伤史。

2. 腰部酸痛,时轻时重,反复发作,劳累时加重,休息后减轻。弯腰工作困难,弯腰稍久则疼痛加重,常喜用双手捶腰,以减轻疼痛。

3. 检查腰部外形多无异常,俯仰活动多无障碍。少数患者腰部活动稍受限并有压痛,压痛部位多在骶棘肌处、骶骨后面骶棘肌止点处,或髂骨嵴后部、腰椎横突部。

4. X线照片多无异常所见,少数患者可有骨质增生或脊柱畸形。

【治疗处方】

眼针穴区:肾区、下焦区。

腰椎间盘突出症

腰椎间盘突出症,又称腰椎间盘纤维环破裂髓核突出症,因腰椎间盘发生退行性变,在外力的作用下,使纤维环破裂、髓核突出,刺激或压迫神经根,而引起的以腰痛及下肢坐骨神经放射痛等症状为特征的腰腿痛疾患。可见于中医的腰痛。

【疾病分型】

1. 后外侧方突出型　纤维环的后方最弱的部位在椎间盘中线两侧,此处本身薄弱,同时缺乏后纵韧带的强力中部纤维的支持,因此是腰椎间盘突出最常见的部位。临床上最为多见,约占80%左右。

2. 中央突出型　指髓核通过纤维环后部中央突出,达到后纵韧带下。除引起坐骨神经症状外,还可刺激或压迫马尾神经,表现为会阴部麻痹及大小便障碍。

3. 椎间孔内突出　指髓核向后经后方的纤维环及后纵韧带突入椎管,进入椎间孔内,容易漏诊,但所幸其发生率低,仅 1% 左右。

【诊断依据】

1. 腿痛比腰痛严重,典型的根性坐骨神经痛。

2. 下肢感觉异常,单一神经根在腿或足部痛觉异常(腰 5、骶 1 或腰 4 脊神经根分布区)。

3. 下腰脊神经根牵扯体征:①直腿抬高试验小于 50°;②直腿抬高加强试验为阳性;③健肢抬高试验阳性。以上三种体征必须有一种为阳性。

4. 神经学物理检查肌萎缩、肌无力、感觉异常及反射改变四种有两种为阳性。

5. 脊髓造影、腰椎间盘 CT 平扫或腰磁共振检查为阳性结果并与受累神经根的临床症状和体征相符合。

以上五个标准均为阳性,才能做出腰椎间盘突出症诊断。

【治疗处方】

眼针穴区:肾区、下焦区。

第三节　神经、精神疾病

神经性头痛

神经性头痛是指长期焦虑、紧张或疲劳等因素所导致的颈项部、头部肌肉的持久收缩和相应动脉的扩张而产生的头痛。引起头痛的病因很多,涉及内、外、妇、儿、五官等各科。临床上必须详细询问病史,做各项检查,确诊后方可有针对性地进行治疗。可见于中医的头痛。

【诊断依据】

1. 患者常自觉头部沉重、发胀或有压迫感或压迫性钝痛。头痛位于枕部或枕下部,甚至波及整个头部。可为单侧,亦可为双侧。其持续时间不等,伴有乏力、情绪低落、食欲减退等症状。

2. CT 检查无异常。

【治疗处方】

1. 肝阳上亢　头昏胀痛,或抽掣而痛,痛时常有烘热,面红耳赤,耳鸣如蝉,心烦易怒,夜寐不宁,口苦咽干,舌红,苔薄黄,脉弦数。

眼针穴区:肝区、肾区、上焦区。

2. 痰浊上扰 头痛胀重,或兼目眩,胸脘满闷,纳呆呕恶,痰多黏白,舌苔白腻,脉滑或弦滑。

眼针穴区:脾区、上焦区。

3. 瘀阻脑络 头痛反复,经久不愈,痛处固定,痛如锥刺,或有头部外伤史,舌紫黯,或有瘀斑、瘀点,苔薄白,脉细或细涩。

眼针穴区:心区、上焦区。

4. 气血亏虚 头痛绵绵,两目畏光,午后更甚,神疲乏力,面色苍白,心悸少寐,舌淡,苔薄,脉弱。

眼针穴区:心区、脾区、上焦区。

5. 肝肾阴虚 头痛眩晕,时轻时重,视物模糊,五心烦热,口干,腰膝酸软,神疲乏力,滑精带下,舌红,少苔,脉细无力。

眼针穴区:肝区、肾区、上焦区。

【注意事项】

1. 有较好的止痛效果。

2. 必须审证求因,针对病因进行治疗,必要时配合中西药物治疗。

3. 对于高血压引起的头痛,慎用强刺激。

偏 头 痛

偏头痛是临床常见的原发性头痛,其特征是发作性、多为偏侧、中重度、搏动样头痛,一般持续 4～72 小时,可伴有恶心、呕吐,光、声刺激或日常活动均可加重头痛,安静环境、休息可缓解头痛。偏头痛是一种常见的慢性神经血管性疾患,患病率为 5%～10%。可见于中医的头痛。

【诊断依据】

1. 青春期起病,女性多于男性,可有家族史。

2. 周期性发作,头痛偏于一侧疼痛,疼痛程度、发作时间及频度不定,持续数小时或 1 日,伴恶心、呕吐,常因睡眠而中止。发作初可有短暂性失语、偏盲、偏瘫或麻木等,患侧面部发作时苍白,瞳孔较大。

3. 麦角胺等药物治疗后通常可以缓解。

【治疗处方】

1. 肝阳上亢 头昏胀痛,或抽掣而痛,痛时常有烘热,面红耳赤,耳鸣如蝉,心烦易怒,夜寐不宁,口苦咽干,舌红,苔薄黄,脉弦数。

眼针穴区:肝区、肾区、上焦区。

2. 痰浊上扰 头痛胀重,或兼目眩,胸脘满闷,纳呆呕恶,痰多黏白,舌苔白腻,脉滑或弦滑。

眼针穴区:脾区、上焦区。

3. 瘀阻脑络　头痛反复,经久不愈,痛处固定,痛如锥刺,或有头部外伤史,舌紫黯,或有瘀斑、瘀点,苔薄白,脉细或细涩。

眼针穴区:心区、上焦区。

4. 气血亏虚　头痛绵绵,两目畏光,午后更甚,神疲乏力,面色苍白,心悸少寐,舌淡,苔薄,脉弱。

眼针穴区:心区、脾区、上焦区。

5. 肝肾阴虚　头痛眩晕,时轻时重,视物模糊,五心烦热,口干,腰膝酸软,神疲乏力,滑精带下,舌红少苔,脉细无力。

眼针穴区:肝区、肾区、上焦区。

丛集性头痛

丛集性头痛是一种原发性神经血管性头痛,表现为短暂、剧烈爆炸样头痛发作,位于一侧眼眶、球后和额颞部,有反复密集发作的特点,伴有同侧眼结膜充血、流泪、瞳孔缩小、眼睑下垂,以及头面部出汗等自主神经症状,常在一天内固定时间发作,可持续数周至数月。可见于中医的头痛。

【诊断依据】

1. 以一侧眶周和前额的突发性搏动痛或胀痛为主,可一天内发作数次,连续发作数天至数月后中止。间隔数周、数月或数年后又以原有形式复发。

2. 头痛突发突止,发作时间较恒定,1次发作持续数十分钟至数小时。

3. 发作时常伴有眼部充血、流泪、鼻阻、流涕,少数可有恶心、呕吐。

4. 脑阻抗血流图呈高血容量型。

5. 可能有过敏、颅脑外伤、鼻窦炎、颈椎病变等病史及相应体征。

【治疗处方】

1. 肝阳上亢　头昏胀痛,或抽掣而痛,痛时常有烘热,面红耳赤,耳鸣如蝉,心烦易怒,夜寐不宁,口苦咽干,舌红,苔薄黄,脉弦数。

眼针穴区:肝区、肾区、上焦区。

2. 痰浊上扰　头痛胀重,或兼目眩,胸脘满闷,纳呆呕恶,痰多黏白,舌苔白腻,脉滑或弦滑。

眼针穴区:脾区、上焦区。

3. 肝肾阴虚　头痛眩晕,时轻时重,视物模糊,五心烦热,口干,腰膝酸软,神疲乏力,滑精带下,舌红少苔,脉细无力。

眼针穴区:肝区、肾区、上焦区。

紧张型头痛

紧张型头痛以前曾称为紧张性头痛、肌收缩性头痛、心因性肌源性头痛等,是成年人中最常见的头痛类型,其发病与社会心理压力、焦虑、抑郁、精神因素、肌肉紧张、滥用止痛药物等有关。病程大多较长,可持续数十年,常反复发作,轻者仅在明显紧张或忧郁时才发生头痛,慢性者头痛可持续数天或数周。一般表现为双侧持续性枕部或额部钝痛,可扩展至整个头部,常有压迫沉重感或头周围紧箍感,尽管有时可有轻度头昏、视物模糊或耳鸣,但很少有恶心、呕吐或全身不适。紧张、忧虑可诱发本病。

【诊断依据】

1. 头痛持续 30 分钟至 7 天。

2. 一般表现为双侧持续性枕部或额部钝痛,可扩展至整个头部。

3. 行走楼梯或类似日常活动头痛不加重。

4. 无呕吐、恶心,可有畏光或畏声,但不并存。

【治疗处方】

1. 肝阳上亢　头昏胀痛,或抽掣而痛,痛时常有烘热,面红耳赤,耳鸣如蝉,心烦易怒,夜寐不宁,口苦咽干,舌红,苔薄黄,脉弦数。

眼针穴区:肝区、肾区、上焦区。

2. 痰浊上扰　头痛胀重,或兼目眩,胸脘满闷,纳呆呕恶,痰多黏白,舌苔白腻,脉滑或弦滑。

眼针穴区:脾区、上焦区。

3. 瘀阻脑络　头痛反复,经久不愈,痛处固定,痛如锥刺,或有头部外伤史,舌紫黯,或有瘀斑、瘀点,苔薄白,脉细或细涩。

眼针穴区:心区、上焦区。

4. 气血亏虚　头痛绵绵,两目畏光,午后更甚,神疲乏力,面色苍白,心悸少寐,舌淡,苔薄,脉弱。

眼针穴区:心区、脾区、上焦区。

5. 肝肾阴虚　头痛眩晕,时轻时重,视物模糊,五心烦热,口干,腰膝酸软,神疲乏力,滑精带下,舌红少苔,脉细无力。

眼针穴区:肝区、肾区、上焦区。

短暂性脑缺血发作

短暂性脑缺血发作(TIA)是由颅内血管病变引起的一过性或短暂性、局限性脑功能缺失或视网膜功能障碍。临床症状一般持续约 10～15 分钟,多在 1 小时内恢复,最长不超过 24 小时,不遗留神经功能缺损的症状和体征,结构性影像学(CT、MRI)检查无责任病灶。凡临床症状持续超过 1 小时且影像学检查有明确病灶者不宜称为 TIA。可见于中医的眩晕。

【诊断依据】

1. 好发于中老年人(50～70岁),男性多于女性。

2. 患者多伴有高血压、动脉粥样硬化、糖尿病或高脂血症等脑血管病危险因素。

3. 起病突然,临床症状一般持续约10～15分钟,多在1小时内恢复,最长不超过24小时。

4. 由于缺血的部位不同,其表现常为眼前一过性黑蒙、雾视、视野中有黑点、眼前有阴影摇晃,光线减少或一侧面部或肢体出现无力、麻木,有时也会表现出眩晕、头晕、偏头痛、跌倒发作、共济失调、复视、偏盲或双侧视力丧失等症状。

【治疗处方】

1. 风阳上扰　眩晕耳鸣,头痛且胀,急躁易怒,失眠多梦,肢麻震颤,或面红目赤,口苦,颜面潮红,舌红,苔黄,脉弦滑。

眼针穴区:肝区、肾区、上焦区。

2. 痰浊上蒙　头重如裹,视物旋转,胸闷作恶,呕吐痰涎,食少多寐,苔白腻,脉弦滑。

眼针穴区:脾区、上焦区。

3. 气血亏虚　头晕目眩,动则加剧,劳累即发,面色淡白,神倦乏力,倦怠懒言,唇甲不华,发色不泽,心悸少寐,舌淡,苔薄白,脉细弱。

眼针穴区:心区、脾区、上焦区。

4. 肝肾阴虚　眩晕久发不已,精神萎靡,神倦乏力,腰酸膝软,少寐健忘,两目干涩,视力减退,心烦口干,耳鸣,舌红,苔薄,脉弦细。

眼针穴区:肝区、肾区、上焦区。

脑　梗　死

脑梗死又称为缺血性脑卒中,是指各种原因所致脑部血液供应障碍,导致脑组织缺血、缺氧性坏死,出现相应的神经功能缺损。脑梗死是脑血管疾病的最常见类型,约占全部脑血管疾病的70%。依据脑梗死的发病机制和临床表现,通常将脑梗死分为脑血栓形成、脑栓塞、腔隙性脑梗死。脑梗死的病因既有共性,不同类型之间又存在一定的差异。最常见的病因:脑血栓形成为动脉粥样硬化和动脉炎;脑栓塞为心源性和非心源性栓子;腔隙性脑梗死为高血压、动脉粥样硬化和微栓子等。脑梗死后出现的局限神经功能缺损征象,与梗死的部位、受损区侧支循环、参与供血的动脉变异以及既往脑细胞损失情况有关。见于中医的中风。

【诊断依据】

1. 患者多伴有高血压、动脉粥样硬化、糖尿病或高脂血症等脑血管病危险因素或房颤等心血管病史,并有典型起病形式。

2. 起病急骤,可伴有头痛、恶心、呕吐,或有意识障碍,或有语言障碍,迅速出现偏侧肢体瘫痪,锥体束征呈阳性。

3. 头部 CT 及 MRI 等检查有助诊断。

【治疗处方】

1. 中经络

(1) 肝阳暴亢:半身不遂,舌强语謇,口舌歪斜,眩晕头痛,面红目赤,心烦易怒,口苦咽干,便秘尿黄,舌红或绛,苔黄或燥,脉弦有力。

眼针穴区:肝区、肾区、上焦区、下焦区。

(2) 风痰阻络:半身不遂,口舌歪斜,舌强语謇,肢体麻木或手足拘急,头晕目眩,舌苔白腻或黄腻,脉弦滑。

眼针穴区:脾区、肝区、上焦区、下焦区。

(3) 痰热腑实:半身不遂,舌强不语,口舌歪斜,口黏痰多,腹胀便秘,午后面红烦热,舌红,苔黄腻或灰黑,脉弦滑大。

眼针穴区:脾区、胃区、上焦区、下焦区。

(4) 气虚血瘀:半身不遂,肢体软弱,偏身麻木,舌歪语謇,手足肿胀,面色淡白,气短乏力,心悸自汗,舌质黯淡,苔薄白或白腻,脉细缓或细涩。

眼针穴区:心区、脾区、上焦区、下焦区。

(5) 阴虚风动:半身不遂,肢体麻木,舌强语謇,心烦失眠,眩晕耳鸣,手足拘挛或蠕动,舌红或黯淡,苔少或光剥,脉弦细或数。

眼针穴区:肝区、肾区、上焦区、下焦区。

2. 中脏腑

(1) 风火蔽窍:突然昏倒,不省人事,两目斜视或直视,面红目赤,肢体强直,口噤,项强,两手紧握拘急,甚则抽搐,角弓反张,舌红或绛,苔黄而燥或焦黑,脉弦数。

眼针穴区:心区、肝区、上焦区、下焦区。

(2) 痰火闭窍:突然昏倒,昏愦不语,躁扰不宁,肢体强直,痰多息促,两目直视,鼻鼾身热,大便秘结,舌红,苔黄厚腻,脉滑数有力。

眼针穴区:心区、脾区、上焦区、下焦区。

(3) 痰湿蒙窍:突然神昏迷睡,半身不遂,肢体瘫痪不收,面色晦垢,痰涎涌盛,四肢逆冷,舌质黯淡,苔白腻,脉沉滑或缓。

眼针穴区:脾区、上焦区、下焦区。

(4) 元气衰败:神昏,面色苍白,瞳孔散大,手撒肢逆,二便失禁,气息短促,多汗肤凉。舌淡紫或萎缩,苔白腻,脉散或微。

眼针穴区:肾区、心区、脾区。

脑血栓形成

脑血栓形成是脑梗死最常见的类型,约占全部脑梗死的60%,是指在颅内外供应脑部的动脉血管壁发生病理性改变的基础上,在血流缓慢、血液成分改变或血黏度增加等情况下形成血栓,引起脑局部血流减少或供血中断,是脑组织缺血、缺氧性坏死,出现局灶性神经系统症状和体征。可见于中医的中风。

【诊断依据】

1. 中年以上的高血压及动脉硬化患者,静息状态下或睡眠中急性起病。

2. 一至数日内出现局灶性脑损害的症状和体征,并能用某一动脉供血区功能损伤来解释。

3. 部分病例有TIA前驱症状如肢体麻木无力等局灶性体征,多在发病后10余小时或1~2天达到高峰,病人意识清楚或有轻度意识障碍。

4. 头部CT及MRI等检查发现梗死灶。

【治疗处方】

1. 中经络

(1)肝阳暴亢:半身不遂,舌强语謇,口舌歪斜,眩晕头痛,面红目赤,心烦易怒,口苦咽干,便秘尿黄,舌红或绛,苔黄或燥,脉弦有力。

眼针穴区:肝区、肾区、上焦区、下焦区。

(2)风痰阻络:半身不遂,口舌歪斜,舌强语謇,肢体麻木或手足拘急,头晕目眩,舌苔白腻或黄腻,脉弦滑。

眼针穴区:脾区、肝区、上焦区、下焦区。

(3)痰热腑实:半身不遂,舌强不语,口舌歪斜,口黏痰多,腹胀便秘,午后面红烦热,舌红,苔黄腻或灰黑,脉弦滑大。

眼针穴区:脾区、胃区、上焦区、下焦区。

(4)气虚血瘀:半身不遂,肢体软弱,偏身麻木,舌歪语謇,手足肿胀,面色淡白,气短乏力,心悸自汗,舌质黯淡,苔薄白或白腻,脉细缓或细涩。

眼针穴区:心区、脾区、上焦区、下焦区。

(5)阴虚风动:半身不遂,肢体麻木,舌强语謇,心烦失眠,眩晕耳鸣,手足拘挛或蠕动,舌红或黯淡,苔少或光剥,脉弦细或数。

眼针穴区:肝区、肾区、上焦区、下焦区。

2. 中脏腑

(1)风火蔽窍:突然昏倒,不省人事,两目斜视或直视,面红目赤,肢体强直,口噤,项强,两手紧握拘急,甚则抽搐,角弓反张,舌红或绛,苔黄而燥或焦黑,脉弦数。

眼针穴区:心区、肝区、上焦区、下焦区。

(2) 痰火闭窍:突然昏倒,昏愦不语,躁扰不宁,肢体强直,痰多息促,两目直视,鼻鼾身热,大便秘结,舌红,苔黄厚腻,脉滑数有力。

眼针穴区:心区、脾区、上焦区、下焦区。

(3) 痰湿蒙窍:突然神昏迷睡,半身不遂,肢体瘫痪不收,面色晦垢,痰涎涌盛,四肢逆冷,舌质黯淡,苔白腻,脉沉滑或缓。

眼针穴区:脾区、上焦区、下焦区。

(4) 元气衰败:神昏,面色苍白,瞳孔散大,手撒肢逆,二便失禁,气息短促,多汗肤凉。舌淡紫或萎缩,苔白腻,脉散或微。

眼针穴区:肾区、心区、脾区。

脑　栓　塞

脑栓塞是指因异常的固态、液态、气态物体(被称作栓子)沿血循环进入脑动脉系统,引起动脉管腔闭塞,当侧支循环不能代偿时,引起该动脉供血区局部脑组织坏死,临床上表现为偏瘫、偏身麻木、讲话不清等突然发生的局灶性神经功能缺损症状。最常见的栓子来源于心脏,约 14%～48% 的风湿性心脏病病人发生脑栓塞;心肌梗死、心内膜炎、心房纤颤、心脏手术时易诱发本病;非心源性栓子见于颈部动脉粥样硬化斑块脱落、外伤骨折或气胸、潜水或高空飞行减压不当、孕妇生产等。可见于中医的中风。

【诊断依据】

1. 骤然起病,数秒至数分钟达到高峰,出现偏瘫、失语等局灶性神经功能缺损。

2. 既往有栓子来源的基础疾病如心脏病、动脉粥样硬化、严重的骨折等病史。

3. 头部 CT 及 MRI 等检查可确定脑栓塞部位、数目及是否伴发出血。

【治疗处方】

1. 中经络

(1) 肝阳暴亢:半身不遂,舌强语謇,口舌歪斜,眩晕头痛,面红目赤,心烦易怒,口苦咽干,便秘尿黄,舌红或绛,苔黄或燥,脉弦有力。

眼针穴区:肝区、肾区、上焦区、下焦区。

(2) 风痰阻络:半身不遂,口舌歪斜,舌强语謇,肢体麻木或手足拘急,头晕目眩,舌苔白腻或黄腻,脉弦滑。

眼针穴区:脾区、肝区、上焦区、下焦区。

(3) 痰热腑实:半身不遂,舌强不语,口舌歪斜,口黏痰多,腹胀便秘,午后面红烦热,舌红,苔黄腻或灰黑,脉弦滑大。

眼针穴区:脾区、胃区、上焦区、下焦区。

（4）气虚血瘀：半身不遂，肢体软弱，偏身麻木，舌歪语謇，手足肿胀，面色淡白，气短乏力，心悸自汗，舌质黯淡，苔薄白或白腻，脉细缓或细涩。

眼针穴区：心区、脾区、上焦区、下焦区。

（5）阴虚风动：半身不遂，肢体麻木，舌强语謇，心烦失眠，眩晕耳鸣，手足拘挛或蠕动，舌红或黯淡，苔少或光剥，脉弦细或数。

眼针穴区：肝区、肾区、上焦区、下焦区。

2. 中脏腑

（1）风火蔽窍：突然昏倒，不省人事，两目斜视或直视，面红目赤，肢体强直，口噤，项强，两手紧握拘急，甚则抽搐，角弓反张，舌红或绛，苔黄而燥或焦黑，脉弦数。

眼针穴区：心区、肝区、上焦区、下焦区。

（2）痰火闭窍：突然昏倒，昏愦不语，躁扰不宁，肢体强直，痰多息促，两目直视，鼻鼾身热，大便秘结，舌红，苔黄厚腻，脉滑数有力。

眼针穴区：心区、脾区、上焦区、下焦区。

（3）痰湿蒙窍：突然神昏迷睡，半身不遂，肢体瘫痪不收，面色晦垢，痰涎涌盛，四肢逆冷，舌质黯淡，苔白腻，脉沉滑或缓。

眼针穴区：脾区、上焦区、下焦区。

（4）元气衰败：神昏，面色苍白，瞳孔散大，手撒肢逆，二便失禁，气息短促，多汗肤凉。舌淡紫或萎缩，苔白腻，脉散或微。

眼针穴区：肾区、心区、脾区。

腔隙性脑梗死

腔隙性脑梗死是指大脑半球或脑干深部的小穿通动脉，在长期高血压的基础上，血管壁发生病变，最终管腔闭塞，导致缺血性微梗死，缺血、坏死和液化的脑组织由吞噬细胞移走形成空腔，故称腔隙性脑梗死。是老年人的常见病，高发年龄组在 60～70 岁。男性多于女性，为女性的 2～6 倍。白天发病者居多，多数无明显诱因，常见于亚急性和慢性起病，症状一般于 12 小时至 3 天达到高峰。一般症状有头晕头痛、肢体麻木、眩晕、记忆力减退、反应迟钝、抽搐、痴呆，无意识障碍，精神症状少见。可见于眩晕、中风。

【诊断依据】

1. 中老年患者，有多年高血压病史，急性或逐渐起病，出现局灶性神经功能缺损。

2. 头部 CT 及 MRI 等检查可发现相应的脑部有腔隙性病灶。

【治疗处方】

1. 以头晕为主要表现的可见于中医的眩晕

(1) 风阳上扰:眩晕耳鸣,头痛且胀,急躁易怒,失眠多梦,肢麻震颤,或面红目赤,口苦,颜面潮红,舌红,苔黄,脉弦滑。

眼针穴区:肝区、肾区、上焦区。

(2) 痰浊上蒙:头重如裹,视物旋转,胸闷作恶,呕吐痰涎,食少多寐,苔白腻,脉弦滑。

眼针穴区:脾区、上焦区。

(3) 气血亏虚:头晕目眩,动则加剧,劳累即发,面色淡白,神倦乏力,倦怠懒言,唇甲不华,发色不泽,心悸少寐,舌淡,苔薄白,脉细弱。

眼针穴区:心区、脾区、上焦区。

(4) 肝肾阴虚:眩晕久发不已,精神萎靡,神倦乏力,腰酸膝软,少寐健忘,两目干涩,视力减退,心烦口干,耳鸣,舌红,苔薄,脉弦细。

眼针穴区:肝区、肾区、上焦区。

2. 以偏瘫症状为主的可见于中医的中风

(1) 中经络

1) 肝阳暴亢:半身不遂,舌强语謇,口舌歪斜,眩晕头痛,面红目赤,心烦易怒,口苦咽干,便秘尿黄,舌红或绛,苔黄或燥,脉弦有力。

眼针穴区:肝区、肾区、上焦区、下焦区。

2) 风痰阻络:半身不遂,口舌歪斜,舌强语謇,肢体麻木或手足拘急,头晕目眩,舌苔白腻或黄腻,脉弦滑。

眼针穴区:脾区、肝区、上焦区、下焦区。

3) 痰热腑实:半身不遂,舌强不语,口舌歪斜,口黏痰多,腹胀便秘,午后面红烦热,舌红,苔黄腻或灰黑,脉弦滑大。

眼针穴区:脾区、胃区、上焦区、下焦区。

4) 气虚血瘀:半身不遂,肢体软弱,偏身麻木,舌歪语謇,手足肿胀,面色淡白,气短乏力,心悸自汗,舌质黯淡,苔薄白或白腻,脉细缓或细涩。

眼针穴区:心区、脾区、上焦区、下焦区。

5) 阴虚风动:半身不遂,肢体麻木,舌强语謇,心烦失眠,眩晕耳鸣,手足拘挛或蠕动,舌红或黯淡,苔少或光剥,脉弦细或数。

眼针穴区:肝区、肾区、上焦区、下焦区。

(2) 中脏腑

1) 风火蔽窍:突然昏倒,不省人事,两目斜视或直视,面红目赤,肢体强直,口噤,项强,两手紧握拘急,甚则抽搐,角弓反张,舌红或绛,苔黄而燥或焦黑,脉弦数。

眼针穴区:心区、肝区、上焦区、下焦区。

2) 痰火闭窍:突然昏倒,昏愦不语,躁扰不宁,肢体强直,痰多息促,两目直视,鼻鼾身热,大便秘结,舌红,苔黄厚腻,脉滑数有力。

眼针穴区:心区、脾区、上焦区、下焦区。

3)痰湿蒙窍:突然神昏迷睡,半身不遂,肢体瘫痪不收,面色晦垢,痰涎涌盛,四肢逆冷,舌质黯淡,苔白腻,脉沉滑或缓。

眼针穴区:脾区、上焦区、下焦区。

4)元气衰败:神昏,面色苍白,瞳孔散大,手撒肢逆,二便失禁,气息短促,多汗肤凉。舌淡紫或萎缩,苔白腻,脉散或微。

眼针穴区:肾区、心区、脾区。

<h2 style="text-align:center">单纯疱疹病毒性脑炎</h2>

单纯疱疹病毒性脑炎是由单纯疱疹病毒感染引起的一种急性中枢神经系统感染,以发热、口唇疱疹、头痛呕吐、意识障碍、偏瘫、抽搐、精神异常为主要表现,脑脊液可检出单纯疱疹病毒抗原或特异性抗体阳性的脑部感染性疾病,又称为急性坏死性脑炎,是中枢神经系统最常见的病毒感染性疾病。本病呈全球分布,一年四季均可发病,无明显性别差异,任何年龄均可发病。在中枢神经系统中,单纯疱疹病毒性脑炎最常累及大脑颞叶、额叶及边缘系统,引起脑组织出血性坏死和(或)变态反应性脑损害。可见于中医的头痛、痉证。

【诊断依据】

1. 口唇或生殖器疱疹史,或本次发病有皮肤、黏膜疱疹。

2. 发热、明显的精神行为异常、抽搐、意识障碍及早期出现的局灶性神经系统定位体征。

3. 脑脊液红、白细胞数增多(WBC≥5×10^6/L),糖和氯化物正常。

4. 脑电图以颞、额区损害为主的脑弥漫性异常。

5. 头颅 CT 或 MRI 发现颞叶局灶性出血性脑软化灶。

6. 特异性抗病毒药物治疗有效可间接支持诊断。

【治疗处方】

1. 邪壅经络　头痛,项背强直,恶寒发热,肢体酸重,甚至口噤不能语,四肢抽搐,苔白腻,脉浮紧。

眼针穴区:肺区、肝区、上焦区。

2. 热甚发痉　发热胸闷,口噤不能语,项背强直,甚则角弓反张,手足挛急,腹胀便秘,咽干口渴,心烦急躁,甚则神昏谵语,苔黄腻,脉弦数。

眼针穴区:胃区、心区、中焦区。

3. 阴血亏虚　头晕目眩,自汗,神疲,或在失血、汗下太过后出现项背强急,四肢抽搐,面白,短气,舌淡红,脉弦细。

眼针穴区:心区、脾区、肾区。

病毒性脑膜炎

病毒性脑膜炎是一组由各种病毒感染引起的脑膜急性炎症性疾病,临床以发热、头痛和脑膜刺激征为主要表现。本病病程一般较短,并发症少,多呈良性过程,偶尔小规模流行。可见于中医的痉证。

【诊断依据】

1. 本病以夏秋季为高发季节,在热带和亚热带地区可终年发病,儿童多见。

2. 多为急性起病,主要表现为发热、头痛、畏光、肌痛、恶心、呕吐、食欲减退、腹泻和全身乏力等,并可有脑膜刺激征。

3. 病程在儿童常超过 1 周,成人病程可持续 2 周或更长时间。

4. 脑脊液中白细胞正常或增高,早期以多形核细胞为主,8 ~ 48 小时后以淋巴细胞为主;蛋白可轻度升高,糖和氯化物含量正常。

【治疗处方】

1. 邪壅经络　头痛,项背强直,恶寒发热,肢体酸重,甚至口噤不能语,四肢抽搐,苔白腻,脉浮紧。

眼针穴区:肺区、肝区、上焦区。

2. 热甚发痉　发热胸闷,口噤不能语,项背强直,甚则角弓反张,手足挛急,腹胀便秘,咽干口渴,心烦急躁,甚则神昏谵语,苔黄腻,脉弦数。

眼针穴区:胃区、心区、中焦区。

3. 阴血亏虚　头晕目眩,自汗,神疲,或在失血、汗下太过后出现项背强急,四肢抽搐,面白,短气,舌淡红,脉弦细。

眼针穴区:心区、脾区、肾区。

化脓性脑膜炎

化脓性脑膜炎是由化脓性细菌感染所致的脑脊膜炎症,是中枢神经系统常见的化脓性感染。化脓性脑膜炎最常见的致病菌为肺炎球菌、脑膜炎双球菌及流感嗜血杆菌 B 型,其次为金黄色葡萄球菌、链球菌、大肠杆菌、变性杆菌、厌氧杆菌、沙门菌及铜绿假单胞菌等。感染的来源可因心、肺以及其他脏器感染波及脑室和蛛网膜下腔系统,或由颅骨、椎骨或脑实质感染病灶直接蔓延引起,部分也可以通过颅骨、鼻窦或乳突骨折或神经外科手术侵入蛛网膜下腔引起感染,由腰椎穿刺引起者罕见。可见于中医的痉证。

【诊断依据】

1. 急性起病,高热、头痛、呕吐、意识障碍、抽搐,查体有脑膜刺激征。

2. 脑脊液以中性粒细胞为主的白细胞明显升高即可考虑本病。

3. 脑脊液细菌涂片检出病原菌和细菌培养阳性可确定诊断。

【治疗处方】

1. 邪壅经络 头痛,项背强直,恶寒发热,肢体酸重,甚至口噤不能语,四肢抽搐,苔白腻,脉浮紧。

眼针穴区:肺区、肝区、上焦区。

2. 热甚发痉 发热胸闷,口噤不能语,项背强直,甚则角弓反张,手足挛急,腹胀便秘,咽干口渴,心烦急躁,甚则神昏谵语,苔黄腻,脉弦数。

眼针穴区:胃区、心区、中焦区。

3. 阴血亏虚 头晕目眩,自汗,神疲,或在失血、汗下太过后出现项背强急,四肢抽搐,面白,短气,舌淡红,脉弦细。

眼针穴区:心区、脾区、肾区。

结核性脑膜炎

结核性脑膜炎是由结核杆菌引起的脑膜和脊膜的非化脓性炎症性疾病。结核性脑膜炎占神经系统结核病的 70% 左右。常继发于粟粒性肺结核或体内其他器官结核病后。好发于儿童和青年人,冬春季多见。可见于中医的痉证。

【诊断依据】

1. 既往有结核病病史或接触史,亚急性起病,慢性迁延病程。

2. 临床表现为低热、盗汗、食欲减退、全身倦怠乏力、精神萎靡不振等结核中毒症状和头痛、呕吐等颅内压增高症状,查体有脑膜刺激征。

3. 脑脊液压力增高,外观清亮或毛玻璃样或微显浑浊,脑脊液中淋巴细胞显著增多,蛋白增高,糖及氯化物下降;脑脊液抗酸涂片、结核分枝杆菌培养和聚合酶链反应扩增技术(PCR)检查阳性等有助于确定诊断。

【治疗处方】

1. 邪壅经络 头痛,项背强直,恶寒发热,肢体酸重,甚至口噤不能语,四肢抽搐,苔白腻,脉浮紧。

眼针穴区:肺区、肝区、上焦区。

2. 热甚发痉 发热胸闷,口噤不能语,项背强直,甚则角弓反张,手足挛急,腹胀便秘,咽干口渴,心烦急躁,甚则神昏谵语,苔黄腻,脉弦数。

眼针穴区:胃区、心区、中焦区。

3. 阴血亏虚 头晕目眩,自汗,神疲,或在失血、汗下太过后出现项背强急,四肢抽搐,面白,短气,舌淡红,脉弦细。

眼针穴区:心区、脾区、肾区。

癫痫

癫痫是多种原因导致的脑部神经元高度同步化异常放电的临床综合征,

第六章　常见疾病的治疗

临床表现具有发作性、短暂性、重复性和刻板性的特点。异常放电神经元的位置不同及异常放电波及的范围差异，导致患者的发作形式不一，可表现为感觉、运动、意识、精神、行为、自主神经功能障碍或兼有之。

癫痫分原发性癫痫和继发性癫痫两大类。原发性癫痫的原因目前尚不明确，但与遗传有关，继发性癫痫见于多种脑部病变和代谢疾病等，如脑先天性疾病、脑外伤、脑部感染、脑缺氧、颅内肿瘤、脑血管病、脑变性病、代谢紊乱、中毒及变态反应性脑病等。

本病可见于中医的痫病。

【诊断依据】

1. 忽然性、发作性、短暂性发作，伴意识障碍、全身或局限性抽搐。

2. 发作不分场合，可有自伤、尿失禁、瞳孔散大、对光反射消失。

3. 脑电图可辅助诊断，CT 或 MRI 可明确继发性癫痫发病的原因。

【治疗处方】

1. 痰火扰神　猝然仆倒，不省人事，四肢强痉拘挛，口中有声，口吐白沫，烦躁不安，气高息粗，痰鸣辘辘，口臭便干，心烦失眠，目赤，舌质红或黯红，苔白腻，脉弦滑。

眼针穴区：肝区、脾区、上焦区。

2. 血虚风动　或猝然仆倒，或面部烘热，或两目瞪视，或局限性抽搐，或四肢抽搐无力，手足蠕动，二便自遗，舌质淡，少苔，脉细弱。

眼针穴区：心区、脾区、肝区。

3. 风痰闭窍　发则猝然昏仆，目睛上视，口吐白沫，手足抽搐，喉中痰鸣，或伴尖叫与二便失禁，或短暂性神志不清，两目发呆，茫然所失，谈话中断，持物落地，或精神恍惚而抽搐，舌质淡红，苔白腻，脉滑。

眼针穴区：肝区、脾区、上焦区。

4. 瘀阻脑络　平素头晕头痛，痛有定处，发则猝然昏仆，瘛疭抽搐，或单以口角、眼角、肢体抽搐，颜面口唇青紫，舌质紫黯或有瘀点，脉弦或涩。多继发于颅脑外伤、产伤、颅内感染性疾患后，或先天脑发育不全。

眼针穴区：心区、上焦区。

5. 心脾两虚　久发不愈，猝然昏仆，或仅头部下垂，四肢无力，伴面色苍白，口吐白沫，四肢抽搐无力，口噤目闭，体瘦纳呆，二便自遗，舌质淡，苔白，脉弱。

眼针穴区：心区、脾区、上焦区。

6. 肝肾阴虚　发则猝然昏仆，或失神发作，或语謇，四肢逆冷，肢搐瘛疭，手足蠕动，健忘失眠，腰膝酸软。舌质红绛，少苔或无苔，脉弦细数。

眼针穴区：肝区、肾区、上焦区。

168

急性脊髓炎

急性脊髓炎是各种感染后引起的自身免疫反应所致的急性横贯性脊髓炎性病变,又称为急性横贯性脊髓炎,是临床上最常见的一种脊髓炎,以病损平面以下肢体瘫痪、传导束性感觉障碍和尿便障碍为特征。本病病因未明,多数患者在出现脊髓症状前 1～4 周有发热、上呼吸道感染、腹泻等病毒感染症状,但脑脊液中并未检出病毒抗体,神经组织里亦没有分离出病毒,推测本病的发生可能是病毒感染后多诱发的自身免疫性疾病,而不是病毒感染的直接作用。可见于中医的痿病。

【诊断依据】

1. 发病前 1～2 周常有上呼吸道感染、消化道感染症状或疫苗接种史,受凉、劳累、外伤等常为发病诱因。

2. 急性起病,起病时有低热,首发症状多为双下肢无力、麻木,病变相应部位的背痛、病变节段有束带感,多在 2～3 天内症状进展至高峰,同时出现病变水平以下肢体瘫痪、感觉障碍、尿便障碍,呈脊髓完全横贯性损害。

3. 脑脊液检查符合急性脊髓炎的改变。

4. CT、MRI 影像学检查可除外其他脊髓病。

【治疗处方】

1. **肺热津伤** 发热多汗,热退后突然出现肢体软弱无力,皮肤干燥,心烦口渴,呛咳咽燥,小便黄赤或热痛,大便干燥,舌质红,苔黄,脉细数。

眼针穴区:肺区、上焦区、下焦区。

2. **湿热浸淫** 肢体逐渐软弱无力,下肢为重,麻木不仁,或发热,胸脘痞闷,小便赤涩热痛,舌红,苔黄腻,脉濡数。

眼针穴区:脾区、胃区、下焦区。

3. **脾胃虚弱** 起病缓慢,渐见下肢痿软无力,时好时差,甚则肌肉萎缩,神疲肢倦,气短自汗,少气懒言,食少便溏,面色少华,舌淡,苔白,脉细缓。

眼针穴区:脾区、胃区、下焦区。

4. **瘀阻脉络** 四肢痿软,麻木不仁,肌肤甲错,时有拘挛疼痛感,四肢青筋显露,可伴有肌肉活动时隐痛不适。舌质紫黯,苔薄白,脉细涩。

眼针穴区:心区、上焦区、下焦区。

5. **肝肾亏虚** 病久肢体痿软不用,肌肉萎缩,形瘦骨立,腰膝酸软,不能久立,头晕耳鸣,舌咽干燥,遗精或遗尿,或妇女月经不调,舌红绛,少苔,脉细数。

眼针穴区:肝区、肾区、下焦区。

脊髓压迫症

脊髓压迫症是神经系统常见疾患,是一组具有占位性特征的椎管内病变。本病有明显的进展性的脊髓受压临床表现,随着病因的发展和扩大,脊髓、脊神经根及其供应血管遭受压迫并日趋严重,造成脊髓水肿、变性、坏死等病理变化,最终将导致脊髓功能的丧失,出现受压平面以下的肢体运动、反射、感觉、括约肌功能以及皮肤营养障碍,严重影响患者的生活和劳动能力。可见于中医的痿病。

【诊断依据】

1. 常因一或多条脊神经后根受压而产生烧灼痛、撕裂痛或钻痛,并可放射到相应的皮肤节段,当活动脊柱、咳嗽、喷嚏时可引起疼痛加剧,适当改变体位可获减轻。

2. 脊髓前角受压时可出现节段性下运动神经元性瘫痪症状,表现为由受损前角支配范围内的肢体或躯干肌肉萎缩、无力、肌肉纤颤;当皮质脊髓束受损时,引起受压平面以下肢体的痉挛性瘫痪——瘫肢肌张力增高、腱反射亢进、病理反射阳性。

3. 还可出现感觉障碍、反射异常、植物神经功能障碍,病变水平以下皮肤干燥、汗液少,趾(指)甲粗糙,肢体水肿。

4. 病灶所在部位可有压痛、叩痛、畸形、活动受限等体征。

5. 脑脊液动力学改变、常规生化检查对判定脊髓受压程度很有价值;脊柱 X 线平片可发现脊柱骨折、脱位、错位、结核、骨质破坏及椎管狭窄、椎弓根变形或间距增宽、椎间孔扩大、椎体后缘凹陷等;CT 及 MRI 可显示脊髓受压,MRI 能清晰显示椎管内病变的性质和周围结构变化等。

【治疗处方】

1. 肺热津伤　发热多汗,热退后突然出现肢体软弱无力,皮肤干燥,心烦口渴,呛咳咽燥,小便黄赤或热痛,大便干燥,舌质红,苔黄,脉细数。

眼针穴区:肺区、上焦区、下焦区。

2. 湿热浸淫　肢体逐渐软弱无力,下肢为重,麻木不仁,或发热,胸脘痞闷,小便赤涩热痛,舌红,苔黄腻,脉濡数。

眼针穴区:脾区、胃区、下焦区。

3. 脾胃虚弱　起病缓慢,渐见下肢痿软无力,时好时差,甚则肌肉萎缩,神疲肢倦,气短自汗,少气懒言,食少便溏,面色少华,舌淡,苔白,脉细缓。

眼针穴区:脾区、胃区、下焦区。

4. 瘀阻脉络　四肢痿软,麻木不仁,肌肤甲错,时有拘挛疼痛感,四肢青筋显露,可伴有肌肉活动时隐痛不适。舌质紫黯,苔薄白,脉细涩。

眼针穴区:心区、上焦区、下焦区。

5. 肝肾亏虚　病久肢体痿软不用,肌肉萎缩,形瘦骨立,腰膝酸软,不能久立,头晕耳鸣,舌咽干燥,遗精或遗尿,或妇女月经不调,舌红绛,少苔,脉细数。

眼针穴区:肝区、肾区、下焦区。

脊髓空洞症

脊髓空洞症是一种慢性进行性脊髓变性疾病,病变多位于颈髓,亦可累及延髓,称为延髓空洞症。脊髓空洞症与延髓空洞症可单独发生或并发,典型临床表现为节段性分离性感觉障碍、病变节段支配区肌萎缩及营养障碍等。可见于中医的痿病。

【诊断依据】

1. 多在成年期发病,起病隐袭,缓慢进展,常合并其他先天畸形。

2. 最早症状常是双手及前臂皮肤痛温觉丧失,而触觉及深感觉相对正常,表现为节段性分离性感觉障碍,肌无力和肌萎缩,皮肤和关节营养障碍等。

3. MRI 发现空洞可确诊。

【治疗处方】

1. 肺热津伤　发热多汗,热退后突然出现肢体软弱无力,皮肤干燥,心烦口渴,呛咳咽燥,小便黄赤或热痛,大便干燥,舌质红,苔黄,脉细数。

眼针穴区:肺区、上焦区、下焦区。

2. 湿热浸淫　肢体逐渐软弱无力,下肢为重,麻木不仁,或发热,胸脘痞闷,小便赤涩热痛,舌红,苔黄腻,脉濡数。

眼针穴区:脾区、胃区、下焦区。

3. 脾胃虚弱　起病缓慢,渐见下肢痿软无力,时好时差,甚则肌肉萎缩,神疲肢倦,气短自汗,少气懒言,食少便溏,面色少华,舌淡,苔白,脉细缓。

眼针穴区:脾区、胃区、下焦区。

4. 瘀阻脉络　四肢痿软,麻木不仁,肌肤甲错,时有拘挛疼痛感,四肢青筋显露,可伴有肌肉活动时隐痛不适。舌质紫黯,苔薄白,脉细涩。

眼针穴区:心区、上焦区、下焦区。

5. 肝肾亏虚　病久肢体痿软不用,肌肉萎缩,形瘦骨立,腰膝酸软,不能久立,头晕耳鸣,舌咽干燥,遗精或遗尿,或妇女月经不调,舌红绛,少苔,脉细数。

眼针穴区:肝区、肾区、下焦区。

脊髓亚急性联合变性

脊髓亚急性联合变性是由于维生素 B_{12} 的摄入、吸收、结合、转运或代谢障碍导致体内含量不足而引起的中枢和周围神经系统变性的疾病,故又称维生素 B_{12} 缺乏症;通常与恶性贫血一起伴发,又因其临床表现以脊髓后索和侧索损害出现深感觉缺失、感觉性共济失调及痉挛性瘫痪为主,常伴有周围性感觉障碍,故又称为亚急性脊髓后侧索联合变性。但由于脊髓后侧索的症状可由许多疾病引起,所以只有维生素 B_{12} 缺乏者称之为脊髓亚急性联合变性,但学者认为脊髓亚急性联合变性命名并不恰当,因为本病的损害不仅限于脊髓、周围神经、视神经及大脑白质乃至几乎所有白质均可受损,是由神经系统障碍并非由贫血引起。本病可见于中医的痿病。

【诊断依据】

1. 缓慢起病,进行性发展,早期常有苍白、倦怠、贫血表现和消化不良等。

2. 病史初期手足末端感觉异常,渐累及两下肢,进而软弱无力行走不稳,动作笨拙,并有胸腹部束带感。

3. 体格检查时以脊髓后侧索损害为主者,双下肢呈上运动神经元瘫痪,肌张力增高、腱反射亢进,病理反射阳性;感觉障碍:病变平面以下关节位置觉和音叉振动觉减退或消失,感觉性共济失调,后期可出现膀胱直肠功能障碍。

4. 周围血及骨髓检查巨细胞高色素性贫血,血浆维生素 B_{12} 水平通常低于 $100\mu g/ml$,胃液分析可发现有抗组胺性的胃酸缺乏,腰穿脑脊液检查多正常。

5. 脊髓 MRI 检查可发现变性节段脊髓的异常信号。

【治疗处方】

1. 肺热津伤　发热多汗,热退后突然出现肢体软弱无力,皮肤干燥,心烦口渴,呛咳咽燥,小便黄赤或热痛,大便干燥,舌质红,苔黄,脉细数。

眼针穴区:肺区、上焦区、下焦区。

2. 湿热浸淫　肢体逐渐软弱无力,下肢为重,麻木不仁,或发热,胸脘痞闷,小便赤涩热痛,舌红,苔黄腻,脉濡数。

眼针穴区:脾区、胃区、下焦区。

3. 脾胃虚弱　起病缓慢,渐见下肢痿软无力,时好时差,甚则肌肉萎缩,神疲肢倦,气短自汗,少气懒言,食少便溏,面色少华,舌淡,苔白,脉细缓。

眼针穴区:脾区、胃区、下焦区。

4. 瘀阻脉络　四肢痿软,麻木不仁,肌肤甲错,时有拘挛疼痛感,四肢青筋显露,可伴有肌肉活动时隐痛不适。舌质紫黯,苔薄白,脉细涩。

眼针穴区:心区、上焦区、下焦区。

5. 肝肾亏虚　病久肢体痿软不用,肌肉萎缩,形瘦骨立,腰膝酸软,不能久立,头晕耳鸣,舌咽干燥,遗精或遗尿,或妇女月经不调,舌红绛,少苔,脉细数。

眼针穴区:肝区、肾区、下焦区。

三叉神经痛

三叉神经痛是原发性三叉神经痛的简称,表现为三叉神经分布区内的反复发作的阵发性、短暂、剧烈疼痛而不伴三叉神经功能破坏的症状。常于40岁后起病,女性较多。三叉神经痛可分为原发性(症状性)三叉神经痛和继发性三叉神经痛两大类,其中原发性三叉神经痛较常见。原发性三叉神经痛是指找不到确切病因的三叉神经痛。继发性三叉神经痛,是指由于肿瘤压迫、炎症、血管畸形引起的三叉神经痛。此型有别于原发性的特点,疼痛常呈持续性,并可查出三叉神经邻近结构的病变体征。本病可见于中医的面痛。

【诊断依据】

1. 突然发生闪电样剧痛,常从鼻翼外向上颌,或从口角向下颌放射,呈烧灼、刀割、撕裂样疼痛,常伴病侧面肌抽搐,流涕,流涎数秒钟或数分钟后自行缓解。

2. 疼痛可因触及面部某一点而诱发,该处称为扳机点。

3. 本病病程长,每次周期性疼痛发作后出现数周、数月或数年的自发缓解,以后又复发,间隔时间随不断的复发而逐渐缩短。

4. 病史、体格检查及必要的实验室检查除外引起面部疼痛的其他疾病。

【治疗处方】

1. 风寒证 多有面部受寒因素,痛处遇寒则甚,得热则轻,鼻流清涕,苔白,脉浮。

眼针穴区:上焦区。

2. 风热证 多在感冒发热之后,痛处有灼热感,流泪,目赤,流涎,舌苔薄黄,脉数。

眼针穴区:上焦区。

特发性面神经麻痹

特发性面神经麻痹又称面神经炎或 Bell 麻痹,是指茎乳孔内面神经非特异性炎症所致周围性面瘫。病毒感染、自主神经功能不稳等均可导致局部神经营养血管痉挛,神经缺血、水肿出现面肌瘫痪。颅内炎症、肿瘤、血管病变、外伤等多种原因病变累及面神经所致的继发性面神经麻痹与前者不同,不是本节讨论的对象。面神经麻痹表现以一侧面部表情肌突然瘫痪,同侧前额皱纹消失,眼裂扩大,鼻唇沟变浅,面部被牵向健侧为主要特征。本病见于中医的面瘫。

【诊断依据】

1. 本病通常于感受风寒后急性发病,病人自觉闭目不紧、流泪,食物常滞留于齿龈间、饮水和漱口时漏水,部分病人可有耳后乳突处疼痛、患侧额纹消失、眼裂增宽、鼻唇沟浅、口角下垂、人中沟歪斜，不能做皱额、蹙额、露齿、鼓腮等动作。

2. 本病应与中枢性面神经麻痹相鉴别，后者仅表现为面下部瘫痪，面上部不受影响，病者鼻唇沟浅，不能鼓腮、露齿，但能皱额、蹙额，闭目受影响亦较少，且多伴有偏瘫、失语。

【治疗处方】

1. 风寒证　有面部受寒因素，遇寒病情加重，得热面部感到舒服，舌淡，苔薄白，脉浮。

眼针穴区：上焦区、肺区。亦可配阳白、四白、地仓、颊车、合谷。

2. 风热证　往往继发于感冒发热、中耳炎、牙龈肿痛之后，伴有耳内、乳突轻微作痛，舌红，苔薄，脉浮数。

眼针穴区：肺区、上焦区。

面肌痉挛

面肌痉挛，亦称为面肌抽搐，是指一侧面部肌肉间断性不自主阵挛性抽动或无痛性强直。抽搐呈阵发性且不规则，程度不等，可因疲倦、精神紧张及自主运动等而加重。起病多从眼轮匝肌开始，然后涉及整个面部。本病多在中年后发生，常见于女性。本病病因不明，常由异常动脉或静脉、罕见基底动脉瘤、听神经瘤、脑干梗死或多发性硬化所致，少数患者也可为特发性面神经麻痹后遗症表现，现代西医学对此尚缺乏特效治法。目前一般采用对症治疗，但效果均欠理想。

【诊断依据】

1. 起病常从眼轮匝肌的轻微颤搐开始，逐渐向下半部面肌扩展，尤以口角抽搐较多；严重者整个面肌可发生痉挛，并可伴轻度无力和肌萎缩。

2. 精神紧张、疲劳、自主运动时加剧，睡眠时消失，且不伴疼痛。

3. 神经系统检查，无其他阳性体征，肌电图检查显示肌纤维震颤和肌束震颤波。

【治疗处方】

眼针穴区：上焦区、脾区。

重症肌无力

重症肌无力是一种神经-肌肉接头传递功能障碍的获得性自身免疫性疾病，病变部位在神经-肌肉接头的突触后膜，该膜上的乙酰胆碱受体受损后，受体数目减少。临床主要表现为部分或全身骨骼肌无力和极易疲劳，活动后症状加重，经休息和胆碱酯酶抑制剂治疗后症状减轻。本病眼外肌最常受损，其次为脑神经所支配的肌群、颈肌、肩胛带、髋屈肌等。病程早期常自发缓解和复发或恶化,晚期则运动障碍较严重,并可见肌肉萎缩。本病可见于中医的痿病。

【诊断依据】

1. 缓慢起病,受累的肌肉在活动后出现疲劳无力,经休息或胆碱酯酶抑制剂治疗后可以缓解,肌无力表现为"晨轻暮重"的波动现象。

2. 疲劳试验、新斯的明试验及神经肌肉电生理检查可帮助确定重症肌无力的诊断。

【治疗处方】

1. 肺热津伤　发热多汗,热退后突然出现肢体软弱无力,皮肤干燥,心烦口渴,呛咳咽燥,小便黄赤或热痛,大便干燥,舌质红,苔黄,脉细数。

眼针穴区:肺区、上焦区、下焦区。

2. 湿热浸淫　肢体逐渐软弱无力,下肢为重,麻木不仁,或发热,胸脘痞闷,小便赤涩热痛,舌红,苔黄腻,脉濡数。

眼针穴区:脾区、胃区、下焦区。

3. 脾胃虚弱　起病缓慢,渐见下肢痿软无力,时好时差,甚则肌肉萎缩,神疲肢倦,气短自汗,少气懒言,食少便溏,面色少华,舌淡,苔白,脉细缓。

眼针穴区:脾区、胃区、下焦区。

4. 瘀阻脉络　四肢痿软,麻木不仁,肌肤甲错,时有拘挛疼痛感,四肢青筋显露,可伴有肌肉活动时隐痛不适。舌质紫黯,苔薄白,脉细涩。

眼针穴区:心区、上焦区、下焦区。

5. 肝肾亏虚　病久肢体痿软不用,肌肉萎缩,形瘦骨立,腰膝酸软,不能久立,头晕耳鸣,舌咽干燥,遗精或遗尿,或妇女月经不调,舌红绛,少苔,脉细数。

眼针穴区:肝区、肾区、下焦区。

周期性瘫痪

周期性瘫痪是指反复发作的骨骼肌弛缓性瘫痪为主要表现的一组肌病,与钾代谢异常有关。肌无力可持续数小时或数周,发作间歇期完全正常,按发作时血清钾含量的变化可分为低钾型、正常钾型和高钾型三种,临床上以低钾型者多见。按病因可分为原发性和继发性两类。原发性系指发病机制尚不明了和具有遗传性者;继发性则是继发于其他疾病引起的血钾改变而致病者,多因甲状腺功能亢进、肾小管酸中毒、肾衰竭或代谢性疾病引起。因此发病后必须首先进行上述疾病的排查。可见于中医的痿病。

【诊断依据】

1. 低钾型周期性瘫痪　根据常染色体显性遗传或散发,突发四肢弛缓性瘫痪,近端为主,无脑神经支配肌肉损害,无意识障碍和感觉障碍,数小时至1日内达高峰,结合检查发现血钾降低,心电图低钾性改变,经补钾治疗肌无力迅速缓解。

2. 正常钾型周期性瘫痪　为常染色体显性遗传,多在10岁前发病,常于夜间或清晨醒来时发现四肢或部分肌肉瘫痪,甚至发音不清、呼吸困难,发作常持续10天以上,运动后休息、寒冷、限制钠盐摄入或补充钾盐均可诱发,补钠后好转,血清钾水平正常。

3. 高钾型周期性瘫痪　属常染色体显性遗传,中国少见,多在10岁前起病,男性居多,饥饿、寒冷、剧烈运动和钾盐摄入可诱发,肌无力从下肢近端开始,然后影响到上肢,甚至颈部肌肉,脑神经支配肌肉和呼吸肌偶可累及,瘫痪程度一般较轻,但常伴有肌肉痛性痉挛,发作时血清钾和尿钾含量升高,血清钙降低,心电图T波高尖。

【治疗处方】

1. 肺热津伤　发热多汗,热退后突然出现肢体软弱无力,皮肤干燥,心烦口渴,呛咳咽燥,小便黄赤或热痛,大便干燥,舌质红,苔黄,脉细数。

眼针穴区:肺区、上焦区、下焦区。

2. 湿热浸淫　肢体逐渐软弱无力,下肢为重,麻木不仁,或发热,胸脘痞闷,小便赤涩热痛,舌红,苔黄腻,脉濡数。

眼针穴区:脾区、胃区、下焦区。

3. 脾胃虚弱　起病缓慢,渐见下肢痿软无力,时好时差,甚则肌肉萎缩,神疲肢倦,气短自汗,少气懒言,食少便溏,面色少华,舌淡,苔白,脉细缓。

眼针穴区:脾区、胃区、下焦区。

4. 瘀阻脉络　四肢痿软,麻木不仁,肌肤甲错,时有拘挛疼痛感,四肢青筋显露,可伴有肌肉活动时隐痛不适。舌质紫黯,苔薄白,脉细涩。

眼针穴区:心区、上焦区、下焦区。

5. 肝肾亏虚　病久肢体痿软不用,肌肉萎缩,形瘦骨立,腰膝酸软,不能久立,头晕耳鸣,舌咽干燥,遗精或遗尿,或妇女月经不调,舌红绛,少苔,脉细数。

眼针穴区:肝区、肾区、下焦区。

肌萎缩侧索硬化

肌萎缩侧索硬化为运动神经元病,是一种青壮年时期的中枢神经系统脱髓鞘疾病。发病年龄一般在40岁以上,男女之比约为3:2,男性多于女性。病因可能与遗传因素、病毒感染、免疫反应、环境因素等有关。起病以亚急性为多,特点为病灶多发,临床表现多变,病程多波动,常有缓解与复发。可见于中医的痿病。

【诊断依据】

1.多在40岁以后隐袭起病,男性多于女性,慢性进行性病程。

2.首发症状常为手指运动不灵和力弱,随后大、小鱼际肌和蚓状肌等手部小肌肉萎缩,渐向前臂、上臂及肩胛带肌发展,萎缩肌群出现粗大肌束颤动;伸肌无力较屈肌显著,颈膨大前角细胞严重受损,上肢腱反射减低或消失,双上肢同时或先后相隔数月出现;与此同时或以后出现下肢痉挛性瘫痪、剪刀步态、肌张力增高、腱反射亢进和Babinski征等,少数病例从下肢起病,渐延及双上肢;延髓麻痹通常晚期出现,即使脑干功能严重障碍,眼外肌也不受影响,不累及括约肌。

3.可有主观感觉异常如麻木、疼痛等,但即使疾病晚期也无客观感觉障碍。

4.病程持续进展,最终因呼吸肌麻痹或并发呼吸道感染死亡;本病生存期短者数月,长者10余年,平均3~5年。

5.肌电图为典型神经源性改变。

【治疗处方】

1.肺热津伤　发热多汗,热退后突然出现肢体软弱无力,皮肤干燥,心烦口渴,呛咳咽燥,小便黄赤或热痛,大便干燥,舌质红,苔黄,脉细数。

眼针穴区:肺区、上焦区、下焦区。

2.湿热浸淫　肢体逐渐软弱无力,下肢为重,麻木不仁,或发热,胸脘痞闷,小便赤涩热痛,舌红,苔黄腻,脉濡数。

眼针穴区:脾区、胃区、下焦区。

3.脾胃虚弱　起病缓慢,渐见下肢痿软无力,时好时差,甚则肌肉萎缩,神疲肢倦,气短自汗,少气懒言,食少便溏,面色少华,舌淡,苔白,脉细缓。

眼针穴区:脾区、胃区、下焦区。

4.瘀阻脉络　四肢痿软,麻木不仁,肌肤甲错,时有拘挛疼痛感,四肢青筋显露,可伴有肌肉活动时隐痛不适。舌质紫黯,苔薄白,脉细涩。

眼针穴区:心区、上焦区、下焦区。

5.肝肾亏虚　病久肢体痿软不用,肌肉萎缩,形瘦骨立,腰膝酸软,不能久立,头晕耳鸣,舌咽干燥,遗精或遗尿,或妇女月经不调,舌红绛,少苔,脉细数。

眼针穴区:肝区、肾区、下焦区。

失　眠　症

失眠症是最常见的睡眠障碍性疾患,是以入睡和(或)睡眠维持困难所致的睡眠质量和时间达不到正常生理需求而影响白天社会功能的一种主观体验。随着社会竞争加剧,失眠患病者越来越多,欧美患病率约为20%~30%,我国尚缺乏相关流行病学资料。失眠症可造成注意力不集中、记忆力减退、判断力和日常工作能力下降,严重者合并焦虑、强迫和抑郁等症。此外失眠还是冠心病和症状性糖尿病的独立危险因素。本病可见于中医的不寐。

【诊断依据】

1. 失眠主诉,包括入睡困难(30 分钟不能入睡),易醒(超过 2 次),多梦,早醒或醒后入睡困难(30 分钟不能再入睡)等。

2. 社会功能受损,白天头昏乏力、疲劳思睡、注意力涣散、工作能力下降。

3. 上述症状每周出现 3 次以上,持续至少 1 个月。

4. 多导睡眠图提示,睡眠潜伏期大于 30 分钟,夜间觉醒时间超过 30 分钟,睡眠总时间少于每夜 6 小时。

【治疗处方】

1. 肝郁化火　心烦不能入睡,甚则彻夜不眠,烦躁易怒,胸闷胁痛,伴头晕头胀,面红目赤,口苦。便秘溲赤,舌红,苔黄,脉弦数。

眼针穴区:肝区、心区。

2. 痰热内扰　睡眠不安,心烦懊恼,胸闷脘痞,泛恶嗳气,口苦痰多,头晕目眩,舌红,苔黄腻,脉滑或滑数。

眼针穴区:心区、脾区。

3. 阴虚火旺　心烦不寐,或时寐时醒,手足心热,头晕耳鸣,心悸,健忘,颧红潮热,口干少津,舌红,少苔,脉细数。

眼针穴区:心区、肝区、肾区。

4. 心脾两虚　多梦易醒,或朦胧不实,心悸健忘,头晕目眩,神疲乏力,四肢倦怠,腹胀便溏,面色不华,舌淡,苔薄,脉细弱。

眼针穴区:心区、脾区。

5. 心虚胆怯　虚烦不寐,触事易惊,心悸胆怯,伴气短自汗,倦怠乏力,舌淡,苔薄,脉弦细。

眼针穴区:心区、胆区。

糖尿病性多发性周围神经病

糖尿病性多发性周围神经病是最常见的糖尿病神经系统并发症,25 岁以上的糖尿病患者中患病率为 40%,全称为对称性多发性末梢神经病。病变主要累及双侧周围神经,以感觉神经和自主神经症状为主,而运动神经症状较轻。感觉症状通常自下肢远端开始,主要表现为肢体远端疼痛、烧灼感、针刺感及寒冷感,夜间重。有时疼痛剧烈难以忍受而影响睡眠。还可以出现对称性麻木、蚁走、烧灼感等感觉障碍,活动后可好转,可有手套、袜套状感觉减退或过敏。自主神经症状较为突出,由于交感缩血管功能减退,易发生直立性低血压和晕厥。同时由于神经营养障碍出现皮肤粗糙、菲薄、干燥、皲裂,指(趾)

甲脆弱、不平,严重者出现顽固性趾端溃疡、坏疽难以愈合,而且容易感染。其他自主神经症状还有瞳孔反射异常和汗液分泌障碍,表现为瞳孔缩小、对光反射迟钝、四肢少汗或无汗等。运动神经受累时,肌力常有不同程度的减退,晚期可出现肌肉营养不良性萎缩。可见于中医的痿病。

【诊断依据】

1. 诊断主要依靠以感觉和自主神经症状为主的多发性周围神经病的症状和体征,加上血糖增高、糖化血红蛋白增高或有糖耐量异常。

2. 肌电图显示神经传导速度减慢为主,也可以出现轴索改变。

【治疗处方】

1. 肺热津伤　发热多汗,热退后突然出现肢体软弱无力,皮肤干燥,心烦口渴,呛咳咽燥,小便黄赤或热痛,大便干燥,舌质红,苔黄,脉细数。

眼针穴区:肺区、上焦区、下焦区。

2. 湿热浸淫　肢体逐渐软弱无力,下肢为重,麻木不仁,或发热,胸脘痞闷,小便赤涩热痛,舌红,苔黄腻,脉濡数。

眼针穴区:脾区、胃区、下焦区。

3. 脾胃虚弱　起病缓慢,渐见下肢痿软无力,时好时差,甚则肌肉萎缩,神疲肢倦,气短自汗,少气懒言,食少便溏,面色少华,舌淡,苔白,脉细缓。

眼针穴区:脾区、胃区、下焦区。

4. 瘀阻脉络　四肢痿软,麻木不仁,肌肤甲错,时有拘挛疼痛感,四肢青筋显露,可伴有肌肉活动时隐痛不适。舌质紫黯,苔薄白,脉细涩。

眼针穴区:心区、上焦区、下焦区。

5. 肝肾亏虚　病久肢体痿软不用,肌肉萎缩,形瘦骨立,腰膝酸软,不能久立,头晕耳鸣,舌咽干燥,遗精或遗尿,或妇女月经不调,舌红绛,少苔,脉细数。

眼针穴区:肝区、肾区、下焦区。

枕 神 经 痛

枕神经痛是指枕大神经或枕小神经分布范围内(后枕部和颈部)阵发性或持续性疼痛,也可在持续痛基础上阵发性加剧。常由受凉、潮湿、劳累、不良姿势的睡眠等因素诱发,其他如脊椎结核、脊髓肿瘤、肌炎、各种感染等也可以引发。本病可见于中医的头痛。

【诊断依据】

1. 起病急,常为一侧后枕部和颈部发作性剧痛,咳嗽、喷嚏或头部活动时加重,患者呈被迫体位,头部呈微前倾或侧倾位,不得移动。

2. 位于枕外隆突与乳突连线中点稍内有枕大神经压痛点,位于胸锁乳突肌后缘有枕小神经压痛点,枕部皮肤可有感觉过敏或感觉减退。

【治疗处方】

1. 肝阳上亢　头昏胀痛,或抽掣而痛,痛时常有烘热,面红耳赤,耳鸣如蝉,心烦易怒,夜寐不宁,口苦咽干,舌红,苔薄黄,脉弦数。

眼针穴区:肝区、肾区、上焦区。

2. 痰浊上扰　头痛胀重,或兼目眩,胸脘满闷,纳呆呕恶,痰多黏白,舌苔白腻,脉滑或弦滑。

眼针穴区:脾区、上焦区。

3. 瘀阻脑络　头痛反复,经久不愈,痛处固定,痛如锥刺,或有头部外伤史,舌紫黯,或有瘀斑、瘀点,苔薄白,脉细弦或细涩。

眼针穴区:心区、上焦区。

4. 气血亏虚　头痛绵绵,两目畏光,午后更甚,神疲乏力,面色苍白,心悸少寐,舌淡,苔薄,脉弱。

眼针穴区:心区、脾区、上焦区。

5. 肝肾阴虚　头痛眩晕,时轻时重,视物模糊,五心烦热,口干,腰膝酸软,神疲乏力,滑精带下,舌红少苔,脉细无力。

眼针穴区:肝区、肾区、上焦区。

坐骨神经痛

坐骨神经痛是指坐骨神经病变,沿坐骨神经通路即腰部、臀部、大腿后、小腿后外侧和足外侧发生的疼痛症状群,多见于男性青壮年。本病分为原发性和继发性坐骨神经痛两种,前者多与感染、受寒凉有关;后者多因腰椎间盘脱出、椎管狭窄、腰骶关节炎、骶髂关节炎、臀部外伤、肿瘤等病变,使坐骨神经根部或通路受压、刺激而发病。起病有急有缓,急者有下背部酸痛或腰背部僵直感的预兆。典型的疼痛是由一侧腰或臀部开始,沿大腿后面、腘窝、小腿外侧向远端放射,呈烧灼样或刀割样疼痛,入夜尤甚,患者多采取特殊姿势以减轻疼痛。有的因咳嗽、喷嚏、用力排便等加大腹压时加剧。严重者伴轻度肌肉萎缩或感觉障碍。坐骨神经痛患者首先要注意改变生活方式,平时应多做康复锻炼;生活中尽可能避免穿带跟的鞋,重心的稍许前移都会使疼痛症状加重,有条件的可选择负跟鞋;日常生活中应卧硬板床,取平卧位,保持脊柱的稳定,减少椎间盘承受的压力。本病可见于中医的环跳风、腰腿痛和痿病等。

【诊断依据】

1. 根据本病有典型的疼痛分布部位,疼痛可以在活动、腹压增加、周围温度湿度改变等因素作用下加剧,可以与一般腰背痛鉴别。

2. 特殊体征,坐骨神经通路或根部的压痛及直腿抬高征阳性等。

3. X线腰椎平片、CT、肌电图等检查可以帮助诊断。

【治疗处方】

1. 以沿坐骨神经通路及其分布区的局部或全部疼痛为主要症状,可见于中医的环跳风、腰腿痛。

眼针穴区:下焦区、肾区。

2. 日久出现患侧下肢肌肉萎缩,或出现跛行时,可见于中医的痿病。

(1)湿热浸淫:肢体逐渐软弱无力,下肢为重,麻木不仁,或发热,胸脘痞闷,小便赤涩热痛,舌红,苔黄腻,脉濡数。

眼针穴区:脾区、胃区、下焦区。

(2)脾胃虚弱:起病缓慢,渐见下肢痿软无力,时好时差,甚则肌肉萎缩,神疲肢倦,气短自汗,少气懒言,食少便溏,面色少华,舌淡,苔白,脉细缓。

眼针穴区:脾区、胃区、下焦区。

(3)瘀阻脉络:四肢痿软,麻木不仁,肌肤甲错,时有拘挛疼痛感,四肢青筋显露,可伴有肌肉活动时隐痛不适。舌质紫黯,苔薄白,脉细涩。

眼针穴区:心区、上焦区、下焦区。

(4)肝肾亏虚:病久肢体痿软不用,肌肉萎缩,形瘦骨立,腰膝酸软,不能久立,头晕耳鸣,舌咽干燥,遗精或遗尿,或妇女月经不调,舌红绛,少苔,脉细数。

眼针穴区:肝区、肾区、下焦区。

胫神经麻痹

胫神经麻痹是指因胫神经损伤引起的受胫神经支配的肌群的瘫痪。胫神经发自 $L_4 \sim S_2$ 神经根,腘窝上角由坐骨神经分出后,由小腿后方直线下行,支配腓肠肌、比目鱼肌、胫骨后肌、趾长屈肌及足的全部短肌,主要功能为屈膝、足跖屈、内翻及足趾跖屈等,感觉纤维分布在小腿下 1/3 后侧、足跟及足底面。本病最常见的病因是局部损伤,主要有创伤、缺血、炎症、物理性损伤等,偶有由全身代谢性疾病如糖尿病或中毒性疾病如铅中毒等引起。可见于中医的痿病。

【诊断依据】

1. 有局部损伤史。

2. 足屈曲、内收受限,呈外翻外展并略旋前背屈位;行走时以足跟着地,足趾呈爪样;小腿后面下 1/3、足底和第 4、5 趾背面感觉减退。

3. 具有下运动神经元瘫痪等特征,肌张力减退、肌肉萎缩,腱反射减弱或消失。

【治疗处方】

1. 肺热津伤　发热多汗,热退后突然出现肢体软弱无力,皮肤干燥,心烦口渴,呛咳咽燥,小便黄赤或热痛,大便干燥,舌质红,苔黄,脉细数。

眼针穴区:肺区、上焦区、下焦区。

2. 湿热浸淫 肢体逐渐软弱无力,下肢为重,麻木不仁,或发热,胸脘痞闷,小便赤涩热痛,舌红,苔黄腻,脉濡数。

眼针穴区:脾区、胃区、下焦区。

3. 脾胃虚弱 起病缓慢,渐见下肢痿软无力,时好时差,甚则肌肉萎缩,神疲肢倦,气短自汗,少气懒言,食少便溏,面色少华,舌淡,苔白,脉细缓。

眼针穴区:脾区、胃区、下焦区。

4. 瘀阻脉络 四肢痿软,麻木不仁,肌肤甲错,时有拘挛疼痛感,四肢青筋显露,可伴有肌肉活动时隐痛不适。舌质紫黯,苔薄白,脉细涩。

眼针穴区:心区、上焦区、下焦区。

5. 肝肾亏虚 病久肢体痿软不用,肌肉萎缩,形瘦骨立,腰膝酸软,不能久立,头晕耳鸣,舌咽干燥,遗精或遗尿,或妇女月经不调,舌红绛,少苔,脉细数。

眼针穴区:肝区、肾区、下焦区。

腓总神经麻痹

腓总神经是坐骨神经主要分支之一,其在腘窝处分出腓肠外侧皮神经,分布于小腿外侧面皮肤,然后绕腓骨颈向前,分成腓浅神经和腓深神经,分布于腓骨长肌、腓骨短肌、趾长伸肌、趾短伸肌及胫骨前肌及足背和趾背皮肤。腓总神经麻痹是指因腓总神经损伤引起的受腓总神经支配的肌群的瘫痪。腓总神经麻痹在临床上并不少见,多以压迫、牵拉摩擦、外伤所引起,主要临床症状为足下垂,行走时足不能举起,通常用力提高下肢,髋关节、膝关节过度弯曲,持跨阈步态。小腿前外侧足背和第1~4足趾背面有感觉减退。可见于中医的痿病。

【诊断依据】

1. 患侧足下垂和不能背曲,行走时呈跨阈步态。

2. 小腿外侧及足背皮肤感觉障碍。

3. 病程长者可有胫骨前肌萎缩。

4. 常有蹲位劳动过久或下肢石膏及绷带压迫过紧,或足三里穴位及其附近部位的针刺治疗或药物注射不当史。

5. 肌电图及神经传导速度有异常。

【治疗处方】

1. 肺热津伤 发热多汗,热退后突然出现肢体软弱无力,皮肤干燥,心烦口渴,呛咳咽燥,小便黄赤或热痛,大便干燥,舌质红,苔黄,脉细数。

眼针穴区:肺区、上焦区、下焦区。

2. 湿热浸淫 肢体逐渐软弱无力,下肢为重,麻木不仁,或发热,胸脘痞闷,小便赤涩热痛,舌红,苔黄腻,脉濡数。

眼针穴区:脾区、胃区、下焦区。

3. 脾胃虚弱 起病缓慢,渐见下肢痿软无力,时好时差,甚则肌肉萎缩,神疲肢倦,气短自汗,少气懒言,食少便溏,面色少华,舌淡,苔白,脉细缓。

眼针穴区:脾区、胃区、下焦区。

4. 瘀阻脉络 四肢痿软,麻木不仁,肌肤甲错,时有拘挛疼痛感,四肢青筋显露,可伴有肌肉活动时隐痛不适。舌质紫黯,苔薄白,脉细涩。

眼针穴区:心区、上焦区、下焦区。

5. 肝肾亏虚 病久肢体痿软不用,肌肉萎缩,形瘦骨立,腰膝酸软,不能久立,头晕耳鸣,舌咽干燥,遗精或遗尿,或妇女月经不调,舌红绛,少苔,脉细数。

眼针穴区:肝区、肾区、下焦区。

癔 症

癔症是指由精神刺激或不良暗示引起的一种精神障碍。女性居多,首次发病常有精神创伤。表现为短暂的精神失常或感觉、运动障碍,也有内脏和自主神经功能紊乱,但无器质性病变基础,和解剖与生理规律不相符。这些症状可在暗示影响下产生,也可在暗示影响下改变或消失。可见于中医的郁病。

【诊断依据】

1. 本病多见于女性,有高度的暗示和自我暗示的特点,发病与精神因素有关,伴有感情色彩。

2. 表现为情感失调,如喜、怒、哭、笑无常或突然昏厥。

3. 患者查体无阳性体征,理化检查无相应脏器的器质性病变。

【治疗处方】

1. 肝气郁结 精神抑郁,胸胁作胀,或脘痞,嗳气频作,善太息,月经不调,舌苔薄白,脉弦。

眼针穴区:肝区、中焦区。

2. 气郁化火 急躁易怒,胸闷胁胀,头痛目赤,口苦,嘈杂泛酸,便结尿黄,舌红,苔黄,脉弦数。

眼针穴区:肝区、胆区、中焦区。

3. 忧郁伤神 神志恍惚不安,心胸烦闷,多梦易醒,悲忧善哭,舌尖红,苔薄白,脉弦细。

眼针穴区:心区、肝区、中焦区。

4. 心脾两虚 善思多虑不解,胸闷心悸,失眠健忘,面色萎黄,头晕,神疲倦怠,易汗,纳谷不香,舌淡,苔薄白,脉弦细或细数。

眼针穴区:心区、脾区、中焦区。

5. 阴虚火旺　病久虚烦少寐,烦躁易怒,头晕心悸,颧红,手足心热,口干咽燥,或见盗汗,舌红,苔薄,脉弦细或细数。

眼针穴区:肝区、肾区、心区。

精神分裂症

精神分裂症是最常见的一种精神病。精神分裂症病因复杂,尚未完全阐明。多起病于青壮年,表现为感知、思维、情感、意志行为等多方面障碍,精神活动与周围环境和内心体验不协调,脱离现实。思维障碍表现为说话或写书信时内容不连贯,语不成句,使人无法理解;情感障碍主要表现为情感淡漠,缺乏责任感、义务感或者情感不协调,喜怒无常或孤僻寡言甚至不言不语;本病尚有行为的紊乱如生活疏懒、漫不经心,有的时哭时笑、登高而歌,有时甚至还有幻听、幻视等。一般无意识障碍和明显的智能障碍,可有注意、工作记忆、抽象思维和信息整合等方面认知功能损害。病程多迁延,反复发作,部分患者发生精神活动衰退和不同程度社会功能缺损。

【诊断依据】

1. 根据患者具有精神活动失常,举止行为异常,幻听、幻视、妄想等临床表现可诊断本病。

2. 认真进行全面的体格检查,以便排除与精神分裂症有相似症状的疾病如脑肿瘤、脑血管病等,并注意服药情况,排除因药物引起的症状。

【治疗处方】

1. 以精神抑郁,表情淡漠,沉默痴呆,语无伦次,静而少动为特征,可见于中医的癫病。

(1) 痰气郁结:精神抑郁,神志呆钝,胸闷叹息,忧虑多疑,自语或不语,不思饮食,舌苔薄白而腻,脉弦细或弦滑。

眼针穴区:肝区、脾区、上焦区。

(2) 心脾两虚:神志恍惚,言语错乱,心悸易惊,善悲欲哭,夜寐不安,食少倦怠,舌质淡,苔白,脉细弱。

眼针穴区:心区、脾区、上焦区。

(3) 气虚痰结:精神抑郁,淡漠少语,甚则目瞪若呆,妄闻妄见,面色萎黄,便溏溲清,舌质淡,舌体胖,苔白腻,脉滑或脉弱。

眼针穴区:脾区、肝区、上焦区。

(4) 阴虚火旺:神志恍惚,多言善惊,心烦易躁,不寐,形瘦面红,口干,舌质红,少苔或无苔,脉细数。

眼针穴区:心区、肾区。

2. 以精神亢奋,躁扰喧狂不宁,毁物打骂,动而多怒为特征,可见于中医的狂病。

(1) 痰火扰神:彻夜不眠,头痛躁狂,两目怒视,面红目赤,甚则狂乱莫制,骂人毁物,逾垣上屋,高歌狂呼,舌质红绛,苔多黄腻或黄燥,脉弦大滑数。

眼针穴区:胃区、脾区、中焦区。

(2) 火盛伤阴:狂躁日久,病势较缓,时而烦躁不安,时而多言善惊,恐惧不安,形瘦面红,心烦不寐,口干唇红,舌质红,无苔,脉细数。

眼针穴区:肝区、胃区、心区。

(3) 气血瘀滞:躁扰不安,恼怒多言,甚则登高而歌,或妄闻妄见,面色暗滞,胸胁满闷,头痛心悸,舌质紫黯有瘀斑,脉弦数或细涩。

眼针穴区:肝区、心区。

抑 郁 症

抑郁症是一种常见的心境障碍,可由各种原因引起,以显著而持久的心境低落、兴趣或乐趣缺乏、持续性疲劳、生活原动力低下为主要临床特征,常伴随紧张不安、失眠、早醒、体重下降,周身不适等心身症状,且心境低落与其处境不相称,严重者可出现自杀念头和行为。多数病例有反复发作的倾向,每次发作大多数可以缓解,部分可有残留症状或转为慢性。抑郁症的病因与发病机制还不明确,也无明显的体征和实验室指标异常,概括的说是生物、心理、社会(文化)因素相互作用的结果。可见于中医的郁病。

【诊断依据】

1. 以情绪低落、思维迟缓、运动抑制为主要症状。

2. 患者查体无阳性体征,理化检查无相应脏器的器质性病变。

【治疗处方】

1. 肝气郁结 精神抑郁,胸胁作胀,或脘痞,嗳气频作,善太息,月经不调,舌苔薄白,脉弦。

眼针穴区:肝区、中焦区。

2. 气郁化火 急躁易怒,胸闷胁胀,头痛目赤,口苦,嘈杂泛酸,便结尿黄,舌红,苔黄,脉弦数。

眼针穴区:肝区、胆区、中焦区。

3. 忧郁伤神 神志恍惚不安,心胸烦闷,多梦易醒,悲忧善哭,舌尖红,苔薄白,脉弦细。

眼针穴区:心区、肝区、中焦区。

4. 心脾两虚 善思多虑不解,胸闷心悸,失眠健忘,面色萎黄,头晕,神疲倦怠,易汗,纳谷不香,舌淡,苔薄白,脉弦细或细数。

眼针穴区:心区、脾区、中焦区。

5. 阴虚火旺　病久虚烦少寐,烦躁易怒,头晕心悸,颧红,手足心热,口干咽燥,或见盗汗,舌红,苔薄,脉弦细或细数。

眼针穴区:肝区、肾区、心区。

强　迫　症

强迫症是一组以强迫症状(主要包括强迫观念和强迫行为)为主要临床表现的神经症。目前病因尚不明确,但有大量研究表明,强迫症与遗传因素、个性特点、不良事件、应激因素等均有关系,尤其与患者的个性特点紧密相关,比如:过分追求完美、犹豫不决、谨小慎微、固执等。80% 的强迫症在 25 岁以前发病,男性比女性多。可见于中医的癫病。

【诊断依据】

1. 患者可能存在强迫观念,反复思考一些想法,比如怀疑、回忆、穷思竭虑等。

2. 反复做一些没有必要的行为,如反复检查、反复洗手、反复计数以及仪式性动作等。

3. 患者查体无阳性体征,理化检查无相应脏器的器质性病变。

【治疗处方】

1. 痰气郁结　精神抑郁,神志呆钝,胸闷叹息,忧虑多疑,自语或不语,不思饮食,舌苔薄白而腻,脉弦细或弦滑。

眼针穴区:肝区、脾区、上焦区。

2. 心脾两虚　神志恍惚,言语错乱,心悸易惊,善悲欲哭,夜寐不安,食少倦怠,舌质淡,苔白,脉细弱。

眼针穴区:心区、脾区、上焦区。

3. 气虚痰结　精神抑郁,淡漠少语,甚则目瞪若呆,妄闻妄见,面色萎黄,便溏溲清,舌质淡,舌体胖,苔白腻,脉滑或脉弱。

眼针穴区:脾区、肝区、上焦区。

4. 阴虚火旺　神志恍惚,多言善惊,心烦易躁,不寐,形瘦面红,口干,舌质红,少苔或无苔,脉细数。

眼针穴区:心区、肾区。

躁　狂　症

躁狂症是指以情感高涨或易激惹为主要临床表现,伴随精力旺盛、言语增多、活动增多,严重时伴有幻觉、妄想、紧张症状等精神病性症状。躁狂发作时间需持续一周以上,一般呈发作性病程,每次发作后进入精神状态正常的间歇缓解期,大多数病人有反复发作倾向。可见于中医的狂病。

【诊断依据】

1. 发病年龄早,多在 45 岁以前发病,首次躁狂发作多发生于青年期,起病较急,可在数日内发展到疾病状态。

2. 为发作性病程,间歇期正常,易反复发作,躁狂发作时,情感高涨,言语增多,活动增多,即协调性精神运动性兴奋。

3. 患者查体无阳性体征,理化检查无相应脏器的器质性病变。

【治疗处方】

1. 痰火扰神　彻夜不眠,头痛躁狂,两目怒视,面红目赤,其则狂乱莫制,骂人毁物,逾垣上屋,高歌狂呼,舌质红绛,苔多黄腻或黄燥,脉弦大滑数。

眼针穴区:胃区、脾区、中焦区。

2. 火盛伤阴　狂躁日久,病势较缓,时而烦躁不安,时而多言善惊,恐惧不安,形瘦面红,心烦不寐,口干唇红,舌质红,无苔,脉细数。

眼针穴区:肝区、胃区、心区。

3. 气血瘀滞　躁扰不安,恼怒多言,甚则登高而歌,或妄闻妄见,面色暗滞,胸胁满闷,头痛心悸,舌质紫黯有瘀斑,脉弦数或细涩。

眼针穴区:肝区、心区。

第四节　妇科疾病

经前期综合征

经前期综合征是指反复在黄体期出现周期性的以躯体、精神症状为特征的综合征。月经来潮后,症状自然消失。见于中医头痛、腹胀、水肿。

【诊断依据】

多见于 25~45 岁妇女,症状出现于月经前 1~2 周,月经来潮后迅速减轻直至消失。呈周期性典型症状,可归纳为以下几点。

1. 躯体症状　头痛、背痛、乳房胀痛、腹部胀满、便秘、肢体浮肿、体重增加、运动协调功能减退。

2. 精神症状　易怒、焦虑、抑郁、情绪不稳定、疲乏以及饮食、睡眠、性欲改变。

3. 行为改变　注意力不集中、工作效率低、记忆力减退、神经质、易激动等。

【治疗处方】

1. 头痛

(1) 肝阳上亢:头痛而胀,或抽掣而痛,痛时常有烘热,面红耳赤,耳鸣如蝉,心烦口干,舌红,苔薄黄,脉弦。

眼针穴区:肝区、肾区、上焦区。

　　(2)痰浊上扰:头痛胀重,或兼目眩,胸闷脘胀,恶心食少,痰多黏白,舌苔白腻,脉弦滑。

　　眼针穴区:脾区、上焦区。

　　(3)瘀阻脑络:头痛反复,经久不愈,痛处固定,痛如锥刺,舌紫黯或有瘀斑,苔薄白,脉细弦或细涩。

　　眼针穴区:心区、上焦区。

　　(4)气血亏虚:头痛绵绵,两目畏光,午后更甚,神疲乏力,面色㿠白,心悸少寐,舌淡,苔薄,脉弱。

　　眼针穴区:心区、脾区、上焦区。

　　(5)肝肾阴虚:头痛眩晕,时轻时重,视物模糊,五心烦热,口干,腰酸腿软,舌红少苔,脉弦细。

　　眼针穴区:肝区、肾区、上焦区。

　　2.水肿

　　(1)风水相搏:开始眼睑浮肿,继则四肢全身浮肿,皮肤光泽,按之凹陷易复,伴有发热、咽痛、咳嗽等症,舌苔薄白,脉浮或数。

　　眼针穴区:肺区、上焦区、中焦区、下焦区。

　　(2)水湿浸渍:多由下肢先肿,逐渐肢体浮肿,下肢为甚,按之没指,不易随复,伴有胸闷腹胀、身重困倦、纳少泛恶、尿短少,舌苔白腻,脉濡缓。

　　眼针穴区:脾区、肾区、下焦区。

　　(3)湿热内蕴:浮肿较剧,肌肤绷急,腹大胀满,胸闷烦热,气粗口干,大便干结,小便短黄,舌红,苔黄腻,脉细滑数。

　　眼针穴区:脾区、胃区、中焦区。

　　(4)脾虚湿困:面浮足肿,反复消长,劳累后或午后加剧,脘胀纳少,面色㿠白,神疲乏力,尿少色清,大便溏薄,舌苔白滑,脉细弱。

　　眼针穴区:脾区、中焦区、下焦区。

　　(5)阳虚水泛:全身高度水肿,腹大胸满,卧则喘促,畏寒神疲,面色萎黄或苍白,纳少,尿短少,舌淡胖,边有齿痕,苔白,脉沉细或结代。

　　眼针穴区:肾区、上焦区、中焦区、下焦区。

功能失调性子宫出血

　　功能失调性子宫出血,是指经妇科有关检查未发现生殖器官器质性病变而由内分泌失调所引起的子宫内膜异常出血,简称"功血"。功血的出血特点是月经周期紊乱,经期延长,血量增多,往往先有短期闭经,然后发生子宫出血。有的开始流血量不多,过一段时间后才增加。月经周期通常过频,短于21

天,还有病人表现为两次月经期中间的子宫出血,流血量较少。可见于中医的崩漏。

【诊断依据】

1. 临床表现为月经周期紊乱,经量增多,出血时间延长,淋漓不尽。

2. 妇科检查无器质性疾病。

【治疗处方】

1. **血热内扰** 经来无期,量多如崩,或淋漓不净,色深红或紫红,质黏稠,面赤头晕,烦躁易怒,口干喜饮,便秘尿赤,舌质红,苔黄,脉弦数或滑数。

眼针穴区:心区、肝区、下焦区。

2. **气不摄血** 经血量多,或淋漓不净、色淡质稀,神疲懒言,面色萎黄,动则气喘,头晕心悸,纳呆便溏,舌质淡胖或边有齿痕,舌苔薄润,脉芤或细无力。

眼针穴区:脾区、下焦区。

3. **肾阳亏虚** 经血量多,或淋漓不净,色淡质稀,精神不振,面色晦暗,肢冷畏寒,腰膝酸软,小便清长,舌质淡,苔薄润,脉沉细无力,尺脉尤弱。

眼针穴区:肾区、下焦区。

4. **肾阴亏虚** 经血时多时少,色鲜红,头晕耳鸣,五心烦热,夜寐不安,舌质红或有裂纹,苔少或无苔,脉细数。

眼针穴区:肾区、下焦区。

5. **瘀滞胞宫** 经血漏下,淋漓不绝,或骤然暴下,色黯或黑,夹有瘀块,小腹疼痛,块下痛减,舌质紫黯或边有瘀斑,脉沉涩或弦紧。

眼针穴区:肾区、下焦区。

原发性痛经

原发性痛经是指妇女经行前后或经行期间,出现小腹及腰部疼痛,甚至剧痛难忍,并随着月经周期而发作,为青年女性常见病、多发病。多发生在月经初潮时或初潮不久即有下腹疼痛。多与精神因素有关,如精神紧张、抑郁、恐惧、情绪不稳定等。

【诊断依据】

1. 经期或经期前后有下腹部及腰部疼痛,甚至可影响生活及劳动。

2. 妇科检查未发现器质性病变。

【治疗处方】

1. **气血瘀滞** 经前或经期小腹胀痛拒按,或伴乳胁胀痛,经行量少不畅、色紫黑有块,块下痛减,舌质紫黯或有瘀点,脉沉弦或涩。

眼针穴区:双侧肝区、下焦区。

2. **寒湿凝滞** 经行小腹冷痛,得热则舒,经量少、色紫黯有块,伴形寒肢冷,小便清长,苔白,脉细或沉紧。

眼针穴区:双侧肾区、下焦区。

3. 肝郁湿热　经前或经期小腹疼痛,或痛及腰骶,或感腹内灼热,经行量多而稠、色鲜或紫、有小血块,伴乳胁胀痛,大便干结,小便短赤,带下黄稠,舌质红,苔黄腻,脉弦数。

眼针穴区:肝区、肾区、下焦区,可取单侧,也可取双侧。

4. 气血亏虚　经期或经后小腹隐痛喜按,经行量少质稀,形寒肢倦,头晕目眩,心悸气短,舌质淡,苔薄,脉细弦。

眼针穴区:心区、脾区、下焦区。

5. 肝肾亏虚　经期或经后小腹绵绵作痛,经行量少,色红无块,腰膝酸软,头晕耳鸣,舌淡红,苔薄,脉细弦。

眼针穴区:肝区、肾区、下焦区。

病理性闭经

病理性闭经是指女子年龄超过 18 岁,仍无月经来潮;或已形成月经周期,复停经 3 个月以上者(妊娠、哺乳期除外)。

【诊断依据】

1. 女子超过 18 岁未来月经,或已来月经,又停经超过 3 个月以上者。

2. 排除妊娠期、哺乳期等生理性闭经及假性闭经。

【治疗处方】

1. 肾气不足　年逾 18 周岁,月经未至或来潮后复闭,素体虚弱,头晕耳鸣,第二性征不足,腰腿酸软,腹无胀痛,小便频数,舌淡红,脉沉细。

眼针穴区:双肾区、下焦区。

2. 气血亏虚　月经周期后延,经量偏少,继而闭经,面色不荣,头晕目眩,心悸气短,神疲乏力,舌淡,边有齿痕,苔薄,脉细无力。

眼针穴区:心区、脾区、下焦区。

3. 痰湿阻滞　月经停闭,形体肥胖,神疲嗜睡,头晕目眩,胸闷泛恶多痰,带下量多,苔白腻,脉濡或滑。

眼针穴区:脾区、下焦区。

4. 阴虚内热　月经先多后少,渐至闭经,五心烦热,颧红目赤,潮热盗汗,口干舌燥,舌质红或有裂纹,脉细数。

眼针穴区:心区、肾区、下焦区。

5. 血寒凝滞　经闭不行,小腹冷痛,得热痛减,四肢欠温,大便不实,苔白,脉沉紧。

眼针穴区:心区、肾区、下焦区。

6. 血瘀气滞 月经闭止,胸胁胀满,小腹胀痛,精神抑郁,舌质紫黯,边有瘀点,苔薄,脉沉涩或沉弦。

眼针穴区:肝区、下焦区。

多囊卵巢综合征

多囊卵巢综合征是一种生殖功能障碍与糖代谢异常并存的内分泌紊乱综合征。持续性无排卵、雄激素过多和胰岛素抵抗是其重要特征,是生育期妇女月经紊乱最常见的原因。见于中医的闭经和不孕。

【诊断依据】

1. 稀发排卵或无排卵。

2. 高雄激素的临床表现和(或)高雄激素血症。

3. 卵巢多囊改变:超声提示一侧或双侧卵巢直径 2~9mm 的卵泡≥12 个,和(或)卵巢体积≥10ml。

4. 上 3 项中符合 2 项并排除其他高雄激素病因,如先天性肾上腺皮质增生、库欣综合征、分泌雄激素肿瘤。血 LH 增高、LH/FSH 比值增高是非肥胖型多囊卵巢综合征的特征。对肥胖型多囊卵巢综合征,应检查有无胰岛素抵抗、糖耐量异常和异常脂质血症。

【治疗处方】

1. 闭经

(1) 肾气不足:年逾 18 周岁,月经未至或来潮后复闭,素体虚弱,头晕耳鸣,第二性征不足,腰腿酸软,腹无胀痛,小便频数,舌淡红,脉沉细。

眼针穴区:双肾区、下焦区。

(2) 气血亏虚:月经周期后延,经量偏少,继而闭经,面色不荣,头晕目眩,心悸气短,神疲乏力,舌淡,边有齿痕,苔薄,脉细无力。

眼针穴区:心区、脾区、下焦区。

(3) 痰湿阻滞:月经停闭,形体肥胖,神疲嗜睡,头晕目眩,胸闷泛恶多痰,带下量多,苔白腻,脉濡或滑。

眼针穴区:脾区、下焦区。

(4) 阴虚内热:月经先多后少,渐至闭经,五心烦热,颧红目赤,潮热盗汗,口干舌燥,舌质红或有裂纹,脉细数。

眼针穴区:心区、肾区、下焦区。

(5) 血寒凝滞:经闭不行,小腹冷痛,得热痛减,四肢欠温,大便不实,苔白,脉沉紧。

眼针穴区:心区、肾区、下焦区。

(6) 血瘀气滞:月经闭止,胸胁胀满,小腹胀痛,精神抑郁,舌质紫黯,边有瘀点,苔薄,脉沉涩或沉弦。

眼针穴区:肝区、下焦区。

2. 不孕症

(1) 肾气虚弱:不孕,月经不调或闭经,经量或多或少,色淡,神疲乏力,头晕耳鸣,腰膝酸软,小便清长,舌淡,苔薄,脉沉弱。

眼针穴区:肾区、下焦区。

(2) 肾阳不足:不孕,月经迟发或错后,月经量少色黯,或停闭不行,性欲淡漠,小腹冷,四末不温,带下量多,清稀如水,头晕耳鸣,腰膝冷痛,小便清长,大便不实,面色晦暗或面部黯斑,舌淡,苔白,脉沉迟。

眼针穴区:肾区、下焦区。

(3) 肾阴亏虚:不孕,月经先期,或经期延长,淋漓漏下,月经量少,色鲜红,形体消瘦,腰膝酸软,头晕耳鸣,五心烦热,失眠多梦,舌质偏红,苔少,脉细或细数。

眼针穴区:肾区、下焦区。

(4) 肝气郁结:婚久不孕,经期先后不定,经量多少不一,色黯,或有血块,行经小腹胀痛,或经前烦躁易怒,胸胁乳房胀痛,或见精神抑郁,善太息,舌质黯红,舌边有瘀斑,脉弦或脉涩。

眼针穴区:肾区、肝区、下焦区。

(5) 痰湿内阻:不孕,经行延后,甚或闭经,形体肥胖,带下量多、色白、无味,面目虚浮或㿠白,心悸头晕,胸闷烦恶,舌淡胖,苔白腻,脉滑。

眼针穴区:肾区、脾区、下焦区。

(6) 瘀滞胞宫:不孕,月经后期,量少、色紫黑、有块,经行腹痛拒按,或牵引腰骶酸痛,舌质紫黯或舌边有瘀点,苔薄白,脉弦涩或细涩。

眼针穴区:肝区、下焦区。

绝经综合征

绝经综合征是指妇女绝经前后出现的性激素波动或减少所致的一系列躯体及精神心理症状,绝经分为自然绝经和人工绝经。自然绝经指卵巢内卵泡生理性耗竭所致的绝经;人工绝经指两侧卵巢经手术切除或受放射治疗所致的绝经。人工绝经患者更易出现绝经综合征。可见于中医的心悸、多汗。

【诊断依据】

1. 多为45~55岁的妇女,月经紊乱或停闭;或40岁前卵巢功能早衰,或有卵巢切除及其他因素损伤卵巢功能病史。

2. 月经紊乱或停闭,随之出现眩晕耳鸣、烘热汗出、烦躁易怒、潮热面红、心悸失眠,或腰背酸楚、面浮肢肿、纳呆便溏,或皮肤蚁行感、情志不宁等症状。

3. 妇科检查可见子宫大小尚正常或偏小。辅助检查:查血中激素 E_2、LH、FSH 等,出现 LH、FSH 增高,绝经后 FSH 增加 20 倍,LH 增加 5～10 倍,FSH/LH > 1,E_2 水平降低,典型者呈现两高(高 LH、FSH)一低(低 E_2)的内分泌改变。绝经后 E_2 水平周期性变化消失。

【治疗处方】

1. 心悸

(1) 心虚胆怯:心悸因惊恐而发,悸动不安,气短自汗,神倦乏力,少寐多梦,舌淡,苔薄白,脉弦细。

眼针穴区:心区、胆区、上焦区。

(2) 心脾两虚:心悸不安,失眠健忘,面色㿠白,头晕乏力,气短易汗,纳少胸闷,舌淡红,苔薄白,脉弱。

眼针穴区:心区、脾区、上焦区。

(3) 阴虚火旺:心悸不宁,思虑劳心尤甚,心中烦热,少寐多梦,头晕目眩,耳鸣,口干,面颊烘热,舌质红,苔薄黄,脉弦细数。

眼针穴区:心区、肾区、上焦区。

2. 多汗

(1) 肺卫不固:汗出恶风,动则汗出尤甚,或表现半身、某一局部汗出,易于感冒,体倦乏力,周身酸楚,面色㿠白少华,苔薄白,脉细弱。

眼针穴区:肺区、小肠区、上焦区。

(2) 心血不足:自汗或盗汗,神疲气短,面色不华,心悸少寐,舌质淡,脉细。

眼针穴区:心区、上焦区。

(3) 阴虚火旺:夜寐盗汗,或亦有自汗,五心烦热,或兼午后潮热,两颧潮红,口渴,舌红少苔,脉细数。

眼针穴区:肝区、肾区、下焦区。

外阴及阴道炎症

外阴及阴道炎症是妇科最常见疾病,各年龄组均可发病。其共同特征为阴道分泌物增多及外阴瘙痒。外阴阴道与尿道、肛门毗邻,局部潮湿,易受污染。生育年龄妇女性活动较频繁,且外阴阴道是分娩、宫腔操作的必经之道,容易受损伤及外界病原体的感染;绝经后妇女及婴幼儿雌激素水平低,局部抵抗力下降,也容易发生感染。其共同特征为阴道分泌物增多及外阴瘙痒。可见于中医带下病。

【诊断依据】

1. 带下量明显增多,并有色、质、气味的改变,或伴有阴部瘙痒、灼热、疼痛,或兼有尿频、尿痛等。

2. 妇科检查急性期可见局部潮红肿胀,慢性期局部体征不明显。细菌性阴道炎多为稀薄黄带,可有腥臭味;老年性阴道炎白带稀薄,为淡黄色或血样脓性赤带,外阴、阴道黏膜呈老年性改变,易出血;支原体或衣原体阴道炎的白带多无明显改变或有黄带;滴虫性阴道炎的带下为稀薄泡沫状的黄带,阴道壁可见散在出血点;淋病性阴道炎白带呈黄色或脓样,常见尿道口充血,经阴道挤压尿道旁腺,可见尿道旁腺出口处有脓样分泌物排出;念珠菌阴道炎为凝乳或豆渣样稠厚白带,阴道黏膜附有白色膜状物。

【治疗处方】

1. 脾虚湿困 分泌物色白或淡黄,量多如涕,无臭,绵绵不断,恶心纳少,腰酸神倦,舌淡胖,苔白腻,脉缓弱。

眼针穴区:脾区、下焦区。

2. 肾阴亏虚 分泌物色黄或兼赤,质黏无臭,阴户灼热,五心烦热,腰酸耳鸣,头晕心悸,舌红苔少,脉细数。

眼针穴区:肾区、下焦区。

3. 肾阳亏虚 分泌物量多,清稀如水,或透明如鸡子清,绵绵不绝,腰酸腹冷,小便频数清长,夜间尤甚,舌质淡,苔薄白,脉沉迟。

眼针穴区:肾区、下焦区。

4. 湿热下注 分泌物量多,色黄或兼绿,质黏稠,或如豆渣,或似泡沫,气秽或臭,阴户灼热瘙痒,小便短赤,或伴有腹部掣痛,舌质红,苔黄腻,脉濡数,白睛可见心区或下焦区脉络红赤而充盈屈曲。兼肝胆湿热者,出现乳胁胀痛,头痛口苦,烦躁易怒,大便干结,舌红,苔黄,脉弦数。

眼针穴区:心区、肝区、下焦区。

宫 颈 炎

宫颈炎症是常见的女性下生殖道炎症。宫颈容易受性交、分娩及宫腔操作的损伤,且宫颈管单侧柱状上皮抗感染能力较差,容易发生感染。宫颈炎症包括宫颈阴道部及宫颈管黏膜炎症。临床多见的宫颈炎是宫颈管黏膜炎。可见于中医带下病。

【诊断依据】

1. 于宫颈管或宫颈管棉拭子标本上,肉眼见到脓性或黏液脓性分泌物。

2. 用棉拭子擦拭宫颈管时,容易诱发宫颈管内出血。

以上2条具备1条或2条同时具备,显微镜检查阴道分泌物白细胞增多,即可做出宫颈炎症的初步诊断。

【治疗处方】

1. 脾虚湿困 分泌物色白或淡黄,量多如涕,无臭,绵绵不断,恶心纳少,腰酸神倦,舌淡胖,苔白腻,脉缓弱。

眼针穴区:脾区、下焦区。

2. 肾阴亏虚 分泌物色黄或兼赤,质黏无臭,阴户灼热,五心烦热,腰酸耳鸣,头晕心悸,舌红苔少,脉细数。

眼针穴区:肾区、下焦区。

3. 肾阳亏虚 分泌物量多,清稀如水,或透明如鸡子清,绵绵不绝,腰酸腹冷,小便频数清长,夜间尤甚,舌质淡,苔薄白,脉沉迟。

眼针穴区:肾区、下焦区。

4. 湿热下注 分泌物量多,色黄或兼绿,质黏稠,或如豆渣,或似泡沫,气秽或臭,阴户灼热瘙痒,小便短赤,或伴有腹部掣痛,舌质红,苔黄腻,脉濡数,白睛可见心区或下焦区脉络红赤而充盈屈曲。兼肝胆湿热者,出现乳胁胀痛,头痛口苦,烦躁易怒,大便干结,舌红,苔黄,脉弦数。

眼针穴区:心区、肝区、下焦区。

妊 娠 剧 吐

妊娠早期,反复出现严重的恶心呕吐,头晕厌食,甚则食入即吐,影响孕妇健康者,称妊娠剧吐,又称妊娠恶阻。为妊娠早期最常见的疾患。

【诊断依据】

1. 有停经史、早孕反应。

2. 轻者,反复恶心呕吐,头晕厌食;中、重度者,呕吐频繁,食入即吐,不食亦吐,呕吐物为黏液、黄绿苦水或夹血液,伴有神疲乏力,形体消瘦,皮肤和黏膜干燥,眼球凹陷,少尿或无尿,严重者可出现体温升高,血压下降,黄疸,嗜睡,或昏迷抽搐。

3. 妇科检查示子宫增大、变软,其大小与停经月份相符,阴道壁及宫颈呈紫蓝着色。体格检查:严重者体温上升,脉搏加快,血压下降。B超检查:子宫增大,内见胚囊、胚芽、胎心搏动征。实验室检查:尿妊娠测试阳性,尿酮体阳性,对中、重度病人要注意检查尿量、血和尿酮体,严重者可查电解质、肝、肾功能和心电图。这对认识及判断病情的轻重有着重要的意义。

【治疗处方】

1. 肝胃不和 妊娠初期呕吐酸水或苦水,恶闻油腥,胸满胁痛,心烦口苦,嗳气叹息,头胀而晕,舌淡红,苔微黄,脉弦滑。

眼针穴区:肝区、胃区、中焦区。

2. 脾胃虚弱 妊娠初期呕吐不食,或吐清水,头晕体倦,脘痞腹胀,舌淡,苔白,脉缓滑。

眼针穴区:脾区、胃区、中焦区。

3. 痰湿阻滞　妊娠早期,呕吐痰涎,口淡而腻,不思饮食,胸腹满闷,舌淡,苔白腻,脉滑。

眼针穴区:脾区、中焦区。

4. 气阴两虚　妊娠剧吐,甚至吐苦黄水或兼血水,频频发作,持续日久,一直精神萎靡,嗜睡消瘦,双目无神,眼眶下陷,皮肤干皱失泽,低热口干,尿少便艰,舌红少津,苔薄黄或光剥,脉细、滑数无力。

眼针穴区:脾区、中焦区。

盆 腔 炎

女性内生殖器及其周围组织、盆腔腹膜发生炎症时,称为盆腔炎。盆腔炎是常见女性生殖系统疾病,分急性盆腔炎和慢性盆腔炎。急性盆腔炎多为需氧菌与厌氧菌的混合感染。引起急性盆腔炎的主要原因有:产后或流产后感染;宫腔内手术操作后感染;经期卫生不良;邻近器官的炎症直接蔓延等。慢性盆腔炎常为急性盆腔炎未能彻底治疗,或患者体质较差,病程迁延所致。可见于中医的腹痛、带下病、癥瘕。

【诊断依据】

1. 一般有感染病史。

2. 急性盆腔炎起病时下腹疼痛,伴有发热、恶心、呕吐及直肠、膀胱刺激症状等,白细胞可升高;慢性盆腔炎可见下腹及腰痛,伴有低热、易疲劳、月经失调,白带增多等。

3. 小腹可触及包块,急性者可有肌紧张、压痛或反跳痛等。

4. 盆腔检查可见阴道充血、分泌物增多,并可扪及肿物、粘连等。

【治疗处方】

1. 腹痛

(1) 寒邪内阻:腹痛急暴,得温痛减,遇寒更甚,口不渴,小便清利,大便自可或溏薄,舌苔白腻,脉沉紧。

眼针穴区:中焦区、脾区、肾区。

(2) 湿热壅滞:腹痛拒按,胸闷不舒,大便秘结或溏滞不爽,烦渴引饮,自汗,小便短赤,舌苔黄腻,脉濡数。

眼针穴区:中焦区、胃区、大肠区。

(3) 中虚脏寒:腹痛绵绵,时作时止,喜热恶冷,痛时喜按,饥饿劳累后更甚,得食或休息后稍减,大便溏薄,兼有神疲气短、怯寒等症,舌淡,苔白,脉沉细。

眼针穴区:脾区、中焦区、小肠区。

(4) 气滞血瘀:以气滞为主者,症见脘腹胀闷或痛,攻窜不定,痛引少腹,得嗳气或矢气则胀痛减轻,遇恼怒则加剧,苔薄,脉弦。以血瘀为主者,则痛势较剧,痛处不移,舌质青紫,脉弦或涩。

眼针穴区:中焦区、肝区、心区。

2. 带下病

(1)脾虚湿困:分泌物色白或淡黄,量多如涕,无臭,绵绵不断,恶心纳少,腰酸神倦,舌淡胖,苔白腻,脉缓弱。

眼针穴区:脾区、下焦区。

(2)肾阴亏虚:分泌物色黄或兼赤,质黏无臭,阴户灼热,五心烦热,腰酸耳鸣,头晕心悸,舌红苔少,脉细数。

眼针穴区:肾区、下焦区。

(3)肾阳亏虚:分泌物量多,清稀如水,或透明如鸡子清,绵绵不绝,腰酸腹冷,小便频数清长,夜间尤甚,舌质淡,苔薄白,脉沉迟。

眼针穴区:肾区、下焦区。

(4)湿热下注:分泌物量多,色黄或兼绿,质黏稠,或如豆渣,或似泡沫,气秽或臭,阴户灼热瘙痒,小便短赤,或伴有腹部掣痛,舌质红,苔黄腻,脉濡数,白睛可见心区或下焦区脉络红赤而充盈屈曲。兼肝胆湿热者,出现乳胁胀痛,头痛口苦,烦躁易怒,大便干结,舌红,苔黄,脉弦数。

眼针穴区:心区、肝区、下焦区。

3. 癥瘕

(1)气滞血瘀:小腹结块,触之有形,小腹胀满,按之或痛或不痛,胸胁胀满,精神抑郁,月经不调,舌质黯或有瘀斑瘀点,苔薄润,脉弦涩。

眼针穴区:肝区、下焦区。

(2)痰湿郁结:小腹肿块,按之柔软不坚,或如囊状,时而作痛,带下量多,色白质黏,胸脘痞闷,恶心呕吐,月经后期,或经闭不潮,舌淡体胖或质黯,苔白腻,脉弦滑或沉涩。

眼针穴区:脾区、下焦区。

(3)湿热瘀阻:小腹肿块,触之疼痛,痛连腰骶,月经先期、量多,或经期延长,带下量多,色黄气秽,或兼便秘溲黄,舌质黯红有瘀斑,苔黄腻,脉弦滑而数。

眼针穴区:肝区、肾区、下焦区。

(4)肾虚血瘀:小腹肿块,触之疼痛,月经量或多或少,经期腹痛加重,经色紫黯有块,婚后不孕或反复流产,腰膝酸软,头晕耳鸣,舌质黯,苔薄白,脉弦细而涩。

眼针穴区:肾区、下焦区。

不 孕 症

不孕症是指凡婚后未避孕,有正常性生活同居 2 年而未曾妊娠者。婚后

197

未避孕且从未妊娠者称原发性不孕;曾有过妊娠,后来未避孕而连续2年不孕者称继发性不孕。

【诊断依据】

1. 夫妻同居2年,未经避孕而未妊娠。

2. 排除男性疾病。

【治疗处方】

1. 肾气虚弱　不孕,月经不调或闭经,经量或多或少,色淡,神疲乏力,头晕耳鸣,腰膝酸软,小便清长,舌淡,苔薄,脉沉弱。

眼针穴区:肾区、下焦区。

2. 肾阳不足　不孕,月经迟发或错后,月经量少色黯,或停闭不行,性欲淡漠,小腹冷,四末不温,带下量多,清稀如水,头晕耳鸣,腰膝冷痛,小便清长,大便不实,面色晦暗或面部黯斑,舌淡,苔白,脉沉迟。

眼针穴区:肾区、下焦区。

3. 肾阴亏虚　不孕,月经先期,或经期延长,淋漓漏下,月经量少,色鲜红,形体消瘦,腰膝酸软,头晕耳鸣,五心烦热,失眠多梦,舌质偏红,苔少,脉细或细数。

眼针穴区:肾区、下焦区。

4. 肝气郁结　婚久不孕,经期先后不定,经量多少不一,色黯,或有血块,行经小腹胀痛,或经前烦躁易怒,胸胁乳房胀痛,或见精神抑郁,善太息,舌质黯红,舌边有瘀斑,脉弦或脉涩。

眼针穴区:肾区、肝区、下焦区。

5. 痰湿内阻　不孕,经行延后,甚或闭经,形体肥胖,带下量多、色白、无味,面目虚浮或㿠白,心悸头晕,胸闷烦恶,舌淡胖,苔白腻,脉滑。

眼针穴区:肾区、脾区、下焦区。

6. 瘀滞胞宫　不孕,月经后期,量少、色紫黑、有块,经行腹痛拒按,或牵引腰骶酸痛,舌质紫黯或舌边有瘀点,苔薄白,脉弦涩或细涩。

眼针穴区:肝区、下焦区。

第五节　儿科疾病

小儿遗尿症

遗尿是指3周岁以上的小儿在睡眠中小便自遗,醒后方觉的一种病症,俗称"尿床"。多发生于3～10岁的小儿。

【诊断依据】

1. 发病年龄在3周岁以上,寐中小便自出,醒后方觉;或睡眠较深,不易唤醒,每夜或隔天发生尿床,甚至每夜遗尿1～2次以上。

2. 尿常规及尿培养无异常发现。X线检查,部分患儿可显示隐性脊柱裂。

【治疗处方】

1. 肾气不足 遗尿,小便清长,面白少华,神疲乏力,智力低下,肢冷畏寒,舌质淡,苔白滑,脉沉无力。

眼针穴区:肾区、膀胱区。

2. 脾肺气虚 睡中遗尿,日间尿频而量少,常自汗出,易患感冒,面色萎黄,少气懒言,食欲不振,大便溏薄,舌淡苔薄白,脉沉无力。

眼针穴区:脾区、肺区、肾区、下焦区。

3. 心肾失交 梦中遗尿,寐不安宁,烦躁叫扰,白天少静多动,难以自制,或五心烦热,形体消瘦,舌红,苔薄少津,脉细数。

眼针穴区:心区、肾区、下焦区。

4. 肝经郁热 睡中遗尿,尿少色黄,气味腥臊,平时性情急躁,或夜寐梦语龀齿,面赤唇红,舌红,苔薄黄,脉弦数。

眼针穴区:肝区、肾区、下焦区。

小 儿 厌 食

厌食,又称不欲食,是小儿较长时期厌恶进食,食量减少的一种疾病。本病四季皆有发生,夏季暑湿时令,发病较多。以1～6周岁多见,城市儿童发病率偏高。患儿除食欲不振外,一般无其他明显不适,预后良好。

【诊断依据】

1. 有喂养不当,病后失调,先天不足或情志失调史。

2. 长期食欲不振,厌恶进食,食量明显少于同龄正常儿童。面色少华,形体偏瘦,但精神尚好,活动正常。除外其他外感、内伤慢性疾病。

3. 头发测微量元素,患儿缺锌、铁,血液检查有缺硒或维生素缺乏。

【治疗处方】

1. 脾失健运 纳呆厌食,食而无味,或食物含蓄口中,久则泛恶欲吐,偶尔强迫多食后脘腹饱胀,大便通调,形气正常,舌淡红,苔薄白或薄而微腻,脉象平和。

眼针穴区:脾区、中焦区。

2. 脾胃气虚 不欲食,纳而量少,面色少华,形体偏瘦,肢倦乏力,或食而不化,大便偏稀,夹不消化食物,舌质淡,苔薄白,脉缓。

眼针穴区:脾区、胃区、中焦区。

3. 胃阴不足 唇红口干,不思食,或食少饮多,夜烦少寐多躁,五心烦热,大便干少,小便短黄,舌红苔少或花剥,脉细数。

眼针穴区:胃区、中焦区。

<h2 align="center">小 儿 腹 泻</h2>

小儿腹泻是以大便次数增多,粪质稀薄或如水样为特征的一种小儿常见病。其主要致病因素是湿邪,脾虚湿盛是导致腹泻发病的关键。本病一年四季均可发生,以夏秋季节发病率最高。

【诊断依据】

1. 患儿有乳食不节、饮食不洁或感受时邪的病史。

2. 大便次数较平时明显增多,每日 3~5 次或多达 10 次以上。粪呈淡黄色或清水样;或夹奶块、不消化物,如同蛋花汤;或黄绿稀薄,或色褐而臭,夹少量黏液。可伴有恶心、呕吐、腹痛、发热、纳减、口渴等症。

3. 腹泻及呕吐较严重者,可见小便短少,体温升高,烦渴神萎,皮肤干瘪,囟门凹陷,目珠下陷,啼哭无泪,口唇樱红,呼吸深长,腹胀等症。

4. 大便镜检可有脂肪球或少量白细胞、红细胞。大便病原体检查,可有齿轮病毒等病毒检测阳性,或致病性大肠杆菌等细菌培养阳性。

【治疗处方】

1. 湿热泻　泻下如注,一日数次或数十次,粪色深黄而臭,或便排不畅似痢非痢,或夹少许黏液,甚则肛门灼热而痛,食少纳呆,口渴喜饮,腹痛阵哭,或伴呕恶,小便短黄,舌质红,苔黄厚腻,脉滑数,指纹紫滞。

眼针穴区:脾区、大肠区、小肠区。

2. 风寒泻　大便清稀,夹有泡沫,臭气不甚,肠鸣腹痛,痛则喜按,或伴有鼻塞流清涕,喷嚏,或兼恶寒发热,舌质淡,苔薄白,脉浮紧,指纹淡红。

眼针穴区:脾区、大肠区、小肠区。

3. 伤食泻　脘腹胀满,腹痛即泻,泄后痛减,泻物酸臭,或如败卵,嗳气酸馊,或呕吐酸腐,不思饮食,夜卧不安,舌苔厚腻或微黄,脉滑实,指纹沉滞。

眼针穴区:脾区、胃区、大肠区。

4. 脾虚泻　大便溏薄、完谷不化,色淡不臭,食后即泻,时轻时重,面色萎黄,形体消瘦,神疲倦怠,睡时露睛,舌淡,苔白,脉弱无力,指纹淡红。

眼针穴区:脾区、大肠区。

5. 脾肾阳虚泻　久泻不止,下利清谷,澄清清冷,完谷不化,食入即泻,面色苍白,小便色清,舌淡苔白,脉细弱,指纹色淡。

眼针穴区:肾区、脾区、大肠区。

<h2 align="center">百 日 咳</h2>

百日咳是小儿感受百日咳时邪(百日咳杆菌)引起的肺系传染病,以阵发

性痉挛性咳嗽,咳末有特殊的鸡鸣样吸气性吼声为特征。本病一年四季均可发生,但以冬春季节多见。5岁以下婴幼儿最易发病,年龄愈小,病情大多愈重。本病病程较长,如不及时治疗,可迁延2~3个月之久。

【诊断依据】

1. 未接种百日咳菌苗,有百日咳接触史。

2. 发病初期感冒症状逐渐减轻,而咳嗽反增;阵发性痉咳,咳嗽末有鸡鸣样吸气性回声,日轻夜重;面目浮肿,目睛出血,舌系带溃疡等。

3. 血常规示初咳期末及痉咳期白细胞总数升高,可达$(20 \sim 40) \times 10^9 / L$,淋巴细胞升高,可达60%~80%。并发肺炎者,白细胞总数增加,淋巴细胞相对减少。细菌培养:用咳碟法或鼻咽拭子法做细菌培养有百日咳杆菌生长。在疾病第一周阳性率高达90%,以后降低。荧光抗体检查示直接荧光抗体染色阳性,此法具有阳性率高,特异性强和诊断快速的优点。血清学检查示血清中有PT、FHA特异性抗体,其中IgG-PT最有早期诊断价值。

【治疗处方】

1. 邪犯肺卫(初咳期) 本病初起,一般有咳嗽,喷嚏,鼻塞流涕,或发热等伤风感冒症状,2~3天后咳嗽日渐加剧,痰稀白、量不多,或痰稠不易咯出,咳声不畅,但尚未出现典型痉咳,咳嗽以入夜为重,舌苔薄白或薄黄,脉浮。

眼针穴区:肺区、上焦区。

2. 痰火阻肺(痉咳期) 阵发性痉挛性咳嗽频作,日轻夜重,咳末伴有深吸气样鸡鸣声,吐出痰涎及食物后,痉咳才能暂时缓解,但不久又复发作,轻则昼夜痉咳5~6次,重症多达40~50次,每次痉咳多出于自发,但进食、用力活动、闻到刺激性气味、情绪激动等外因都易引起发作,一般痉咳在第3周达到高峰,可伴有目睛红赤,两胁作痛,舌系带溃疡,二便失禁,舌质红,苔薄黄,脉数。婴幼儿此期可发生窒息、抽搐、神昏的变证。

眼针穴区:肺区、脾区、上焦区。

3. 气阴耗伤(恢复期) 痉咳缓解,干咳无痰或痰少而稠,声音嘶哑,伴低热,午后颧红,烦躁,夜寐不宁,盗汗,口干,舌红,苔少或无苔,脉细数。或咳声低弱,痰白清稀,神倦乏力,气短懒言,纳差食少,自汗或盗汗,大便不实,舌淡,苔薄白,脉细弱。

眼针穴区:肺区、上焦区。

小 儿 肺 炎

小儿肺炎是指不同病原体或其他因素(如吸入羊水、油类或过敏反应)等所引起的肺部炎症,主要临床表现为发热、咳嗽、气促、呼吸困难和肺部固定性中、细湿啰音。小儿肺炎为婴儿时期重要的常见病,是我国住院小儿死亡的第一位原因,严重威胁小儿健康。可见于中医的肺炎喘嗽。

【诊断依据】

1. 起病较急,有发热、咳嗽、气急、鼻煽、痰鸣等症,或有轻度发绀。

2. 病情严重时,常见喘促不安、烦躁不宁、面色苍白、口唇青紫发绀或高热不退。

3. 新生儿患肺炎时,常以不乳、精神萎靡、口吐白沫等症状为主,而无上述典型表现。

4. 肺部听诊可闻及较固定的中细湿啰音,常伴干性啰音,如病灶融合,可闻及管状呼吸音。

5. X线检查见肺纹理增多、紊乱、肺部透亮度降低或增强,可见小片状、斑片状阴影,也可出现不均匀的大片状阴影。

6. 实验室检查包括以下两项。血象检查:细菌引起的肺炎,白细胞总数较高,中性粒细胞增多;若由病毒引起,白细胞总数正常或降低,有时可见异型淋巴细胞。病原学检查:细菌培养、病毒分离和鉴别,可获得相应的病原学诊断,病原特异性抗原或抗体检测有早期诊断价值。

【治疗处方】

1. 风寒闭肺　恶寒发热,无汗,呛咳不爽,呼吸气急,痰白而清稀,口不渴,咽不红,舌质不红,苔薄白或白腻,脉浮紧或指纹浮红。

眼针穴区:肺区、上焦区。

2. 风热闭肺　初起症状较轻,可见发热恶风,咳嗽气急,痰多,质稠黏色黄,口渴,咽红,舌红,苔薄白或黄,脉浮数。重症则见高热烦躁,咳嗽微喘,气急鼻煽,喉中痰鸣,面红目赤,便秘溲黄,舌红苔黄,脉滑数,指纹紫滞。

眼针穴区:肺区、上焦区。

3. 痰热闭肺　高热烦躁,咳嗽喘促,呼吸困难,气急鼻煽,喉间痰鸣,泛吐痰涎,口唇发绀,面赤口渴,胸闷胀满,舌质红,舌苔黄,脉弦滑。

眼针穴区:肺区、脾区、上焦区。

4. 热毒闭肺　高热持续,咳嗽剧烈,气急鼻煽,甚至喘憋,涕泪俱无,鼻孔干燥,面赤唇红,烦躁口渴,尿赤便秘,舌红而干,舌苔黄腻,脉滑数。

眼针穴区:肺区、上焦区。

5. 阴虚肺热　病程较长,低热盗汗,干咳无痰,面色潮红,舌质红少津,舌苔花剥、苔少或无苔,脉细数。

眼针穴区:肺区、上焦区。

6. 肺脾气虚　低热起伏不定,面色少华,动则汗出,咳嗽无力,纳呆便溏,神疲乏力,舌质偏淡,舌苔薄白,脉细无力。

眼针穴区:肺区、脾区、上焦区。

第六节 男科疾病

遗 精

遗精是指不因性生活而出现精液遗泄为主要临床表现的一种病症。其中因梦而遗精的称"梦遗",无梦而遗精甚至清醒时精液流出称"滑精"。

【诊断依据】

1. 男子梦中遗精,每周超过 2 次以上,或清醒时不因性生活而排泄精液。常伴有头昏、精神不振、腰酸腿软、失眠等症。本病常有恣情纵欲、情志不遂、久嗜醇酒厚味等病史。

2. 在西医学中遗精常可伴见于多种器质性疾病中。体格检查时注意有无包茎、包皮过长、包皮垢刺激。直肠指诊、前列腺 B 超、前列腺液常规检查有助于前列腺疾病的诊断。精液抗原检查可帮助发现精囊炎。

【治疗处方】

1. 阴虚火旺 夜寐不实,多梦遗精,阳兴易举,心中燥热,头晕耳鸣,面红,口干苦,舌质红,苔黄,脉细弱。

眼针取穴:双肾区、心区、下焦区。

2. 湿热下注 梦遗精频作,尿后有精液外流,小便短黄而浑,或热涩不爽,口苦频渴,舌红,苔黄腻,脉滑数。

眼针取穴:双脾区、肾区、下焦区。

3. 心脾两虚 遗精遇思虑或劳累过度而作,头晕失眠,心悸健忘,面黄神疲,食少便溏,舌质淡,苔薄白,脉细数。

眼针取穴:双心区、脾区、肾区、下焦区。

4. 肾虚不固 遗精频作,甚则滑精,腰酸膝软,头晕目眩,耳鸣,健忘,心烦失眠。肾阴虚者,兼见颧红,盗汗,舌红,苔少,脉弦数;肾阳虚者,可见阳痿早泄,精冷,畏寒肢冷,面浮㿠白,舌淡,苔白滑,舌尖边有齿痕,脉沉细。

眼针取穴:双肾区、下焦区。

男子性功能减退症

以性交之始即行排精,甚至性交前即泄精,不能进行正常性生活为主要表现的疾病称为男子性功能减退。可见于中医的早泄。

【诊断依据】

1. 成年男子性交时,阴茎痿软不举,或举而不坚,或坚而不久,无法进行正常性生活。但须排除阴茎发育不良引起的性交不能。常有神疲乏力,畏寒肢冷,腰酸膝软,夜寐不安,精神苦闷,胆怯多疑,或小便不畅,淋沥不尽等症。本病常有手淫频繁,房劳过度,久病体弱,或有消渴、郁证、惊悸等病史。

2. 阳痿有精神性与器质性之别,除常规检查尿常规、前列腺液、血脂外,还可做夜间阴茎勃起试验,以鉴别精神性与器质性疾病。如属后者应查血糖、睾酮、促性腺激素等,检查有无内分泌疾病。还需做多普勒超声、阴茎动脉测压等,确定有否阴茎血流障碍。排除上述病证后,酌情可查肌电图、脑电图以了解是否属神经性疾病。

【治疗处方】

1. 命门火衰　阳痿不举,面色㿠白,头晕目眩,精神萎靡,腰膝酸软,畏寒肢冷,耳鸣,舌淡,苔白,脉沉细。

眼针取穴:双肾区、下焦区。

2. 心脾两虚　阳痿,精神不振,失眠健忘,胆怯多疑,心悸自汗,纳少,面色无华,舌淡,苔薄白,脉细弱。

眼针取穴:双心区、脾区、下焦区。

3. 湿热下注　阴茎萎软,勃而不坚,阴囊潮湿气腺,下肢酸重,尿黄,解时不畅,余沥不尽,舌红,苔黄腻,脉沉滑数。

眼针取穴:双脾区、肾区、下焦区。

前 列 腺 炎

前列腺炎是多种复杂原因和诱因引起的前列腺的炎症、免疫、神经内分泌参与的错综的病理变化,导致以尿道刺激症状和慢性盆腔疼痛为主要临床表现的疾病。可见于中医的热淋。

【诊断依据】

1. 症状及体征　可出现会阴、耻骨上区、腹股沟区、生殖器疼痛不适;尿道症状为排尿时有烧灼感、尿急、尿频、排尿疼痛,可伴有排尿终末血尿或尿道脓性分泌物;急性感染可伴有恶寒、发热、乏力等全身症状。

2. 实验室检查

(1) 前列腺按摩液(EPS)常规检查:正常的 EPS 中白细胞 < 10 个 /HP,卵磷脂小体均匀分布于整个视野,pH6.3 ~ 6.5,红细胞和上皮细胞不存在或偶见。当白细胞 > 10 个 /HP,卵磷脂小体数量减少,有诊断意义。

(2) 尿常规分析及尿沉渣检查:尿常规分析及尿沉渣检查是排除尿路感染、诊断前列腺炎的辅助方法。

(3) 细菌学检查:应进行中段尿的染色镜检、细菌培养与药敏试验,以及血培养与药敏试验。

(4) 其他病原体检查:包括沙眼衣原体和支原体检查。

3. 器械检查

（1）前列腺炎患者 B 超检查可以发现前列腺回声不均,前列腺结石或钙化,前列腺周围静脉丛扩张等表现。

（2）尿动力学:尿流率检查可以大致了解患者排尿状况,有助于前列腺炎与排尿障碍相关疾病进行鉴别;尿动力学检查,可以发现膀胱尿道功能障碍。

【治疗处方】

1. 湿热下注　小便频急不爽,尿道灼热刺痛,尿黄浑浊,少腹拘急,腰痛,或伴有恶寒发热,口苦,恶心呕吐,大便干结,舌红,苔黄腻,脉滑数。

眼针取穴:膀胱区、下焦区。

2. 阴虚湿热　尿频不畅,解时刺痛,腰酸乏力,午后低热,手足烦热,口干口苦,舌质红,苔薄黄,脉细数。

眼针取穴:肾区、膀胱区、下焦区。

3. 脾肾两虚　尿频、余沥不净,少腹坠胀,遇劳则发,腰酸,神倦乏力,面足轻度浮肿,头昏食少,面色苍白,舌质淡,苔薄白,脉沉细或细弱。

眼针取穴:肾区、脾区、下焦区。

前列腺肥大

前列腺肥大是老年男性常见疾病,其病因是由于前列腺的逐渐增大对尿道及膀胱出口产生压迫作用,临床上表现为尿频、尿急、夜间尿次增加和排尿费力,并能导致泌尿系统感染、膀胱结石和血尿等并发症,对老年男性的生活质量产生严重影响,因此需要积极治疗,部分患者甚至需要手术治疗。本病可见于中医的癃闭。

【诊断依据】

1. 多见于 50 岁以上的老年男性。表现为尿频,尿急,夜尿增多,排尿等待,尿流无力、变细,尿滴沥,间断排尿。

2. 直肠指诊见前列腺增大,质地较韧,表面光滑,中央沟消失。

3. 超声检查可显示增生的前列腺,残余尿增加。

4. 尿流率检查示尿流率降低。

【治疗处方】

1. 湿热下注　小便量少难出,点滴而下,甚或涓滴不畅,小腹胀满,口干不欲饮,舌红,苔黄腻,脉数。

眼针取穴:肾区、膀胱区、下焦区。

2. 肝郁气滞　小便突然不通,或通而不畅,胁痛,小腹胀急,口苦,多因精神紧张或惊恐而发。舌苔薄白,脉弦细。

眼针取穴:肝区、膀胱区、下焦区。

3. 瘀浊阻塞 小便滴沥不畅,或尿如细线,甚或阻塞不通,小腹胀满疼痛,舌质紫黯,或有瘀斑,脉涩。

眼针取穴:膀胱区、心区、下焦区。

4. 肾气亏虚 小腹坠胀,小便欲解不得出,或滴沥不爽,排尿无力,腰膝酸软,精神萎靡,食欲不振,面色㿠白,舌淡,苔薄白,脉沉细弱。

眼针取穴:肾区、膀胱区、下焦区。

第七节 五官科疾病

老年性白内障

老年性白内障又称年龄相关性白内障,即晶状体老化过程中逐渐出现的退行性病变,以中老年开始发生晶状体浑浊为特点,是白内障中最常见的类型,也是最主要的致盲眼病之一。多发生于 50 岁以上的老年人,发病率随着年龄增大而增加。本病多见于中医的圆翳内障。

【诊断依据】

1. 50 岁以上,双眼同时或先后发病,病程数月至数年不等。

2. 视力逐渐下降,初期有固定黑影或单眼复视。

3. 在散瞳后,以检眼镜或裂隙灯显微镜检查晶状体,根据晶状体浑浊的形态和视力情况可明确诊断。当视力减退与晶状体浑浊程度不相符时,应进一步检查,寻找其他病变,避免因晶状体浑浊而漏诊其他眼病。

【治疗处方】

1. 肝肾阴虚 晶珠浑浊,视物昏蒙,头晕耳鸣,腰膝酸软。舌红,苔薄,脉细。
眼针取穴:双上焦区、肝区、肾区。

2. 脾肾阳虚 晶珠浑浊,视物昏蒙,形寒肢冷,面色㿠白,喜热恶冷,大便溏薄,小便清长。舌质淡,苔薄,脉沉细。

眼针取穴:双上焦区、脾区、肾区。

3. 气血两虚 晶珠浑浊,视物昏花,不耐久视,眉棱骨酸痛,神疲懒言,肢软乏力,舌淡,苔薄,脉细。

眼针取穴:双上焦区、心区、脾区。

4. 脾虚湿热 晶珠浑浊,干涩昏花,口干不欲饮,舌质红,苔黄腻,脉滑数。
眼针取穴:双上焦区、中焦区、脾区。

视神经炎

视神经炎是指视神经任何部位因诸多原因所致的炎症。以视力障碍、视野缺损为主要临床特点。依其病变损害的部位不同,分为两大类,病变主要损害球内段及附近者,称视神经乳头炎,病变损害局限在球后段者,称球后视神经炎。本病好发于40岁以下青壮年及儿童,老年人发病者极少,约60%患者可累及双眼。病势比较急重,对视功能威胁很大。本病可归属于中医"暴盲"范畴。

【诊断依据】

1. 远近视力下降,排除屈光不正或镜片不能矫正。

2. 急性者有瞳孔改变。

3. 视野检查有中心暗点等损害。

4. 视乳头炎者,眼底有相应改变;球后视神经炎者,内外眼检查无障碍视力的其他病变。

5. 视诱发电位检查有改变。

6. X线或CT检查排除颅内占位性病变。

【治疗处方】

1. **肝经火盛** 主要见于急性球后视神经炎或视乳头炎,起病急,病初起,视物不清,甚或失明。有眼球深部痛或转动时疼痛,眼底有乳头充血肿胀或无眼底病变。伴烦躁易怒,口苦口干,舌质红,苔薄黄,脉弦数。

眼针取穴:双上焦区、肝区。

2. **肝经郁热** 主要见于视神经炎症,起病略缓,或急性起病,但病已经时日,或起病前有情绪刺激,或是慢性炎症,或是因病生郁。症见视物模糊,眼球隐隐胀痛。伴神情抑郁,胸胁胀闷,口苦纳少,舌边红,苔薄黄,脉弦或数。

眼针取穴:双上焦区、肝区。

3. **阴虚火旺** 视物模糊,视乳头色略红。伴五心烦热,潮热盗汗,口干咽燥,舌红,少苔,脉细数。

眼针取穴:上焦区、心区、肝区、肾区。

4. **气血两虚** 见于病久体弱,或失血过多,或贫血之人,或产后哺乳期发病等。症见视物模糊,伴面色无华,或面色萎黄,爪甲唇睑淡白,少气懒言,倦怠神疲,舌淡,少苔,脉细弱。

眼针取穴:双上焦区、心区、脾区。

开角型青光眼

开角型青光眼也称慢性单纯性青光眼,多见于中年人,男性略多于女性,常为双侧性。其特点是眼压虽然升高,但房角始终保持开放。病程进展缓慢,多无明显自觉症状,往往到晚期视力、视野有显著损害时方被发现,因此早期诊断甚为重要。本病可归属于中医学"青风内障"的范畴。

【诊断依据】

1. 家庭成员有青光眼病史,主诉头痛、眼胀、视力疲劳,特别是老视出现比较早的患者或老年人频换老视眼镜等。

2. 眼压升高≥3.25kPa(24mmHg),或24小时眼压波动幅度差＞1.064kPa(8mmHg),仅有数小时眼压升高。

3. 视盘损害,C/D＞0.6,或双眼C/D差值＞0.2。

4. 视野缺损,包括旁中心暗点、鼻侧阶梯状暗点、管状视野和颞侧视岛等。

5. 前房角多为宽角,即使眼压升高仍然开放。

患者眼压升高、视盘损害和视野缺损三项诊断指标中,其中两项阳性,房角检查属开角,即可诊断为早期开角型青光眼。

【治疗处方】

1. 气郁化火　情志不舒,眼珠变硬,瞳神略有散大;头目胀痛,食少神疲,胸胁满闷;心烦口苦,舌红苔黄,脉弦细。

眼针取穴:双上焦区、肝区、胆区。

2. 痰火升扰　头眩目痛,眼珠胀硬,偶有虹视,心烦而悸,胸闷恶心,食少痰多,口苦而黏,眼底视盘扩大加深;舌红,苔黄而腻,脉弦滑或滑数。

眼针取穴:双上焦区、中焦区、脾区、胃区。

3. 阴虚风动　劳倦后眼症加重,头眩眼胀,瞳神略有散大,视物昏蒙,或观灯火有虹晕;失眠耳鸣,五心烦热,口燥咽干,眼底视盘扩大加深;舌绛少苔,脉细数。

眼针取穴:双上焦区、肝区、肾区。

4. 肝肾两亏　病久瞳神散大,中心视力日减,视野明显缩窄,眼珠胀硬,眼底视乳头生理凹陷加深扩大,甚至呈杯状,颜色苍白;全身症有头晕耳鸣,失眠健忘,腰膝酸软,舌淡脉细,或面白肢冷,精神倦怠;舌淡,苔白,脉沉细无力。

眼针取穴:双上焦区、肝区、肾区。

近　视　眼

近视眼是眼在调节松弛状态下,平行光线通过屈光系统的屈折后,焦点落在视网膜之前方,在视网膜形成不清晰的物像,所以看远处目标模糊不清。根据本病的临床特点,可归属于中医学"能近怯远症"、"近觑"、"近视"的范畴。

【诊断依据】

1. 视远模糊,视近一般清晰。或有视疲劳症状。

2. 高度近视可见近视眼眼底改变。视乳头颞侧弧形斑、豹纹状眼底,甚至有后极部视网膜脉络膜萎缩斑和黄斑部出血、变性等。

3. 验光检影呈近视屈光状态。

【治疗处方】

1. 心阳不足　视近清楚,视远模糊,不耐久视。全身无明显不适,或面色㿠白,心悸神疲,舌质淡红,苔白,脉细弱。

眼针取穴:双上焦区、心区。

2. 肝肾两虚　视近清楚,视远模糊,不耐久视。可有头晕耳鸣,夜眠梦多,腰膝酸软,舌质淡,脉细。

眼针取穴:双上焦区、肝区、肾区。

远　视　眼

远视眼是指眼球在调节松弛状态下,平行光线经过眼的屈光作用,在视网膜后结成焦点,因而视网膜上形成模糊的影像。其临床特点一般为远视力正常,近视力降低,老视现象出现较早。根据本病的临床特点,可归属于中医学"能远怯近"、"远视"的范畴。

【诊断依据】

1. 近视力减退,远视力正常,但高度远视者远视力亦减退。

2. 视力疲劳、头痛、眼胀等。

3. 高度远视者见眼球小、前房浅,视乳头小、充血、边缘模糊。

4. 辐辏力强,可有内斜视。

5. 可用凸透镜矫正。

6. 检影验光呈远视屈光状态。

【治疗处方】

1. 肝肾两虚　视远清楚,视近模糊。重者视远、视近皆模糊,不耐久视,常感眼胀头痛,甚则失眠,多梦,记忆力减退,腰膝酸软;舌红,少苔,脉细。

眼针取穴:双上焦区、肝区、肾区。

2. 气血不足　视远清楚,视近模糊,不耐久视,双目隐痛,甚则波及前额,面色少华,头晕心悸,气短神疲,失眠,食欲缺乏;舌淡,苔白,脉细无力。

眼针取穴:双上焦区、脾区、心区。

散　光

散光主要是由于角膜或晶状体的各径线的屈光力不同,平行光线进入眼内不能在视网膜上形成焦点,而是形成前后两条焦线的一种屈光状态。根据本病的临床特点,可归属于中医学"怯远怯近"的范畴。

【诊断依据】

1. 视力模糊,有重影。

2. 视网膜检影可见散光带及晃动光影,需用柱镜片中和。

【治疗处方】

肝气不和　视物模糊,常眯眼视物,不耐久视,伴有头痛眼胀,眉棱骨痛,全身可无明显不适;舌脉无特殊或脉弦细。

眼针取穴:双上焦区、肝区。

共同性斜视

一眼或双眼交替偏斜,双眼分别注视时和向各方向注视时测量的偏斜角基本相等,称为共同性斜视。主要分为共同性内斜视、共同性外斜视两大类。此外,还有 A-V 综合征等。属于中医学"通睛"的范畴。

【诊断依据】

1. 眼球位置不正,眼球运动无障碍。

2. 第一斜视角与第二斜视角相等,即眼位偏斜的度数在任何注视方向均相等。

3. 远视者常伴有内斜视,近视者伴有外斜视。

4. 无复视。

5. 遮盖法、角膜映光法及视野计测定可确诊上、下、内、外斜视。

【治疗处方】

先天不足　一眼或双眼偏斜,黑睛运动灵活,视力差,验光多为远视,与生俱来或幼年逐渐形成。舌淡红苔薄白,脉弱或缓。

眼针取穴:双上焦区、肾区。

麻痹性斜视

麻痹性斜视是指由于神经核、神经或肌肉本身的病变引起的单条或多条眼外肌完全或部分麻痹所致的眼位偏斜,其偏斜角度随不同注视方向和距离而有所不同,同时伴有不同程度的眼球运动障碍。起病急,常可讲出具体的发病时间。本病可归属于中医学"风牵偏视"的范畴。

【诊断依据】

1. 可能伴有颅内疾病及外伤等原发病的临床表现和体征。

2. 眼位不正,双眼向麻痹肌方向转动时,斜视角加大,第二斜视角大于第一斜视角。

3. 病眼向麻痹肌方向转动时,出现不全或完全受限,并有代偿性头位偏斜。

4. 复像检查可确定各眼外肌麻痹。对早期患者做红玻璃复视像检查,可得出复视像的性质、复视距离最大的注视方位和周边像属何眼,根据诊断眼位图分析而获得麻痹肌肉诊断。

【治疗处方】

1. 风中经络　突发眼球偏斜,转动受限,视一为二;起病多有恶寒,发热,头痛眩晕,恶心欲呕;舌质淡红,苔薄白,脉缓或浮。

眼针取穴:双上焦区。

2. 风痰阻络　突然眼斜,转动失灵,视一为二,口眼歪斜,头晕,泛吐涎沫;舌苔厚腻,脉弦滑。

眼针取穴:双上焦区、脾区、肝区、下焦区。

3. 肝阳上亢　眼球突然偏斜不动,素有头晕耳鸣,腰膝酸软,失眠多梦等症;舌红,苔黄,脉数。

眼针取穴:双上焦区、肝区、肾区、下焦区。

4. 瘀血阻络　外伤后眼球偏斜,视一为二,头痛眩晕,舌质紫黯,少苔,脉弦。

眼针取穴:双上焦区、心区。

睑　腺　炎

睑腺炎是睫毛毛囊附近的皮脂腺或睑板腺的急性化脓性炎症。少儿由于卫生习惯,尤其易得。引起睑腺炎的细菌多为金黄色葡萄球菌,所以睑腺炎多为化脓性炎症。本病可归属于中医学"针眼"的范畴。

【诊断依据】

1. 胞睑局部痒肿疼痛。

2. 胞睑边缘扪及麦粒样硬结,压痛拒按。

【治疗处方】

1. 风热客睑　初起胞睑局限性肿胀,痒甚,微红,可扪及硬结,压痛;舌苔薄黄,脉浮数。

眼针取穴:双上焦区、肺区。

2. 热毒壅盛　胞睑局部红肿灼热,硬结渐大,疼痛拒按,或白睛红赤肿胀嵌于睑裂;或口渴喜饮,便秘溲赤;舌红,苔黄,脉数。

眼针取穴:双上焦区、胃区。

3. 脾虚夹实　针眼反复发作,诸症不重,或见面色无华,神倦乏力;舌淡,苔薄白,脉细数。

眼针取穴:双上焦区、脾区。

溢　泪

溢泪是指泪液排出受阻,不能流出鼻腔而溢出眼睑之外的现象。本病可归属于中医学"流泪症"的范畴。

【诊断依据】

1. 流泪。

2. 冲洗泪道时,泪道通畅,或通而不畅,或不通,但均无黏液从泪窍溢出。

【治疗处方】

1. 肝血不足,复感风邪 患眼无红赤肿痛,流泪,迎风更甚,或隐涩不适;兼头晕目眩,面色少华;舌淡,苔薄,脉细。

眼针取穴:双上焦区、肝区、心区。

2. 气血不足,收摄失司 无时泪下,泪液清冷稀薄,不耐久视;面色无华,神疲乏力,心悸健忘;舌淡,苔薄,脉细弱。

眼针取穴:双上焦区、心区、脾区。

3. 肝肾两虚,约束无权 眼泪常流,拭之又生,或泪液清冷稀薄;兼头昏耳鸣,腰膝酸软;脉细弱。

眼针取穴:双上焦区、肝区、肾区。

过敏性鼻炎

过敏性鼻炎即变应性鼻炎,是指特应性个体接触变应原后主要由 IgE 介导的介质(主要是组胺)释放,并有多种免疫活性细胞和细胞因子等参与的鼻黏膜非感染性炎性疾病。其发生的必要条件有 3 个:①特异性抗原即引起机体免疫反应的物质;②特应性个体即所谓个体差异、过敏体质;③特异性抗原与特应型个体两者相遇。变应性鼻炎是一个全球性健康问题,可导致许多疾病和劳动力丧失。本病可归属于中医"鼻鼽"范畴。

【诊断依据】

1. 临床症状喷嚏、清水样涕、鼻塞、鼻痒等症状出现 2 项以上(含 2 项),每天症状持续或累计在 1 小时以上。可伴有眼痒、结膜充血等眼部症状。

2. 体征常见鼻黏膜苍白、水肿,鼻腔水样分泌物。

3. 变应原皮肤点刺试验阳性,和(或)血清特异性 IgE 阳性,必要时可行鼻激发试验。

【治疗处方】

1. 肺气虚寒 鼻窍奇痒,喷嚏连连,继则流大量清涕,鼻塞不通,嗅觉减退。病者平素恶风怕冷,易感冒,每遇风冷则易发作,反复不愈。全身症见倦怠懒言,气短音低,或有自汗,面色发白。舌质淡红,苔薄白,脉虚弱。

眼针取穴:双上焦区、肺区。

2. 肺脾气虚 鼻塞鼻胀较重,鼻涕清稀或黏白,淋漓而下,嗅觉迟钝,双下鼻甲黏膜肿胀较甚,苍白或灰黯,或呈息肉样变。患病日久,反复发作,平素常感头重头昏,神昏气短,怯寒,四肢困倦,胃纳欠佳,大便或溏。舌质淡或淡胖,舌边或有齿印,苔白,脉濡弱。

眼针取穴:双脾区、肺区。

3. 肾阳亏虚 鼻鼽多为长年性,鼻痒不适,喷嚏连连,时间较长,清涕难敛,早晚较甚,鼻甲黏膜苍白水肿。患者平素颇畏风冷,甚则枕后、颈项、肩背亦觉寒冷,四肢不温,面色淡白,精神不振。或见腰膝酸软,遗精早泄,小便清长,夜尿多。舌质淡,脉沉细弱。

眼针取穴:双肾区、下焦区。

4. 肺经郁热 多见于鼻鼽初起或禀质过敏者。患者遇热气或食辛热的食物时,鼻胀塞、酸痒不适,喷嚏频作,鼻流清涕,鼻下甲肿胀,色红或紫黯,或见咳嗽咽痒,口干烦热。舌质红,苔白,脉弦或弦滑。

眼针取穴:双上焦区、肺区。

急性化脓性鼻窦炎

急性化脓性鼻窦炎为鼻科的常见病,是鼻窦黏膜的急性化脓性炎症,严重者可累及骨质。常继发于急性鼻炎。炎症可以局限在一个鼻窦,亦可发生于双侧鼻腔的多个鼻窦。一般以上颌窦发病为最高,筛窦次之,额窦较少,蝶窦最少。如鼻腔一侧各鼻窦均为炎症,则称为"全鼻窦炎"。本病属于中医学"急鼻渊"的范畴。

【诊断依据】

1. 在急性鼻炎恢复期,又出现典型的症状和体征,检查中见鼻道有脓性分泌物即可确诊。

2. 对临床症状不典型者特别要详问鼻塞的情况;鼻涕的多少、性状(黏液性、黏脓性或纯脓性),向前或向后流,有无臭味;有无疼痛、疼痛部位,有无时间性;嗅觉有无减退;有无其他并发症出现。如仍不明确者,可做鼻窦超声波或鼻窦 X 线检查,阳性者可确诊。

【治疗处方】

1. 风热侵犯 鼻塞流脓涕,量多,色黄或黏白,鼻塞较重,嗅觉失灵。鼻甲黏膜充血肿胀,鼻道可见脓涕。发热畏寒,咳嗽痰多,口干欲饮,舌质红,苔薄黄,脉浮数。

眼针取穴:双上焦区、肺区。

2. 胆腑热盛 鼻涕黄浊黏稠如脓样,量多,鼻塞头痛重,嗅觉迟钝或消失。鼻甲肿胀充血较甚,鼻道见黏脓涕。发热,口苦咽干,面赤目眩,烦躁,大便秘结,小便黄赤,舌尖边红,苔黄或厚腻,脉弦数。

眼针取穴:双上焦区、胆区。

3. 脾胃湿热 鼻涕黄浊而量多,涓涓而出,或涕带臭味,鼻塞重,嗅觉消失。鼻内黏膜充血,尤以肿胀更甚,鼻道见黄浊涕,头痛剧烈,兼见腹胀闷,纳差,舌红,苔黄腻,脉濡或滑。

眼针取穴:双上焦区、脾区、胃区。

慢性化脓性鼻窦炎

慢性化脓性鼻窦炎为鼻科常见病,是鼻窦黏膜的慢性化脓性炎症。慢性鼻窦炎常继发于急性者,以多鼻窦炎常见。一般以前组鼻窦发病率为高,其中又以上颌窦发病为最高,筛窦次之,额窦、蝶窦较少。近年来,儿童发病率有增加的趋势。本病属于中医学"慢鼻渊"的范畴。

【诊断依据】

鼻涕黏稠而量多,经常鼻塞,嗅觉不灵,头昏头重不适,或觉头隐痛。

检查见鼻黏膜淡红,鼻甲肿胀,中鼻道或嗅裂有脓涕流出,鼻窦 X 线片显示窦腔密度增高及浑浊,有时可见液平面。

【治疗处方】

1. 肺虚邪滞　鼻涕黏稠白浊,时多时少,鼻塞时轻时重,嗅觉下降,鼻腔黏膜肿胀、充血,鼻甲肥大,中鼻道可见脓性引流,并伴体质虚弱,易感冒,兼见头昏脑胀,少气懒言,舌质淡,苔薄白,脉弱。

眼针取穴:双上焦区、肺区。

2. 脾虚湿聚　涕白黏稠或黄稠,量多,鼻塞较重,嗅觉减退,鼻甲肥大,黏膜充血黯红,中鼻道可见脓性引流,并伴四肢困乏,头重头痛,食少腹泻,舌淡红,苔薄白或腻,脉缓弱。

眼针取穴:双上焦区、脾区。

鼻 出 血

鼻出血是临床常见的症状之一,可由鼻部疾病引起,也可由全身疾病所致。鼻出血多为单侧,少数情况下可出现双侧鼻出血;出血量多少不一,轻者仅为涕中带血,重者可引起失血性休克,反复鼻出血可导致贫血。本病可归属于中医"鼻衄"范畴。

【诊断依据】

1. 详细询问病史及出血情况,确认出血源于鼻腔或相邻组织,排除咯血和呕血。

2. 确定出血部位,结合前鼻镜、鼻内镜及(或)CT、MRI检查,判断出现部位。

3. 血常规检查,对于出血量较大及怀疑为血液病的病人必不可少。对应用抗凝药物及怀疑凝血功能异常的病人,需要检查出凝血功能。

4. 估计出血量,评估患者当前循环系统状况,有无出血性休克,必要时尚须与相关科室会诊。根据每次出血情况及发作次数,患者的血压、脉搏、一般情况及实验室检查来综合判断出血量。失血量达 500ml 时,可出现头昏、口渴、乏力、面色苍白等症状;失血量达 500～1000ml 时可出现出汗、血压下降、脉速而无力;若收缩压低于 80mmHg,则提示血容量已损失约 1/4。

5. 排除全身性疾患。

【治疗处方】

1. 肺经热盛 鼻中出血,点滴而出,色鲜红,量不甚多,鼻腔干燥灼热感。或兼见咳嗽痰少,口干身热。舌尖边红,苔薄白而干,脉浮数或数。

眼针取穴:双上焦区、肺区。

2. 胃热炽盛 鼻中出血,量多,血色鲜红或深红,鼻内干燥,口干口臭,烦渴引饮,大便燥结,小便短赤。舌质红,苔黄厚干,脉洪大而数。

眼针取穴:双中焦区、胃区。

3. 肝火上逆 鼻衄量多,血色深红,头痛头晕,口苦咽干,胸胁苦满,面红目赤,急躁易怒。舌质红,苔黄,脉弦数。

眼针取穴:双肝区。

4. 肝肾阴虚 鼻衄色红,时作时止,量不多。口干少津,头晕眼花,耳鸣,心悸,失眠,五心烦热。舌质嫩红或红绛而少津,舌苔少,脉细数。

眼针取穴:双肝区、肾区。

5. 脾不统血 鼻衄渗渗而出,色淡红,量或多或少。面色不华,饮食减少,神疲懒言。舌淡,苔薄,脉缓弱。

眼针取穴:双上焦区、脾区、胃区。

梅 尼 埃 病

梅尼埃病是一种原因不明的,以膜迷路积水为主要病理特征的内耳疾病。临床表现的特点为反复发作性眩晕、感音神经性耳聋、耳鸣,可有耳内胀满感。该病临床上以突然性眩晕发作伴有一侧耳鸣、耳聋为特点,可经药物治疗或自行缓解。梅尼埃病为耳鼻喉科常见病。发病年龄以中青年居多,约75%的患者在 30～60 岁之间。患者性别差异不明显。本病属于中医学"耳眩晕"范畴。

【诊断依据】

1. 反复发作的旋转性眩晕至少 2 次以上,每次发作持续数十分钟至数小时,伴有耳鸣和感音神经性听力下降。

2. 发作间歇期眩晕消失,排除其他疾病引起的眩晕者,临床可诊断为本病。

3. 听觉功能检查显示为典型耳蜗型者,或冷热试验异常者可协助诊断。

4. 甘油试验阳性可支持本病的诊断。

【治疗处方】

1. 肝阳上扰 眩晕每因情绪波动而发,急躁心烦,面赤目红,头痛,口苦咽干,胸胁苦满,少寐多梦,舌质红,苔黄,脉弦数。

眼针取穴:双上焦区、肝区。

2. 气血亏虚　眩晕发作时面色苍白,神疲思睡,表情淡漠,唇甲不华,食少便溏,少气懒言,心悸。舌质淡,脉细弱。

眼针取穴:双上焦区、肝区、心区。

3. 髓海不足　眩晕发作较频繁,发作时耳鸣较甚,听力减退较明显。伴有精神萎靡,腰膝酸软,心烦失眠,多梦遗精,记忆力差,手足心热。舌质红,苔少,脉弦细数。

眼针取穴:双上焦区、肾区。

4. 寒水上泛　眩晕时心下悸动,恶寒,肢体不温,咳痰稀白,腰痛背冷,精神萎靡,夜尿频而清长。舌质淡,苔白润,脉沉细弱。

眼针取穴:双上焦区、下焦区、肾区。

5. 痰浊中阻　眩晕而觉头额胀重,胸闷不舒,呕吐恶心症状较剧烈,痰涎多,心悸,纳呆倦怠。舌质淡红,苔白腻,脉濡滑或兼弦。

眼针取穴:双上焦区、脾区。

牙　龈　炎

牙龈炎是指发生于牙龈组织未侵犯深部牙周组织的炎症性疾病。临床上以刷牙或咀嚼食物时牙龈出血为特征。牙龈炎种类很多,以慢性边缘性龈炎和增生性龈炎最为多见。本病发病率极高,且流行甚广,半数以上儿童、几乎所有成年人均患有牙龈炎。治疗及时,多能痊愈。否则可发展为牙周炎。本病属中医的"齿衄"范畴。

【诊断依据】

根据牙脚部份有牙菌膜淤积,久病齿龈和牙齿会出现逐渐分开,患处色深红或黯红,口腔探诊易出血等症状即可诊断。

【治疗处方】

1. 胃火炽盛　牙龈红肿疼痛,出血鲜红量多,口臭。伴烦渴多饮,多食易饥,大便秘结,舌红,苔黄,脉洪数。

眼针取穴:双上焦区、中焦区、胃区。

2. 脾虚失统　牙龈渗血色淡,牙龈糜烂。口唇色淡无华,面色萎黄,少气懒言,舌红,少津,脉细数。

眼针取穴:双上焦区、中焦区、脾区、胃区。

3. 阴虚火旺　牙龈微红微肿,渗血量少色淡,龈浮齿摇,咽干舌燥。全身或见腰膝酸软,五心烦热,颧红盗汗,舌红,苔少,脉细数。

眼针取穴:双上焦区、肾区。

牙 周 炎

牙周炎是指发生在牙齿周围组织上的慢性损坏性疾病。以牙龈出血水肿，牙周溢脓，牙齿松动移位，最终导致牙齿丧失为临床特征。本病是人类的常见病和多发病。据 WHO 公布资料看，几乎所有的成年人不同程度患有牙周炎。本病属中医的"牙宣"范畴。

【诊断依据】

根据牙周炎具有牙龈炎症、牙周袋形成、牙槽骨吸收、牙龈退缩、牙齿松动等特点，并结合 X 线特征可做出正确诊断。

【治疗处方】

1. 胃火上蒸　牙龈红肿疼痛，出血溢脓，牙齿松动。可伴口臭口干，烦渴多饮或喜冷饮，便秘尿赤，舌质红，苔黄厚，脉洪数。

眼针取穴：双上焦区、胃区。

2. 肾阴亏虚　牙齿疏豁松动，牙龈溃烂萎缩，牙根宣露，溃烂边缘微红肿，渗血量少，全身兼见头晕耳鸣，手足心热，腰酸膝软，舌质微红，少苔，脉细数。

眼针取穴：双上焦区、肾区。

3. 气血不足　牙龈萎缩，色淡白，牙龈经常渗血，牙根宣露，牙齿松动，咀嚼无力。可伴口淡或酸，面色㿠白，倦怠纳少，头晕眼花，失眠多梦，舌质淡，苔薄白，脉沉细。

眼针取穴：双上焦区、脾区、心区。

急 性 咽 炎

急性咽炎为咽黏膜、黏膜下组织的急性炎症，常累及咽部淋巴组织，可继发于急性鼻炎和急性扁桃体炎，也有开始即发生于咽部者。病变常波及整个咽腔，也可局限于一处，常为上呼吸道炎症的一部分。其发病率占耳鼻喉科疾病的 2%~6%，多见于秋季及冬春之交。本病属于中医学"喉痹"范畴。

【诊断依据】

根据有受凉病史、发病较急、疼痛、咽部充血，或伴发热头痛等表现不难诊断。

【治疗处方】

1. 风热外侵　咽部微红肿，疼痛灼热，干燥痒咳，吞咽不利。检查可见咽部微红，微肿，随症状加重；悬雍垂色红、肿胀，喉底红肿，或有颗粒突起。可有发热，微恶风寒，头痛，咳嗽有痰；舌质红，苔薄白或薄黄，脉浮数。

眼针取穴：双上焦区、肺区。

2. 肺胃热盛　咽喉红肿疼痛较剧，可放射至两耳及颈部，吞咽困难，如有物噎塞，痰多而黄，不易咯出。检查可见软腭及悬雍垂肿胀，咽后壁淋巴小结充血增生明显,颌下有淋巴结肿大,压痛。可有高热,口干,头痛,小便黄,大便结,舌质红,苔黄,脉洪数。

眼针取穴:双上焦区、肺区、胃区。

3.风寒外袭　咽部微痛或痒,吞咽不利。黏膜淡红不肿或微肿。恶寒发热,无汗,鼻塞流清涕,咳嗽,痰清稀,舌质淡红,苔薄白,脉浮紧。

眼针取穴:双上焦区、肺区。

慢 性 咽 炎

慢性咽炎为咽黏膜、黏膜下及淋巴组织的慢性炎症。临床以咽喉干燥,痒痛不适,咽内异物感或干咳少痰为特征,病程长,症状易反复发作,往往给人们不易治愈的印象。在城镇居民中发病率占耳鼻喉科疾病的 2%～4%,农村中的发病率较低。多发生于成年人。本病属于中医学"虚火喉痹"范畴。

【诊断依据】

根据病人有咽部干痒不适或异物感,吞咽不利,晨起微痛,咽部痰多,喜做咯痰动作,刷牙时易恶心作呕,检查见咽后壁黏膜充血,淋巴小结增生,黏膜干燥等不难诊断。

【治疗处方】

1.肺阴虚损　咽部疼痛,干灼不适,口燥咽干,吞咽不利,咽中如有物堵塞,干痒咳嗽,痰少黏稠,午后及入夜加重。检查可见咽黏膜潮红,咽后壁可见有潮红之细小颗粒突起,甚则融合成片。可伴五心烦热,唇红颜赤,午后潮热,盗汗,舌质红,苔薄或苔干少津,脉细数。

眼针取穴:双上焦区、肺区。

2.肾阴亏虚　咽喉干灼不适,不甚疼痛,干痒,吞咽不利,咽部如物阻塞,咽干口燥。检查可见咽黏膜潮红,咽后壁或见潮红之细小颗粒突起,黏膜干燥少津。或可伴头昏、耳鸣、健忘、腰膝酸软、烦热盗汗、遗精或月经量少,舌质红,少苔,脉细数。

眼针取穴:双上焦区、肾区。

3.脾肾阳虚　咽喉微痛,不适,干渴不思饮,或喜热汤。咽内不红不肿,或略带淡红色。语声低微,精神不振,小便清长,大便溏薄,纳谷不香,手足欠温,腰酸腿软,舌质淡,苔白滑,脉沉细弱。

眼针取穴:双上焦区、脾区、肾区。

4.痰火郁结　咽喉异物感,痰黏着感,或微痛,易恶心作呕,痰黏稠带黄。检查可见咽部色黯红,黏膜肥厚,咽后壁滤泡增多,甚至融合成块,咽侧索肥厚,并伴口臭,小便黄,大便干结,舌质偏红,苔黄厚,脉滑数。

眼针取穴:双上焦区、脾区。